Rosina Sonnenschmidt

Die Psora

Rosina Sonnenschmidt

Die Psora

Anfang und Ende einer Krankheit

Nr. 5

Narayana-Verlag

Rosina Sonnenschmidt
Die Psora
Anfang und Ende einer Krankheit
Nr. 5

ISBN 978-3-943309-11-9

1. Auflage 2016

© 2016 Narayana Verlag GmbH
Blumenplatz 2, 79400 Kandern, Tel.: +49 7626 974970-0
E-Mail: info@narayana-verlag.de, Homepage: www.narayana-verlag.de

Layout/Satz: www.apanoua.de, Christian Korn

Coverabbildungen: Shutterstock © Chaikovskiy_Igor; WladD; Rätselmeister;
Nik Merkulov; Apostrophe. Fotolia © leksustuss

Die Empfehlungen dieses Buches wurden
von Autor und Verlag nach bestem Wissen erarbeitet und überprüft.
Dennoch kann eine Garantie nicht übernommen werden. Weder der Autor noch
der Verlag können für eventuelle Nachteile oder Schäden, die aus den im
Buch gegebenen Hinweisen resultieren, eine Haftung übernehmen.

Inhaltsverzeichnis

INHALTSVERZEICHNIS

Dieser letzte Band der Schriftenreihe „Miasmatische Heilkunst" endet mit der Psora dort, wo die homöopathischen Ausbildungen meistens anfangen, sofern die Miasmatik überhaupt integriert wird. Laut Samuel Hahnemann ist die Psora die „Mutter", also die Basis chronischer Krankheiten und bedeutet die Schwäche aller Lebensfunktionen. Ich füge hinzu, sie ist auch der „Vater", weil wir dank des psychosozialen Fortschritts nicht mehr im patriarchalen Zeitalter des 18. und 19. Jahrhunderts leben und ohne Zeugung kein Leben möglich ist. Die Schwäche der Psora ist zwar oberflächlich, aber höchst wirksam, so dass verständlich ist, warum man nach dem Studium der Psora bereits erschöpft ist. Es bleibt kaum noch Energie übrig, sich mit den destruktiven Miasmen, den eigentlichen Energieräubern, zu befassen. Das gleiche Problem taucht auf, wenn man in der miasmatischen Therapie in der Psora beginnt und in Kauf nimmt, dass es dem chronisch Kranken immer schlechter geht, weil die tiefer liegenden Schichten aktiv werden. Indem man in der Homöopathie von der Psora aus denkt, hat sich auch der Begriff der Verschlimmerung eingebürgert. Das muss aber durchaus nicht sein!

Darum beginnen wir in der ganzheitlich-miasmatischen Therapie nicht in der Psora, sondern in der jeweils angezeigten tieferen oder der tiefsten Schicht des Krankheitsgeschehens. Dadurch verlaufen die Heilungsprozesse milder, intensiver und zeitlich ökonomischer. Es wird auf allen Körper-Geist-Ebenen gleichzeitig angesetzt und das bedeutet für einen Schwerkranken ein hohes Maß an aktiver Mitarbeit. Da unsere miasmatisch therapierten Patienten von Anfang an über den Zusammenhang Organmanifestation – Konflikt aufgeklärt werden, steht auch die Lösung des Konflikts an, die bekanntlich den größten Zeitraum in der Sykose in Anspruch nimmt. Wie die Praxiserfahrung lehrt, sind die passenden homöopathischen Arzneien die besten „energetischen Erinnerer", um zu zeigen, wie das Energiesystem eines Patienten gemeint ist, und sie wirken aufgrund ihres Geistwesens auf Physis und Psyche. Aber das kann gerade bei komplexen und komplizierten und destruktiven Krankheiten lange dauern, wenn man nur auf die Wirkung der homöopathischen Mittel setzt und den Patienten sich und seinen Gewohnheiten überlässt. Diese Art der homöopathischen Therapie führt in den meisten Fällen zu endlosen Geschichten, so dass wir Patienten erleben, die seit Jahren und Jahrzehnten in Behandlung sind und von ihr abhängig werden. Doch ein Heilungsprozess funktioniert wie ein Satz: Subjekt – Prädikat – Objekt oder wie eine Geschichte: Anfang – Drama – Ende. Satz und Geschichte können erweitert und ausgeschmückt werden, aber wenn sie für den Hörer oder Leser verständlich sein sollen, darf der Überblick nicht verloren gehen. Ein Heilungsprozess hat eine gesunde Spannung, ganz so wie eine gute Geschichte. Das heißt, das Ende darf sich nicht in die Unendlichkeit hinein verflüchtigen. In der Therapie hat sich erwiesen, dass die Rhythmisierung insofern das A und O in jeder Hinsicht ist, als im großen zeitlichen Maßstab die Behandlungsdauer, die Beachtung der Jahreszeiten, im kleinen

Maßstab das Finden des eigenen Lebensrhythmus und die Beachtung des Tagesrhythmus im Heilungsprozess eine Rolle spielen. Eine permanente Therapie ist die Botschaft: „Du kannst das nicht alleine" und entmündigt das Energiesystem des Patienten. Eine rhythmisierte Therapie mit Pausen ist die Botschaft: „Du kannst das jetzt alleine!" Bei den modernen destruktiven Krankheiten müssen wir oft von längeren Behandlungen ausgehen. Aber das Energiesystem des Patienten ermüdet selbst bei besten Heilungsimpulsen und reagiert viel intensiver, wenn nach einigen Monaten eine Pause eingelegt wird. Oft macht der Patient ausgerechnet in der Pause die größten Heilungsschritte. Auf die Bedeutung des Rhythmus gehe ich später noch ausführlicher ein.

Das Thema des Buches ist die Psora, also die leichteste Ebene des Krankwerdens, also akute Symptome einerseits und andererseits das Sprungbrett für chronische Geschehen, die heute gang und gäbe sind. Aber diese Krankheitsbilder sind nicht mehr psorischer Natur. Heute ist kaum noch jemand, auch kaum noch ein Kind psorisch krank. Was einst die Regel war, als der Impfwahn und die Arzneikrankheit durch permanenten Medikamentenkonsum plus Umweltbelastungen noch nicht das volle Ausmaß erreicht hatten, das ist heute die Ausnahme. In einem Wort: Die Psora ist heute der unbemerkte Anfang von Krankheiten, während schwerer wiegende Miasmen die Oberhand gewonnen haben. Syphilitische und karzinogene Krankheiten sind heute an der Tagesordnung. Dies ist so weit fortgeschritten, dass namhafte Homöopathen bezweifeln, dass

diese destruktiven Krankheiten mit Homöopathie erfolgreich therapiert werden können! Es müsste genauer heißen: Sie können nicht mit dem Ausschließlichkeitsanspruch „die Globuli müssen alles bringen/verändern/ausheilen" therapiert werden oder zumindest nur in seltenen Fällen. Was heute klar auf der Hand liegt, ist die Notwendigkeit eines ganzheitlichen Therapiekonzepts.

Der Begriff „Ganzheitlichkeit" wird inflatorisch benutzt. Aber ein paar Kügelchen zu verordnen, zeugt noch nicht von einer ganzheitlichen Behandlung, selbst wenn man 100 Symptome zwecks Findens des Similes gesammelt hat. Nicht die Quantität, sondern die Effektivität und die Qualität sind entscheidend. Wenn es sich um psychosomatische Krankheiten handelt, funktioniert oft nur die Gabe eines Mittels. Diese Beispiele nötigen uns immer wieder Bewunderung über die Wirksamkeit homöopathischer Arzneien ab. Sobald aber dramatische Schäden im Organsystem auftauchen, die Symptome eine destruktive Rasanz annehmen, stoßen wir mit der Konstitutionstherapie, auch mit der Organotropie an Grenzen, weil diese Arzneiverordnung an die Vorstellung geknüpft ist, mit einem Mittel die ganze Krankheit heilen zu können. Heute ist das ein frommer Wunsch, das Festhalten an einem Glaubenssatz bis hin zu einer sykotischen Fixierung, die blind und taub macht für die dramatischen Verschlechterungen beim Patienten. Die Wahnidee, ein Simile müsse es bringen, weil es sich durch sachgemäße Repertorisation ergeben hat, geht oft an der Realität der Krankheitssituation vorbei. Wahnideen entstehen durch starrsinniges Festhalten an Regeln, Vorschriften oder Mahnungen. Sie nehmen groteske Formen an, denn es vergeht kein Monat, in dem sich nicht ein Krebspatient bei mir meldet mit der Nachricht: „Ich werde homöopathisch behandelt, aber der Krebs wuchert weiter. Mein Arzt meint, eine miasmatische Behandlung sei unnötig/überflüssig/kontraproduktiv...." Auf die Ursache und den Ursachenkonflikt angesprochen, berichten Patienten, dass sie in einer homöopathischen Klinik oder von ihrem Homöopathen ausgeschimpft werden. Die Krönung ist dann, mich als Scharlatanin zu bezeichnen und den Patienten vor meiner Behandlungsweise zu warnen. Es handelt sich um Personen, die mich gar nicht persönlich kennen, geschweige denn bei mir auf einem Seminar waren oder eine Live-Anamnese erlebt haben. Im Kreise der Homöopathen habe ich alle psorischen Untugenden kennengelernt: Neid, Missgunst, arrogante Ignoranz. In die Homöopathie hat sich ein lineares Denken eingeschlichen: Symptom – Mittel – Symptom – Mittel … bis in alle Ewigkeit. Was ebenfalls ins Hintertreffen geraten ist, sagt Hahnemann in

§3 des Organons:

...kennt er endlich die Hindernisse der Genesung in jedem Falle und weiß sie hinwegzuräumen, damit die Herstellung von Dauer sei: so versteht er zweckmäßig und gründlich zu handeln und ist ein ächter Heilkünstler.

§4

Er ist zugleich ein Gesund-Erhalter, wenn er die Gesundheit störenden und Krankheit erzeugenden und unterhaltenden Dinge kennt und sie von den gesunden Menschen zu entfernen weiß.

Was hier in lakonischer Kürze gesagt wird, ist in der Praxis eine große Herausforderung, nämlich herauszufinden, was einen Menschen krank macht. Die krankmachenden Lebensumstände des Patienten müssen sich ändern, sonst kann keine Heilung stattfinden. Mehr noch: Da wir es zu 95 % mit chronischen Krankheitsgeschehen zu tun haben, stellen sie ungelöste, materialisierte Konflikte dar. Ohne dass der Konflikt in der Sykose gelöst wird, kann Heilung nicht stattfinden. Zur Heilkunst gehört also nicht nur, die Gesamtheit der Symptome zu erfassen zwecks Findens des Similes, sondern die Störfaktoren in der Lebensführung eines Patienten zu erkennen. Dann folgt der schwierigste Schritt:

*Die Heilkunst ist die Kunst,
den Patienten zu unterhalten,
während er sich selbst heilt.*

Diese „Unterhaltung" will gelernt sein, denn sie setzt voraus, dass sich eine Krankheit nicht beliebig und zufällig irgendwo manifestiert und wir die Organ-Konflikt-Beziehung kennen sollten. Dank der Neuropsychologie finden wir heute das alte Wissen der chinesischen Ganzheitsmedizin bestätigt: Organe sind keine von uns getrennten Dinge, sondern Träger von Bewusstseinsaspekten – positiv wie negativ. Zur „Unterhaltung" gehört somit, den Patienten darüber aufzuklären, welches ungelöste und unerlöste Thema hinter seiner Krankheit wirkt, dann Übungen zu vermitteln, wie der Lösungsprozess stattfinden kann. Dadurch wird dann der ersehnte Selbstheilungsprozess ausgelöst.

Samuel Hahnemann ist in der Medizin des ausgehenden 18. und beginnenden 19. Jahrhunderts noch in der Vorstellung gefangen, ein Arzt könne oder müsse jemanden heilen. Niemand kann jemand anderen heilen! Das ist inzwischen hinreichend klar geworden. Wir können Impulse zur Selbstheilung geben. Allein das erfordert schon ein hohes Maß an Kreativität und ist ein Zeichen von Heilkunst. Doch fast noch wichtiger ist, die Selbstheilungsstrategien zu kennen, deren wir Menschen fähig sind. Nicht allein das Wunderwerk des Organismus, wie er stets von der schwerwiegenderen Schicht in die nächst leichtere kompensiert, sollten wir verstehen. Wir sollten auch wahrnehmen, welche positiven Potenziale dem Patienten zur Verfügung stehen, und diese anregen.

Eine meiner wesentlichen Erkenntnisse der Heilkunst ist:

Die Heilung findet zu Hause statt.

In der Praxis erfährt oder erlebt der Patient bestenfalls, was möglich ist. Doch der Heilungsprozess findet genau in den mentalen und emotionalen Strukturen statt, wo er krank geworden ist. Seine Aufgabe ist heroisch, denn er muss die alten Geleise des Denkens, Fühlens und Handelns ändern. Änderung erfordert Übung. Nur Übung verändert. Der Patient hat ja auch durch Üben eine Krankheit heraufbeschworen, natürlich ungewollt. Aber die Wiederholung von Gedanken und Verhaltensmustern sind auch eine Art des Übens, nur dass diese Form in die Krankheit führt. Die Heilung geschieht nach demselben Prinzip des Übens. Natürlich ist hier der Begriff „Üben" weiter zu fassen als eine gymnastische Übung oder das Aufsagen einer Affirmation. Die Lebensführung, der Alltag beinhaltet viele Rituale, die einerseits Sicherheit und im günstigen Falle einen Lebensrhythmus ergeben. Andererseits verführen sie auch zur Routine und zum Verlust des Lebensrhythmus. Gleichwohl bewahrheitet sich, was vor 4000 Jahren die Chinesen erkannten: Wo das Problem ist, dort ist auch die Lösung. Folglich können krankmachende Rituale durch heilsame ersetzt werden. Und dafür benötigen wir mehr als Arzneien.

Wie oft erleben wir in den Kreisen einiger der ganzheitlich miasmatisch arbeitenden Therapeuten Patienten, die sich allein gelassen fühlen mit einer verordneten Arznei. Manche Homöopathen teilen noch nicht mal das Mittel mit. Die Patienten, die noch den Mut aufbringen, nach der Ursache bzw. nach dem Konflikt hinter ihrer Krankheit zu fragen, werden oft unfreundlich behandelt und zurechtgewiesen, nur an das Mittel zu glauben.

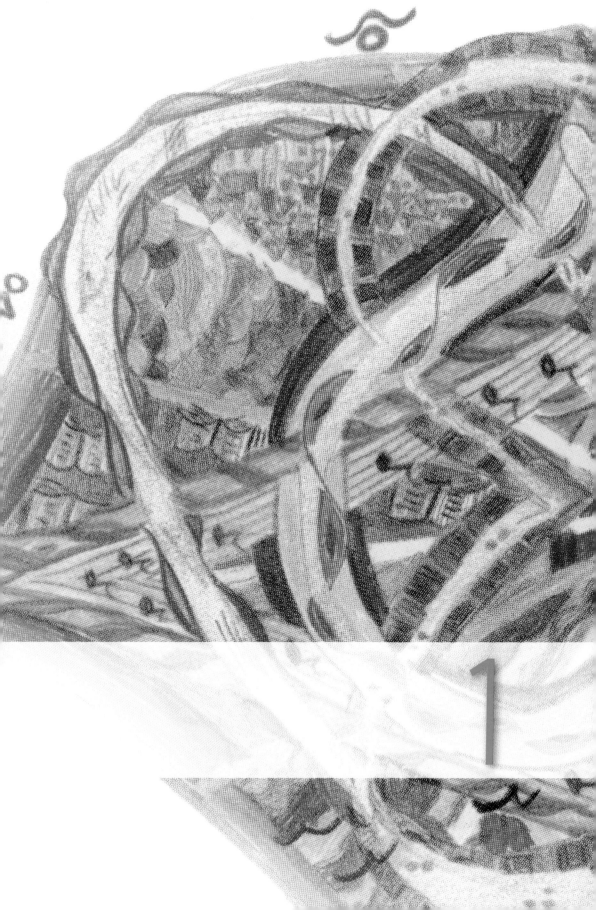

1

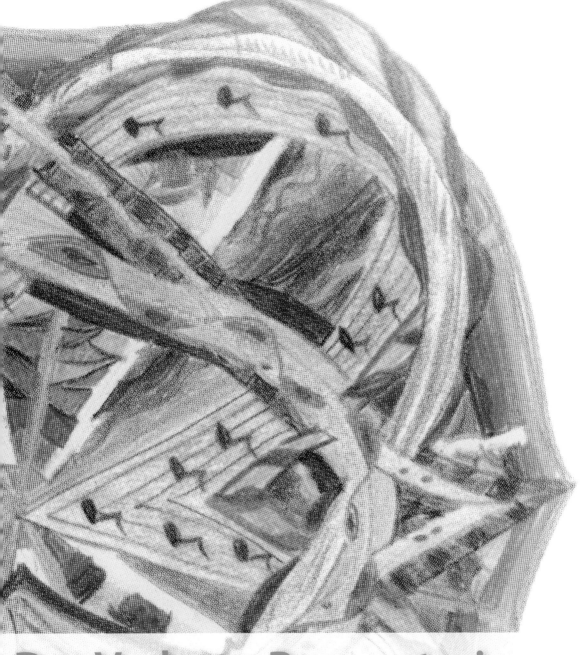

Das Verbote-Bewusstsein
in der Homöopathie

Immer wieder gelangen wir zu dem Ausgangspunkt der Psora, die im erlösten Zustand das Gleichgewicht zwischen Stärken und Schwächen aufrechterhält und im kranken Zustand alle Schatten des Menschseins hervorbringt. Dazu zählen Glaubenssätze, Vorstellungen von einer Sache statt eigener Erfahrung oder auch gelernte Verbote. Wenn ich das aus dem Blickwinkel der Psora mit Hinblick auf die Homöopathie thematisiere, geschieht das aus dem Mitgefühl, dass wir fehlbar sind, obgleich wir das Beste wollen, aber manchmal Irrwege beschreiten, die die Weiterentwicklung in der fantastischen Heilkunst der Homöopathie behindern. Von höchster Warte aus gesehen gibt es natürlich keine Irrwege, sondern sie haben alle ihren tieferen Sinn, der sich einem meist erst viel später erschließt. Doch animieren die Irrwege auch dazu, genauer nachzufragen und nachzuforschen, ob die Meinungen für einen selbst auch stimmen, statt einfach schon vorgekaute Meinungen wiederzukäuen.

Wir lernen in den homöopathischen Ausbildungen alles über die Regeln, über Arzneibilder, die Beziehung Symptom – Mittel, aber wenig über die Gesetzmäßigkeiten in der Dynamik von Krankheit und Heilung, selten etwas über Menschenkenntnis, das Erfassen einer Persönlichkeit mit allen fünf Sinnen, noch seltener etwas über die Konflikte hinter der Krankheit und gar nichts über Ernährung, die schließlich das wichtigste Heilmittel ist. Doch, Kaffee oder aromatisierte Tees werden genannt. Weitere Feindbilder, was die Wirkung von Homöopathie beeinträchtigt, werden heute immer noch nachgebetet, als lebten wir noch im Rokoko und beginnenden Bürgerzeitalter des frühen 19. Jahrhunderts.

Die Liste der Verbote, mit der heute Homöopathen schon in der „klassischen" Ausbildung verängstigt werden, führt zu keiner Bewusstseinserweiterung. Denn man reitet auf einem verhängnisvollen Paragrafen herum:

§ 260

Für chronisch Kranke ist daher die sorgfältige Aufsuchung solcher Hindernisse der Heilung um so nöthiger, da ihre Krankheit durch dergleichen Schädlichkeiten und andere krankhaft wirkende, oft unerkannte Fehler in der Lebensordnung gewöhnlich verschlimmert worden war.

Nun folgt eine lange Liste von Nahrungs- und Genussmitteln, die einen interessanten Blick in die Ess- und Trinkgewohnheiten des ausklingenden Ancien Régime mit der französischen Revolution und des beginnenden Industriezeitalters gewähren. Tatsächlich war das Lebensmotto des Rokoko „Wollust um jeden Preis. Weg mit der Kirchenmoral, her mit dem Genuss!" So gesund es auf der einen Seite war, endlich mal die Zwänge der Inquisition zu lockern, die unterdrückte Sexualität zu befreien und Lebenslust zu entfachen, hatte die kurze Epoche des Rokoko (1750 – 1800) nicht genügend Zeit, stabile Strukturen zu erschaffen. Sie uferte aus, wurde maßlos und ging sang- und klanglos in der Revolution unter. Keine Frage, dass Maßlosigkeit krank macht und die Lebensordnung degeneriert. Das gilt auch für unsere

Zeit. Doch was zu Hahnemanns Zeit neu war und gierig genossen wurde, ringt uns heute nur noch ein müdes Lächeln ab, weil die Substanzen entweder als völlig normale Konsumartikel im Speiseplan der Menschen verankert oder in die moderne Bioküche integriert oder sowieso als wertloses Fastfood deklariert sind.

Ich möchte die Liste einmal vorstellen. Die Erklärung der von der Schrift her unterschiedlich gefärbten Dinge folgt weiter unten:

Kaffee, Kräutertee, Bier, Liköre, Punsch

Schokolade

Parfüm

Stark duftende Blumen im Zimmer

Zahnpulver

Stark gewürzte Speisen und Saucen

Gewürztes Backwerk und Gefrorenes

Rohe Heilkräuter in Suppen

Kräutergemüse

Wurzeln (Spargel)

Gekeimtes

Sellerie, Petersilie, Sauerampfer, Estragon, Zwiebeln

Schweine-, Enten- und Gänsefleisch

Saure Speisen

Salate aller Art, die arzneiliche Nebenwirkung haben

Zu viel Zucker und Kochsalz

Überhitzte Räume

Schafwollene Unterwäsche

Sitzende Lebensart, nur negative Bewegung (Reiten)

Langer Mittagsschlaf, Lesen im Liegen

Nachtleben, unnatürliche Wollust

Schlüpfrige Schriften

Onanie, unvollkommener oder unterdrückter Beischlaf

Zorn, Gram, Ärger

Spielsucht

Übertriebene geistige Anstrengung

Sumpfige Wohngegend und dumpfige Zimmer

Not

Mangel

Entbehrung

Hahnemann, Samuel:
Der Kaffee in seinen Wirkungen

Was Hahnemann nicht erwähnt, weil selbst darin befangen: Nikotinsucht und negatives Denken. Er selbst war Kettenraucher und das negative Denken über andere Ärzte, andere Heilmethoden gehörte trotz aller Genialität zu seinen menschlichen Schwächen. Er zahlte stets mit gleicher Münze zurück, wurde von Kollegen angegriffen und griff selbst an. Das halte ich aber für verzeihlich, denn dadurch wird der Mensch hinter dem Homöopathen spürbar.

Was aber ist zu der Liste zu sagen?

Das lässt sich schnell beantworten: Nichts von alledem hat bei uns in der Miasmatik jemals die Wirkung eines homöopathischen Mittels oder eines anderen Heilungsimpulses beeinträchtigt. Heute müssten wir Umweltbelastung durch

Strahlung, Medikamentenabusus und Computer- und Handysucht in die Liste aufnehmen. Das Problem dieser Liste ist zum einen, dass es Verhaltensweisen darunter gibt, die, wenn nicht losgelassen, sowieso keine Heilung möglich machen, egal, ob man homöopathische Mittel oder sonst eine Heilmethode anwendet. Ich habe sie rot markiert.

Zum andern bleibt offen, was denn für die Patienten als Nahrung übrig bleibt, wenn alle diese Nahrungsmittel eliminiert werden. Wenn wir uns nur mal für einen Moment mit der Zeit des Ancien Régime und des frühen Bürgertums nach der Revolution befassen, springt einem ins Auge, dass die genannten Lebensmittel in die Kreise der Kaufleute und des Adels gehörten. Kein Handwerker, kein Bauer, ja, nicht einmal Hahnemann selbst konnte sich einen solch abwechslungsreichen Speisenplan leisten. Das Erzproblem war ja die einseitige, nährstoffarme Ernährung der Menschenmassen vor und nach der Revolution. Ebenfalls in die soziale Schicht des gehobenen Bürgertums und Adels gehören Genussmittel. Kaffee war neu und wurde wegen seiner psychisch aufhellenden Wirkung natürlich von vielen favorisiert, um die Probleme und das Elend dieser Epoche zu vergessen. Wer heute immer noch auf Hahnemanns Warnung vor Kaffee „herumreitet", weiß nicht, was für eine enorme Errungenschaft dieses Getränk für die Volksgesundheit bedeutete. Bis dato wurde von Kindesbeinen an Bier getrunken. Die alte Galensche Säftelehre war ja noch im Bewusstsein der Heilkunde. Bier hielt den Körper feucht und wurde deshalb als gesund angesehen. Die Wirkung

des Kaffees war das Gegenteil. Es machte den Menschen „trocken". Noch heute sagen wir, wenn ein Alkoholiker seine Sucht bezwungen hat, sei er „trocken". Während das permanente Biertrinken den Geist beruhigte, „beduselte" und trotz schwerer Arbeit „feucht-fröhlich" hielt, wirkte Kaffee straffend, konzentriert und regte zur konstruktiven Arbeit an. Kaffee beschleunigte, Bier verlangsamte. Es dauerte Jahrzehnte, bis man bereit war, das Wohltuende des Kaffees allgemein zu akzeptieren. Da der unselige inquisitorische Lehrsatz „Es kann nicht sein, was nicht sein darf" immer noch im kollektiven Bewusstsein florierte, die alte Humoraltherapie immer noch Oberhand hatte, gab es auch jede Menge Eiferer und den menschlichen Untergang prophezeiende Kritiker gegen den Kaffee. Hahnemann war keine Ausnahme, obgleich er an erster Stelle mitsamt seiner Homöopathie das kollektive Bewusstsein hätte umwälzen können. Indem er sich aber am Kaffee aufhielt, ihn als Störfaktor seiner Arzneien mutmaßte und sich dabei auf die alte Säftelehre berief, blieb er schlichtweg ein Kind seiner Zeit, das in diesem Punkt nicht über den Tellerrand seines kleinen Weltbildes schauen konnte.

Schokolade, wer konnte sich diese Köstlichkeit leisten? Wer sie als Psychopharmakon entdeckte, war verständlicherweise glücklich. Alle Genussgetränke gehörten damals zur Ausnahme, weil sie viel zu teuer waren. Bier war das seit dem Mittelalter gängige Hausgetränk und wurde nicht als schädlich eingestuft. Was damals als Punsch bezeichnet wurde, würden wir heute in hohem Bogen ausspucken, weil darin alles hinein gepanscht wurde, was an billigem Alkohol verfügbar war. Wer sich Wein, Sekt und Likör leisten konnte, würde mit seinem Konsum dem gegenüber, was heute permanent konsumiert wird, beinahe wie ein Gesundheitsapostel erscheinen. Das gilt auch für die Pflegemittel. Was hat denn Hahnemann den Patienten für die Zahnpflege empfohlen? Mussten sie das Zähneputzen lassen, nur weil sie ein paar Globuli einnahmen? Welcher Zahnarzt könnte das heute ernst nehmen, wo man sich so ins Zeug legt, das Gebiss so lange wie möglich zu erhalten und eine gründliche Zahn- und Mundpflege unabdingbar ist? Damals waren Zahnfäule, Mundfäule, pestartiger Atem und der Gestank ungewaschener Leiber normal, weil die Hygiene im Rokoko auf dem Nullpunkt stand. Ich rufe in Erinnerung: Es gab bei Badern, die Zähne ziehen durften, Todesfälle, wenn ein Patient den Mund öffnete. Das ist leider kein Witz. Der „Pesthauch" des Atems war ein ernsthaftes Thema, weil der Gestank verfaulter Zähne so ungeheuer war, dass jemand in einen Schockzustand geraten oder, wie gesagt, sogar tot umfallen konnte.

Wer sich regelmäßig wusch und sein Gebiss reinigte, war eine Ausnahmeerscheinung, hatte weniger Karies und Mundfäule. Vielleicht macht es die Hardliner unter den Homöopathen nachdenklich, wenn ich daran erinnere, dass im 18. und Anfang des 19. Jahrhunderts die Menschen bereits ab dem 25. bis spätestens 30. Lebensjahr in der Regel keine Zähne mehr im Mund hatten. Wieso wohl? Hahnemann hat nicht umsonst viele Hygienevorschriften ins Organon integriert, weil das absolute Mangelware war und erst 1770

sich die Nasen der Menschen allmählich öffneten, um festzustellen, welch bestialischer Gestank überall herrschte, und endlich die Idee aufkam, weder alle Fäkalien noch allen Müll einfach aus dem Fenster auf die Gassen zu werfen.

Dass Hahnemann etwas gegen Parfüm hatte, will ich gerne glauben, denn im Rokoko erfand man das Parfüm, um den Gestank der ungewaschenen Körper zu übertünchen. Körpergeruch plus Parfüm erzeugt einen Gestank, der in der Tat die Grenze des Erträglichen übersteigt. Heute können wir das Thema Parfüm insofern vergessen, als wir alle seit mindestens 60 Jahren komplett durchdeodoriert sind durch die Waschmittel und die Legion künstlicher Deos, Seifen, Duschgels, Haarwaschmittel usw. Unsere Haut ist so klinisch sauber, dass sie heute behandelt werden muss, damit sie ihren schützenden Säuremantel wieder erhält.

Die weiteren vier blau markierten „Hindernisse" weisen hin auf Hahnemanns Klientel der oberen Schicht, denn weder konnten sich die meisten Menschen wollene Unterwäsche leisten, noch war es der Masse möglich, mehr als einen Raum zu heizen. Brennmaterial war teuer und die meisten Menschen lebten auf engstem Raum. Es hätte mich brennend interessiert, was Hahnemann als Lösung vorgeschlagen hätte. Weniger heizen? Dann der Mittagsschlaf. Hier kann ich ein lautes Lachen nicht unterdrücken, weil das Heer der Menschen unter Schlafdefizit litt. Wer konnte mittags ruhen? Niemand, der für die wahnsinnigen Steuerabgaben schuftete wie Handwerker und Bauern. Das galt auch für die Kaufleute, die jede freie Minute arbeiteten, um zu Wohlstand zu kommen und damit eine Möglichkeit zu schaffen, in den Adelsstand erhoben zu werden.

Die sitzende Lebensart könnte Hahnemann heute in vollem Umfang kennenlernen. Das ist tatsächlich ein Heilungshindernis grundsätzlicher Art. Nun, wer konnte sich ein Pferd zum Genussreiten leisten? Die Armen waren froh, wenn sie Pferdefleisch ergattern konnten.

Die seltsamsten Heilungshindernisse, die Hahnemann nennt, habe ich grün markiert. Sie werfen die meisten Fragen auf, weil der Meister selbst in dürftigsten Lebensverhältnissen die wunderbare Heilkunst der Homöopathie entwickelte. Es ist intellektuell einfach, Not, Elend, Armut und ein entbehrungsreiches Leben als Hindernis für die Wirkung von Globuli zu nennen. Das ist eine der auffälligsten Paradoxien in Hahnemanns Denken und Belehrung. Es widerspricht dem gesunden Menschenverstand. Allein schon aus seiner Zeit heraus ist es absurd, das, was vor der Revolution und nach ihr im aufbrechenden Bürgertum gang und gäbe war, zu stigmatisieren. Konnte tatsächlich nur der in den Genuss der homöopathischen Heilwirkung kommen, der genug zu essen, ein warmes Zimmer, ausreichend Kleidung, Seife zum Waschen hatte und genügend Geld verdiente? Sollen wir die heutigen Arbeitslosen, die Senioren, die an der Armutsgrenze leben und Leergut sammeln von der homöopathischen Behandlung ausschließen, weil sie § 260 erfüllen?

Eines ist erfreulich an der Liste: Sie hat für unser modernes Leben keine Bedeutung.

Unsere Patienten sind so durchseucht von Medikamenten und Umweltgiften in Luft, Wasser und Nahrung, dass wir lieber jubilieren sollten, wie wunderbar homöopathische Mittel diese Hindernisse überwinden.

Homöopathische Mittel wirken auch bei schwersten stofflichen Belastungen und bei Regulationsstarre, wenn von Beginn der Behandlung an die Körperfunktionen unterstützt werden, die Ernährung beachtet wird und der Patient den Konflikt hinter seiner Krankheit löst. Dabei arbeiten wir sowohl mit Einzelmitteln als auch, wie Ramakrishnan, mit zwei oder drei Mitteln im Wechsel. Alles darf sein, nur die Intention zählt und die Beachtung der Kompensationslogik des Organismus. Das ist Arbeit genug für Patient und Therapeut. Lösen wir doch die familiensystemische Verhaftung an Hahnemann und an seine Zeit, die er selbstverständlich nur aus seiner Erfahrung heraus skizzieren konnte. Wir haben das 21. Jahrhundert erreicht und müssen uns mit den Licht- und Schattenseiten unseres Zeitgeists befassen. Was macht uns krank?

Warum wohl wurden seit Hahnemann immer neue Substanzen geprüft? Weil die Homöopathie eine fantastische Erfahrungsheilkunde ist, die mit dem Menschen und mit seinen Epochen geht und immer die passenden Mittel für einen Zeitgeist parat hält. Man sollte in der Homöopathie viel häufiger Freudenfeste feiern, wie wunderbar diese westliche Heilkunst ist, statt kleinmütige Ängste zu schüren und diese Heilkunst zwanghaft kleinzumachen.

1. Das Verbote-Bewusstsein in der Homöopathie

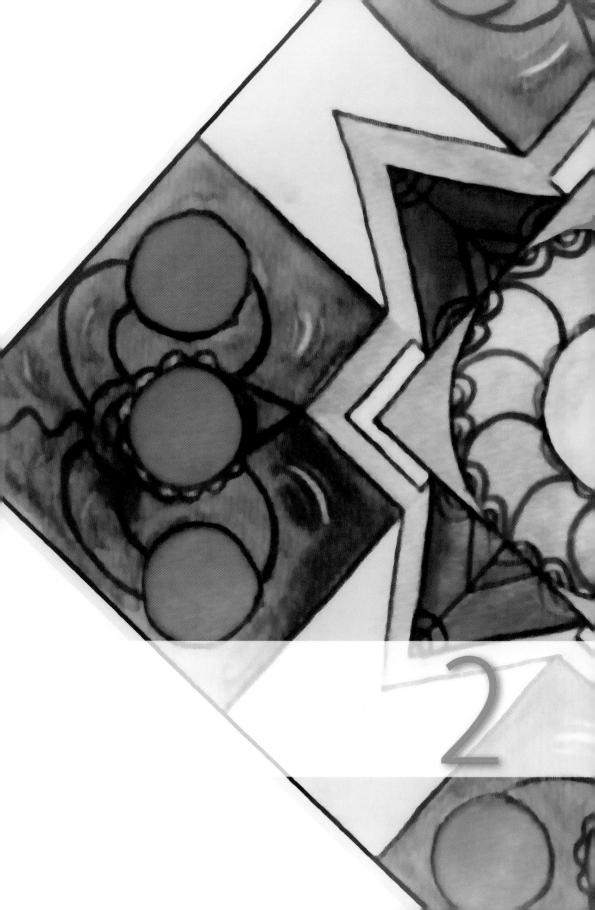

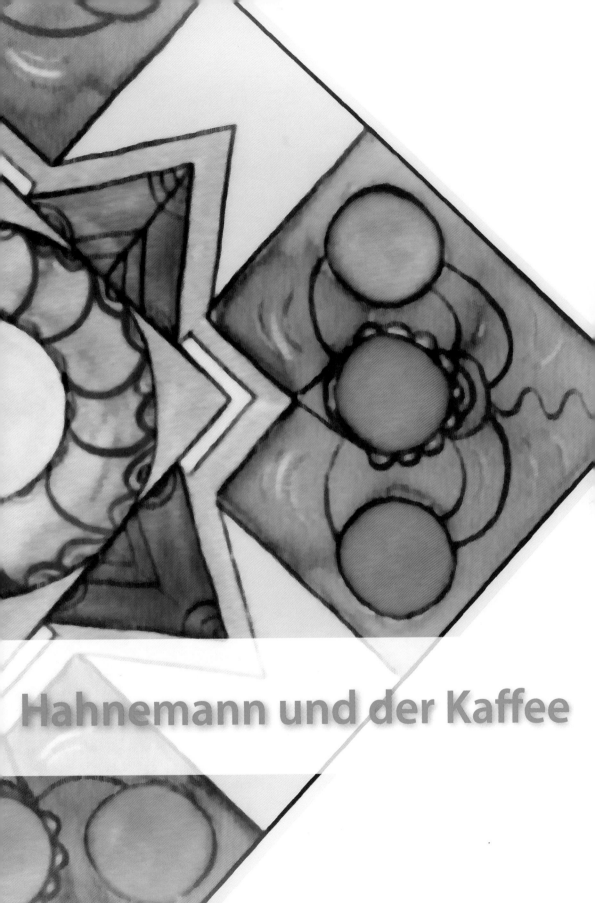

Hahnemann und der Kaffee

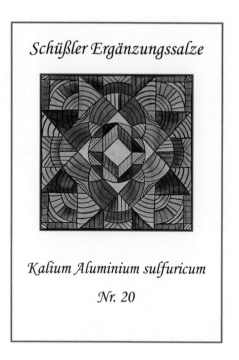

Abb. 1 Kalium aluminium sulfuricum,
der Kaffee-Liebling

Dieses Thema verdient ein eigenes Kapitel, da sich der Glaube, Kaffee könne die Wirkung eines homöopathischen Mittels verhindern, hartnäckig in den Reihen der „genuinen", „reinen" oder „klassischen" Homöopathen hält. Solange der Homöopath daran glaubt, überträgt er seine Angst auf den Patienten und es kommt aufgrund dieser Angst zu einer Heilungsblockade. Das gilt für jede angstmachende Aussage eines Therapeuten. Wie schon erwähnt, sind in der Regel chronisch Kranke bereits so durchseucht von Medikamenten mit einer langen Nebenwirkungsliste, dass sich der Kaffee dagegen wie ein Wicht vor einem Riesen ausnehmen würde.

Wenn klar ist, dass in der Psora jede Abirrung des menschlichen Geistes beginnt, jede körperliche Disharmonie und Entgleisung einen harmlosen Anfang nimmt, dann gehören hierher auch die Glaubenssätze, was die Wirkung der Homöopathie behindern soll. Im Anfangsstadium handelt es sich um Meinungen, die aufgrund eines beschränkten Überblicks oder Weitblicks entstehen können. Kommt ein passendes Gegenargument, kann sich die Meinung auch schnell ändern. Sobald aber eine Meinung festgezurrt wird, ständig wiederholt zu einem Glaubenssatz mutiert, haben wir es mit einem sykotischen Phänomen zu tun. Jetzt tritt die Untugend der Rechthaberei in Kraft, die viel Angst und Verdruss bereitet. Die Psora hat gar nicht die Kraft der Hartnäckigkeit, um Parolen, Slogans und Glaubenssätze zu verteidigen. Das ist die Domäne der Sykose. In dieser miasmatischen Schicht müssen deshalb auch die Konflikte hinter der Krankheit gelöst werden. Sonst gibt es Rückfälle. In der Psora kommt der Patient selbst zu Einsichten, dass sich viele seiner Vorstellungen und Meinungen deutlich verändert haben, weil sich sein Blickfeld wieder geweitet hat und sehr oft wieder die Tugend der Toleranz Platz nimmt – „Es kann und darf auch alles ganz anders sein!"

Da schon etliche Homöopathen zur Behandlung in meine Praxis kamen, wurde ich auch oft mit ihren Glaubenssätzen konfrontiert. Einer der hartnäckigsten ist das Kaffee-Verbot. Doch haben sich die wenigsten Homöopathen die Mühe gemacht, statt ihrem Meister blind zu folgen, seine Meinung zum Kaffee kritisch zu hinterfragen, zumal die meisten Homöopathen Kaffee- und nicht Grüntee-trinker sind. Ja, es gibt auch Verbote gegen Grün- und Schwarztee. Aber die wollen wir mal beiseitelassen, weil der Meister sich dazu nicht so ausführlich geäußert hat wie in seiner Abhandlung „Der Kaffee in seinen Wirkungen". Dazu muss man heute kein teures Faksimile kaufen, sondern jeder kann seine Schrift von 1803 im Internet nachlesen, dies sogar in modernisierter Schreibweise. Hahnemann betont, dass seine Darlegung auf eigenen Beobachtungen beruhe. Das ist ein wichtiger Hinweis, denn bereits zu seiner Zeit gab es auch andere Ärzte und Wissenschaftler, die den Einzug des neuen Genussmittels Kaffee kritisch beobachteten. Es gab Hunderte kontroverser Meinungen, seit der Kaffee im 17. Jahrhundert Einzug in die Trinkgewohnheiten der Europäer hielt. Die Kaffee-Propaganda lautete: „Die in alkoholischer Benebelung dahindämmernde Menschheit wird mit Hilfe des Kaffees zu bürgerlicher Vernunft und Geschäftigkeit erweckt." In England pries man die positive Wirkung von Kaffee in zahllosen Gedichten, noch im 19. Jahrhundert frohlockten die Historiker, allen voran Jules Michelet, dass der Kaffee die Mission der Ernüchterung einer ganzen Epoche vollzog:

„Nunmehr ist die Schenke entthront, die scheußliche Schenke ist entthront, da noch vor einem halben Jahrhundert die Jugend sich zwischen Fässern und Dirnen wälzte. Weniger Alkohollieder des Nachts, weniger Adlige im Rinnstein… Der Kaffee, das nüchterne Getränk, mächtige Nahrung des Gehirns, die, anders als die Spirituosen, die Reinheit und die Helligkeit steigert; der Kaffee, der die Wolken der Einbildungskraft und ihre trübe Schwere vertreibt; der die Wirklichkeit der Dinge jäh mit dem Blitz der Wahrheit erleuchtet."

Jules Michelet,
La Régence, Histoire de France

Jeder Kaffeegenießer atmet auf bei solch einer Laudatio. Bis heute streitet man sich über den Gesundheitswert von Genussmitteln, somit auch über den Kaffee. Dabei ist es ganz einfach eine Frage des Maßes, wann, wie oft und in welchem Gemütszustand ein Genussmittel eingenommen wird.

Um nur ein Beispiel zu nennen:
Ich war mit 19 Jahren extrem herzkrank und stand vor dem operativen Einsatz einer künstlichen Herzklappe. Ich entschied mich für einen naturheilkundlichen Weg. Von meinen Gesundheitsberaterinnen im Alter von 78 und 82 Jahren wurde ich angehalten, täglich ein bis zwei Tassen „Heilkaffee" zu trinken. Damals gab es die ersten Tchibo-Kaffeegeschäfte, die noch eine Tasse Kaffee individuell zubereiteten. Unser kleiner Patiententrupp ging jeden Tag zu einem Tchibo-Laden, wo man auf unsere Bedürfnisse eingestellt war:

In eine große Tasse ¼ Teelöffel Kaffeepulver, eine Prise Salz, ein Hauch Zimt, Kardamon und Vanille wegen der die Psyche aufhellenden Wirkung, heißes Wasser und obenauf ein Esslöffel ungesüßte Schlagsahne.

Keine Frage, dass dieses Getränk heilsam war, unsere Zuversicht auf Heilung verstärkte und bei allem Leid durch die Krankheit das Teilnehmen am Leben durch Genuss versicherte. Verzicht auf jegliche Genüsse ist ein schwerer Einschnitt in das Leben eines Patienten. Dass uns damals, so auch mir der Kaffee als Heilgetränk verordnet wurde, gehörte zu den liebevollsten Maßnahmen meiner Therapie. Natürlich waren viele Pflichtübungen – Ernährung, Atem- und Drüsenübungen, rhythmische Bewegung durch Laufen und Radfahren usw. – zu erfüllen. Aber das tat ich gerne, weil der Gang zum Kaffeehaus, die dortige sorgfältige Zubereitung einer Tasse Heilkaffee für mich jungen verzweifelten Menschen Teilnehmen am Leben bedeutete. Die Summe all dessen, was die ganzheitliche Therapie ausmachte, bescherte mir ein gesundes Herz bis heute, das in der Zeit meiner Sängerkarriere sogar zu einem ausgesprochen leistungsfähigen Herzen wurde und nie wieder ein Problem verursachte. Sicher, der Heilkaffee war nur eine Komponente, aber eine wichtige für das Gemüt, für das Erwachen von Hoffnung auf ein zukünftiges Leben, während man mir in der Herzklinik das Ende meines jungen Lebens beschied, sollte ich die Operation ablehnen. Die angstmachenden Warnungen der Medizin kenne ich also aus eigener Erfahrung. Aber ich kenne eben auch die Überwindungskraft von Angst, das Vertrauen in die Naturheilkunde von Jugend auf. Und der Gang zu Tchibos Heilkaffee ist mir unauslöschlich als heitere, humorvolle, lustvolle Intervention in einer ansonsten strengen Therapie in Erinnerung.

Vor diesem Hintergrund wird deutlich, dass mich Verbote so lange nicht beeindrucken, wie ich hinterfrage, aus welcher Erfahrung, aus welchem Bewusstsein sie resultieren. Kaffee-Verbot gehört gewiss nicht dazu! Da ich aber Hahnemann als Meister der Homöopathie verehre und ihm willig folge in dem, was mir heute im 21. Jahrhundert als sinnvoll und nachvollziehbar erscheint, interessierte mich der kulturhistorische Hintergrund des leidigen Kaffee-Verbots, zumal, wie erwähnt, niemand aus den Reihen der ganzheitlich-miasmatisch therapierenden Kollegen jemals erlebte, dass Kaffee die Wirkung einer Arznei verhinderte. Wir sind immerhin schon ein paar Hundert Therapeuten!

Der erwähnte französische Historiker Jules Michelet beschreibt den Kaffee als antierotisches Getränk, das „endlich die Erregung des Geistes an die Stelle des erregten Geschlechts setzt." Er sah in der aufblühenden Tradition der Kaffeehäuser die Möglichkeit, dass die Menschen ihren Intellekt durch Diskussionen schulten. In England war man noch rigoroser und schrieb dem Stoff Kaffee zu, die sexuellen Energien zu vermindern bis hin zur Impotenz. In der puritanischen Epoche des 17. Jahrhunderts waren die Frauen vom Besuch der Kaffeehäuser ausgeschlossen. Sie schlossen sich zu einer antipuritanischen Gruppe zusammen und veröffentlichten Pamphlete, in denen sie die fortschreitende Impotenz ihrer Männer beklagten und dies – verständlicherweise – dem Kaffeegenuss zuschrieben. Es gab also bereits Meinungen zum Kaffee – antierotisch, die Sexualität dämpfend – mit ideologischem

Hintergrund. Auch zu Hahnemanns Zeit im 18. Jahrhundert wird deutlich, dass der Kaffee in hohem Maße ein mit ideologischer Bedeutung beladenes Getränk war.

Aber es bestand auch aus den Frühtagen der Pharmakologie das Bedürfnis, die Wirkung von Kaffee wissenschaftlich zu prüfen. Das waren damals die Ergebnisse:

- Der Kaffee wirkt auf das Zentrale Nervensystem.
- Er erhöht die Verstandesfähigkeit und beschleunigt Wahrnehmungsvorgänge.
- Er macht Gedankengänge klarer.
- Er regt die geistige Tätigkeit an, ohne anschließend zu Depressionen zu führen.

Diese Vorteile machten den Kaffee zu dem Getränk der bürgerlichen Neuzeit. Dazu ist zu bedenken: Das 18. Jahrhundert war das Jahrhundert des Rationalismus, nicht nur in der Philosophie, sondern in wesentlichen Bereichen des materiellen Lebens. Im Gegensatz zu den Menschen vor dem Barockzeitalter (17. Jahrhundert), die hauptsächlich körperlich arbeiteten, war der Bürger zunehmend ein Kopfarbeiter, seine Körperhaltung das Sitzen. Das Ideal, das ihm vorschwebte, war, gleichförmig und regelmäßig zu funktionieren wie eine Uhr. Dieses neue Verständnis von Arbeits- und Lebensweise betraf selbstverständlich den ganzen Organismus. Der Kaffee ist dabei eine historisch bedeutsame Droge. Das Resultat war ein Organismus, der den neuen Anforderungen gemäß funktionierte, ein rationalistischer und ein bürgerlich-fortschrittlicher Körper. Dieses Ideal wirkt bis in unsere Tage hinein!

Für die bürgerlichen Fortschrittsoptimisten des 17. und 18. Jahrhunderts war die Eigenschaft des Kaffees, den Geist anzuregen und künstlich wachzuhalten, höchst willkommen. Das bedeutete eine Verlängerung und Intensivierung der für die Arbeit zur Verfügung stehenden Zeit. Da diese Zeit nach Aussage von Benjamin Franklin Geld ist („time is money"), erwies sich der Kaffee als Produktivkraft bzw. als Rationalisierungsfaktor ersten Ranges. Etwas übertrieben formuliert entstand die Meinung: Keinen Kaffee zu trinken, war für den damaligen Bürger fast eine ebenso große Sünde, wie seine Zeit zu vergeuden.

Wer bildete die Gegenstimmen?

Zunächst natürlich auf der materiellen Seite die Weinhändler, Brauer, Gastwirte und ihre Interessenvertreter. Naturforscher und Therapeuten warnten mit Recht vor der Gefahr, sich durch Kaffee künstlich wach zu halten und bis in die Nacht zu arbeiten. Man ahnte schon, dass der Mensch, sein Körper und seine Gesundheit einen Preis für den Fortschritt größerer Konzentration am Arbeitsplatz zu zahlen haben würden.

Hahnemann, der Arzt und genaue Beobachter, reiht den Kaffee in die Genussmittel ein, die eine arzneiliche Wirkung haben und warnt vor dem regelmäßigen Gebrauch. Er sieht im Kaffeegenuss ein „künstlich erhöhtes Leben" und anerkennt aber auch: „Die Gegenwart des Geistes, die Aufmerksamkeit, das Mitgefühl wird wacher als im gesunden Zustand." Dennoch überwiegt seine Skepsis, da die Wirkung von Kaffee ungesund sei, weil er die Menschen aus ihrem natürlichen Rhythmus, das heißt, dem Wechsel von Wachsein und Müdigkeit werfe. Hahnemann widmet sich in aller Ausführlichkeit dem Problem, dass durch Kaffee das Gefühl für natürliche Körper- und Geistrhythmen verloren geht. Er beklagt, dass die Menschen sich nicht mehr genügend Zeit zum Essen und Verdauen gönnten, weil sie zu hastig und ruhelos würden. Mit Recht kritisiert er die Kurzsichtigkeit seiner Zeitgenossen, die im Kaffee eine bequeme Verdauungshilfe sehen.

Ebenso wird bei der Ausleerung der After zu schnelleren Eröffnungen und Zusammenziehungen durch die Anfangswirkung des Kaffees gereizt, und der Unrat geht dünn, fast ohne Anstrengung und öfterer fort, als bei gesunden, keinen Kaffee genießenden Menschen…

Bei einer Person von vorzüglich reizbarem Temperament, oder die schon durch häufigen Kaffeegenuss und Stubensitzen entnervt worden, leuchten die bisher erzählten Wirkungen in noch weit grellerem Licht. Allen bei diesen Personen durch Kaffee erregten Körperumstimmungen und Gefühlen sieht dann jeder Unbefangene das Unnatürliche, das Überreizte an. Eine übertriebene Empfindsamkeit oder eine Lustigkeit…, eine bis ins Konvulsivische gehende Zärtlichkeit, eine übertriebene Wehmut, ein nicht völlig vom Verstande gezügelter Witz, eine stärkere Verziehung der Gesichtsmuskeln bis zur Karikatur, wo nur ein Lächeln, ein kleiner Spott, eine mäßige Betrof-

fenheit, eine mäßige Äußerung von Schwermut oder Mitleid stattfinden sollte… durchaus fehlt Maß und Ziel.

Hahnemann, Samuel: a.a.O.

Wenn wir das in unsere Zeit übertragen, dürfte kein Homöopath nach 212 Jahren den Kaffee verbieten, denn er sitzt im Glashaus, müsste die Zeit zurückschrauben und sämtliche Stimulanzien und Psychopharmaka rigoros verbieten. Ein unsinniges Ansinnen! Hahnemann war kein lustbetonter Mensch, sondern ein lycopodischer Rechthaber und Forscher, der mit beißender Ironie alle kritisierte, die seinem Ideal des gesunden Menschen nicht entsprachen. Nur lässt er hier seine Nikotinsucht außen vor, deren Annahme und Akzeptanz manches harte Wort relativiert hätte:

Ich weiß wohl; um in Phantasien zu schwelgen, um leichtfertige Romane und leichte spielende witzige Dinge zu dichten, muss der Deutsche Kaffee trinken – die deutsche Dame bedarf starken Kaffee, um geistreich und feinfühlig in Modezirkeln zu glänzen… und der Modearzt, wenn er neunzig Krankenbesuche in einem Vormittage durchflattern will. Man überlasse diesen Leuten ihr unnatürliches Reizmittel samt den Folgen daraus für ihre Gesundheit und das Wohl der Menschen!

Hahnemann, Samuel: a.a.O.

Hahnemann bietet allerdings keine Alternative zum Kaffee, die das Leben der Menschen damals hätte leichter, fröhlicher machen können. Für ihn ist Leben harte Arbeit und das verlangt er von anderen auch. Genussmenschen, das zeigt sich in der seitenlangen Darlegung seiner Kaffeekritik, sind ihm verdächtig und müssen zwangsläufig in die Krankheit driften. Seine Darlegung, welche schweren Krankheiten aus dem Kaffeegenuss resultieren, gleicht der Beschreibung einer Apokalypse.

Hahnemann ergeht sich in umfassenden Beschreibungen, wie krank man durch regelmäßigen Kaffeegenuss werden kann, und dass seine palliative Wirkung nicht ausreicht für eine Heilung von Krankheit. Aber in seinem Traktat steht nirgendwo etwas darüber, dass homöopathische Mittel ihre Wirkung durch Kaffee verlieren. Das ist nur in dem oben erwähnten Paragrafen der Lebens- und Genussmittel angemerkt. Für ihn ist die Veränderung im Denken, Fühlen und Handeln der Kaffeegenießer von zentraler Bedeutung. Das muss aber aus seiner Zeit heraus verstanden werden und nicht eins zu eins auf unsere Zeit übertragen werden.

Nach nunmehr 212 Jahren müssen wir gestehen, dass der Kaffee der geringste Auslöser schwerer, destruktiver, komplexer und komplizierter Krankheiten ist, sondern integriert ist in einen Lebensstil mit vielen anderen Genussmitteln, Stimulanzien und vor allem regelmäßig konsumierten Medikamenten. Wenn wir uns von Glaubenssätzen befreien, können wir heute erleben, dass die Homöopathie eine starke Wirkung durch die Arzneikrankheit hindurch haben kann. Wenn dennoch jemand ganz puristisch an das Thema Kaffee herangehen möchte, dann möge

er oder sie den Beweis seiner eigenen Lebensführung ohne Kaffee, Stimulanzien, Wachmacher, Schlafbringer und Arzneien ganz im Sinne von Hahnemanns „natürlichem Lebensrhythmus" liefern. Dann wäre noch der Beweis zu erbringen, wie jemand seine Patientenschaft ohne Angstmacherei vom Kaffee abbringt und Ideen zur Hand hat, was an die Stelle von Kaffee treten kann. Auch dazu erwarte ich eigene Erfahrungen.

Meine Erfahrung zu dem Thema ist: Ich ignoriere Kaffee, Alkohol, Nikotin usw. und richte den Fokus auf eine gesunde Esskultur, auf einen Lebensrhythmus von Aktivität und Pause und auf den Lusttag, an dem der „alte" Mensch noch sein darf. Und siehe da: Alle meine Patienten lernen von ganz alleine, was ihnen gut tut und was nicht, trinken weniger Kaffee oder gar keinen mehr, zügeln ihre Zigaretten- oder Alkoholsucht. Ich appelliere an die Intelligenz der Menschen und halte ihnen nicht ihre Schwächen vor. Wenn sie sich nicht an die ganzheitliche Änderung im Denken, Fühlen und Handeln halten wollen, dürfen sie krank bleiben. Heilung hat mit Veränderung auf allen Seinsebenen zu tun und das mache ich nicht an einer Tasse Kaffee fest.

Abschließend noch ein paar Worte aus der Zeit der Kaffee-Kontroverse, als man nämlich die alte Säftelehre zu Rate zog, um die Wirkung des neuen Getränks zu verstehen.

Man erinnere sich nun daran, dass die Ernährung bis zur Einführung der neuen Heißgetränke (Kaffee,

Schokolade, Tee) wesentlich auf dem Bier als Grundnahrungsmittel beruhte. Das Bier hat nach ernährungswissenschaftlicher Erkenntnis wie nach der einfachen Lebensbeobachtung starke Fleischbildung des Körpers im Gefolge. Man nennt das Bier und das Phlegma volkstümlich in einem Atemzug.

Wenn nun das 17. und 18. Jahrhundert im Kaffee eine Droge sieht, die das Phlegma (Schleimbildung) austrocknet, so liegt dem der reale ernährungsgeschichtliche Vorgang zugrunde, dass das Bier durch das neue kalorienarme, d.h. nicht fleischtreibende Getränk ersetzt wird… die Autoren, die im 17. Jahrhundert den schleimreichen, fleischigen, „saftigen" Körper für den einzig wahren halten, und jeden Anschein von Austrocknung für verhängnisvoll, muß man insofern konservativ nennen, als für sie die mittelalterliche Ernährung die einzig natürliche ist. Die Vorstellung des Trocknen, die damals, wie übrigens ja auch noch heute, mit Abstraktion, Nervosität usw. assoziiert wird, ist dem konservativen Bewusstsein widrig. Aber das Trockne ist das moderne Prinzip. Trockenheit und Nüchternheit sind Synonyme. Noch heute wird umgangssprachlich nur der Alkohol als feucht bezeichnet, nicht aber die Heißgetränke. Trocken ist das männliche Prinzip, im Unterschied zum Sinnlich-Weiblichen. Der Kaffee wirkt in diesem Sinne als der große Trockenleger an der Schwelle der Moderne.

Schivelbusch, Wolfgang:
Das Paradies, der Geschmack
und die Vernunft

Der kulturhistorische Ausflug mag genügen, die Angst vor Fehlwirkung von Homöopathie zu mildern oder noch besser zu relativieren. Die Angst vor dem Kaffee ist das, was die Wirkung von Arzneien beeinträchtigt, nicht der Stoff. Heilung ist Bewusstwerdung und Erkenntnis. Wir dürfen den Patienten ruhig in die Mündigkeit entlassen, mit Genussmitteln jeglicher Art maßvoller umzugehen und tun gut daran, bei uns selbst zu überprüfen, wovon wir uns abhängig machen, ehe wir angstmachende Ratschläge verteilen.

Was haben diese Überlegungen mit der Psora zu tun?

Die Psora kennt die Angst, aus der Glaubenssätze und Schwäche erfolgen. Wenn aber gute Argumente oder – noch besser – eigene Erfahrungen zugelassen werden, sind diese psorischen Abirrungen zu beruhigen. Das bedeutet, Menschen, die noch nicht völlig fixiert und fanatisch sind, kehren schnell in ihre Intelligenz des gesunden Menschenverstandes zurück und vertrauen ihrer eigenen Erfahrung in der Anwendung homöopathischer Mittel. Sie erleben, dass außer negativem Denken nichts die Wirkung einer Arznei behelligen kann.

2. HAHNEMANN UND DER KAFFEE

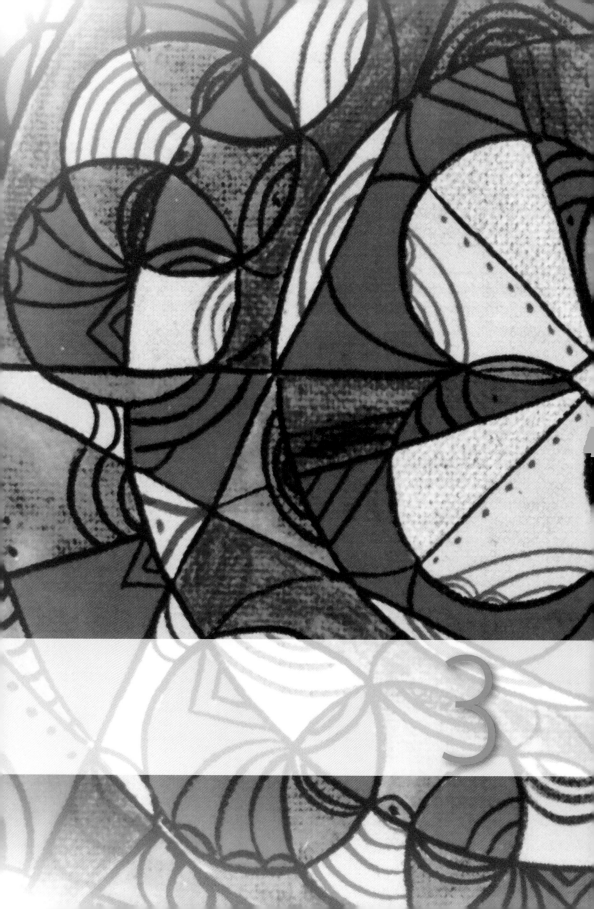

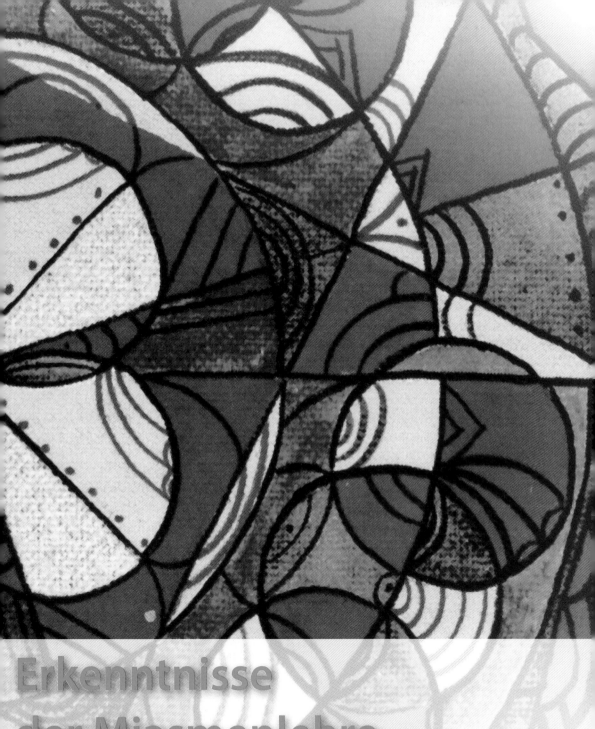

Erkenntnisse
der Miasmenlehre

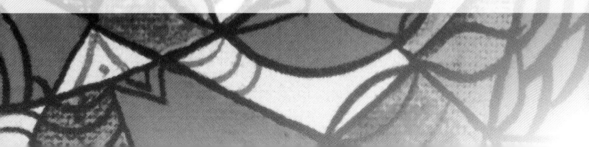

Im Laufe der Jahrzehnte, in denen ich mich mit den drei Säulen der Homöopathie – Miasmatik, Konstitution, Organotropie – befasse, bin ich zu drei Erkenntnissen gekommen, die mich bewogen, die Miasmenlehre von der schwerwiegendsten, destruktiven Ebene her aufzubauen:

1. Der Organismus kompensiert im Krankheitsfall von der oberflächlichen Schicht zur nächst tiefer liegenden, manchmal schleichend-sykotisch, manchmal rasant-tuberkulin. Im Heilungsprozess kompensiert er von der schwerwiegenderen Symptomatik zur nächst leichteren, zum Beispiel von den lebenswichtigen, ständig arbeitenden Organen zu den Hohlorganen, die ab- und ausleiten können.

Diese Tatsachen haben mich dazu bewogen, ganz der Weisheit des Organismus zu vertrauen. Er weiß, wie man krank wird, er weiß, wie man heilt. Darum habe ich eine modellhafte Arbeitsgrundlage geschaffen, die die dynamische Interaktion der Miasmen veranschaulicht und die der Patient versteht. Denn je mehr sie oder er in den Heilungsprozess aktiv eingebunden wird, umso klarer ist der Heilungsverlauf und bleibt der Patient „bei der Stange". Wir gehen in unseren Miasmatikkreisen von der Intelligenz des Patienten aus und sorgen dafür, dass Eigenverantwortung mit Aktivität und Kreativität gepaart werden.

Wie jedes Modell dient auch das „Miasmen-Modell" nur als eine Art Leitplanke oder roter Faden und keinesfalls als „klassische" Vorlage, an die man sich zu halten hat und von der man nicht abweichen darf. Das wird oft missverstanden. Patienten folgen nicht bestimmten menschengemachten Regeln, sondern allein der Natur, deren Abbild sie sind. Die Regelfreiheit schließt auch die zahllosen Ängste und Glaubenssätze ein, die sich in die Homöopathie eingeschlichen haben. Wie schon oft gesagt, sollten wir uns nicht zu der unkultivierten Äußerung „Wer heilt, hat Recht" hinreißen lassen. Besser ist, sich wie ein Künstler zu verhalten, der sein Handwerk versteht, aber auf der Bühne nicht sein handwerkliches Können präsentiert, sondern Musik, Tanz, Kunst, die weitaus mehr sind als ihre einzelnen Regeln. Samuel Hahnemann spricht von „Heilkunst" und es steht uns als Kulturträgern an, die künstlerischen Aspekte in der Therapie mehr zu beachten. Wer würde einen Künstler ernst nehmen, der auf der Bühne sagt: Nur so, wie ich diese Phrase spiele, ist sie richtig, das hat Beethoven so vorgeschrieben? Erstens würde selbst der miesepetrige Beethoven noch im Grab einen Lachanfall bekommen und zweitens würden wir dem Künstler das einzig Richtige mitteilen: Auf der Bühne geht es nicht um Rechthaberei. So auch nicht in der Heilkunst. Wir sind Homöopathen, beherrschen das Handwerk und betreiben Heilkunst, indem wir ganzheitlich wahrnehmen und uns bemühen, dem Kranken den Weg in den Bewusstseinswandel zu weisen. Symptomfreiheit ist nur ein kleiner Teil der Heilung! Wenn sich das Bewusstsein nicht ändert, kommen Rückfälle, denn nichts ist leichter, als in alte Glaubenssätze zurückzufallen.

2. Bei chronischen Krankheiten ist die organische Manifestation kein Zufall, sondern die präzise Widerspiegelung psychisch-mentaler Konflikte. Da der Geist die Materie regiert, muss also der Konflikt hinter einer solchen Krankheit angeschaut und gelöst werden. Nur so kann der ganze Mensch erreicht werden.

Jeder Patient hat das Recht, außer der Diagnose den Konflikt hinter seiner Krankheit zu erfahren, wenn ihm oder ihr das nicht von alleine klar ist. In 99 % der Fälle sind Patienten erstaunt, wie und wo sich ihr Denken, Fühlen und Handeln manifestiert. Therapeuten lernen zusätzlich noch, dass Organe und Organsysteme keine Dinge sind, sondern Speicher des Bewusstseins, das vielerlei Gestalten annehmen kann. Wenn ich die Klagen von Homöopathen höre, ihre „Fälle" würden nicht recht gelingen, ist die Ursache meistens Ignoranz über den Zusammenhang von Geist und Körper und Bequemlichkeit, sich mit den Konflikten zu befassen. Man ist geneigt, alles an die Globuli zu delegieren in der Hoffnung, sie würden es schon richten. Das tun sie ja auch in reichem Maße, aber Heilung hat etwas mit Bewusstwerdung zu tun, darum sollte der Patient auch bewusst reflektieren, was ihn auf welche Weise krank gemacht hat und bewusst erleben, wie Heilung mit der positiven Veränderung von Denken, Fühlen und Handeln einhergeht.

Nur was wir bewusst machen, dringt tief genug ein, um unser „Gewohnheitstier" zu bezähmen. Die ganze Natur ist auf steten Wandel und auf Veränderung angelegt. Nur wir Menschen wollen uns nicht ändern. Wir haben die Wahl. Warum wir selten zu unserem Wohl entscheiden, ist eines der Rätsel unserer Spezies. Wenn wir hören und sehen, wie heute Menschen mit Menschen umgehen, stellt sich die Frage, ob wir tatsächlich im 21. Jahrhundert angekommen sind oder immer noch im finstersten Mittelalter leben. Die Waffen haben sich geändert, ja, das stimmt. Aber das Verhalten und der Grund des Waffenschwingens und Waffenschmiedens?

3. Miasmen sind keine Zustände, auch wenn sie statisch oder als Fundament einer Krankheit erscheinen mögen. Sie sind kollektive Bewusstseinsformen, gespeist aus der Summe gleicher individueller Denkstrukturen, Emotionen und Handlungen. Sie sind Zeugen des Herdenbewusstseins in uns Menschen. Sie sind dynamisch, rufen die kompensatorischen „Bewegungen" hervor, die wir durch die Modalitäten in der Homöopathie erfahren.

Wir streben nach Individualität, haben dadurch auch seit dem 20. Jahrhundert viel erreicht. Aber wir erliegen immer noch zu schnell dem „mainstream" von Vorurteilen und begreifen einfach nicht, dass dies einen Mangel an Intelligenz bezeugt. Sich eine Meinung zu erlauben ohne eigene Erfahrung, das ist die kranke Psora in Reinkultur, ein Zeichen von Faulheit, Bequemlichkeit und Minderwertigkeitsgefühl.

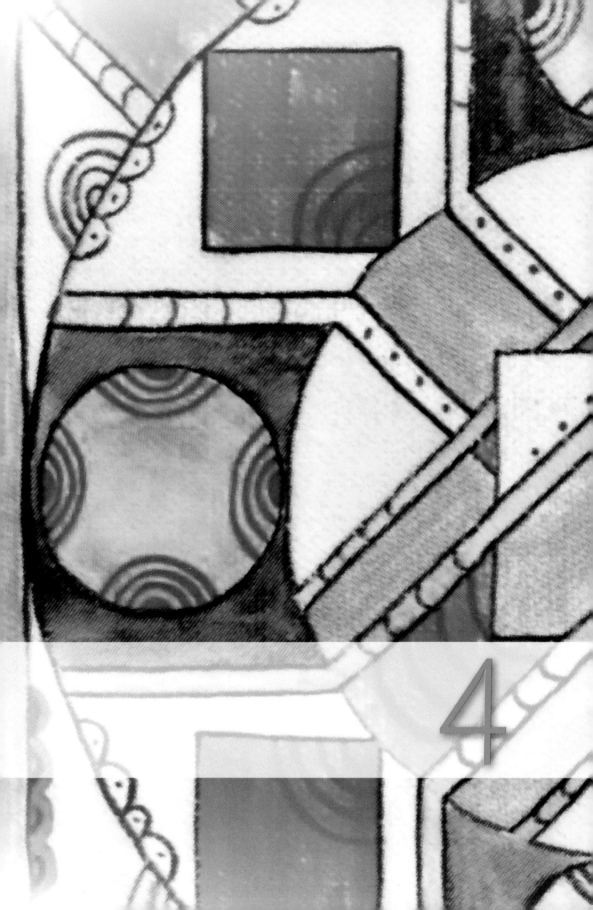

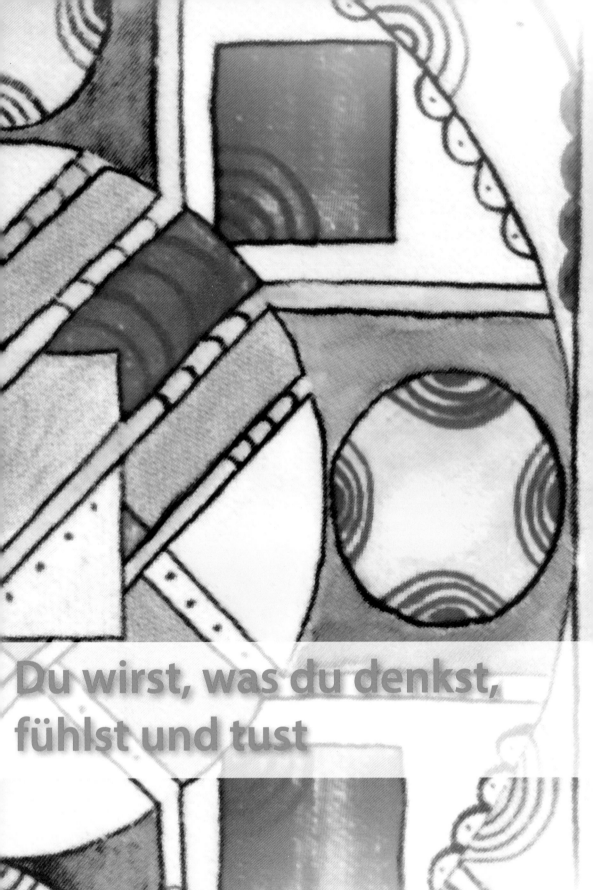

Du wirst, was du denkst,
fühlst und tust

Da in der Psora alle Krankheiten ihren Anfang nehmen, ist in ihr eine Umkehr im Denken und Handeln noch leicht möglich. Man kann zur Einsicht kommen und das lassen, was einem nicht guttut. Auch die Erfahrung anderer kann hilfreich sein, das tiefere Eindringen einer Krankheit noch in der psorischen Schwäche abzufangen. Darum ist es ratsam, den Zusammenhang zwischen Geist und physischer Manifestation etwas ausführlicher zu betrachten. Seit ich die Vorträge des Physikers Dr. Johannes Landgraf hörte, bin ich fasziniert von der „Physik der lebendigen Systeme", die anschaulich genau diesen Punkt erklärt.

Durch Denken erschaffen wir Potenzialräume. Sie entstehen durch Rituale und Wiederholungen der als richtig und wichtig empfundenen Überlegungen in bestimmten Lebenssituationen. Doch stehen wir hier an einem Scheidewege: Höre ich primär auf meine innere Stimme, würdige ich zuallererst meine eigenen Erfahrungen? Oder misstraue ich mir selbst und folge lieber vorgedachten Meinungen, Urteilen, Erfahrungen anderer Menschen, die ich als Autorität erachte? „Du wirst, was du denkst" ist keine leere Phrase, sondern eine weise Erkenntnis. Wenn ein mentaler Potenzialraum voll ist, tritt ein Naturgesetz in Kraft, nämlich die Manifestation, die Verwirklichung dessen, was sich in den gleichgeschalteten Köpfen angehäuft hat. Es begegnet und widerfährt mir genau das, was ich mental und emotional genährt habe. Wenn viele Menschen so denken wie ich, weil sie sich selbst nicht (mehr) vertrauen, entsteht ein morphogenetisches Feld und das reagiert bekanntlich gemäß den Denk- und Verhaltensmustern. So entstehen Meinungen und Vorurteile.

Bis ein Miasma im Sinne einer kollektiven krankmachenden Verhaltensweise geboren wird, vergehen Jahrzehnte und Jahrhunderte. Man könnte sagen: die menschlichen Untugenden wie Hass, Neid, Habgier suchen sich immer neue Manifestationsvarianten im Laufe der Menschheitsgeschichte und manifestieren sich in entsprechenden kollektiven, seuchenartigen Krankheiten. Die Seuche selbst ist nicht das Miasma, sondern gebündelter, fokussierter Ausdruck des jeweiligen Zeitgeistes. Er ist es, der die passende Seuche ruft! Das Miasma also ist der Zeitgeist, der sich bündelt in einer passenden Krankheit.

Doch müssen wir uns die Frage stellen: Da die Menschheit in keinem Zeitalter ausgestorben ist, weder durch die Pest-, Cholera- und Syphilisepidemien, welche Kräfte walten in einem Miasma sonst noch? Was bedeutet die positive Seite eines Miasmas? Welche Werte hält es parat, um heil und ganz zu werden zu helfen, kollektiv wie individuell? Die Antworten darauf werden in der Homöopathie zu selten gegeben. Von dem Naturgesetz der Polarität sind die Miasmen nicht ausgeschlossen. Wir können den Lebensweg auch ändern, wenn wir den Blick auf die positiven Seiten in uns Menschen lenken. Die Praxis beweist ja, dass ein miasmatisch geheilter Mensch spezielle Qualitäten ausstrahlt und die positiven Kräfte seiner Veranlagung verwirklichen kann. In jedem abgeschlossenen Heilprozess einer chronischen Krankheit kehrt das Miasma in seinen Latenzzustand zurück. Doch dadurch werden andere Kräfte frei, die zu derselben miasmatischen Basis gehören.

Wir können umdenken, neue emotionale Erfahrungen zulassen und uns anders verhalten. Das ist tröstlich und die Basis von Heilung. Abzuirren ist nicht tragisch. Nicht mehr zu sich und seinen positiven Potenzialen zurückzufinden, ist die Tragödie. An dieser Nahtstelle sind wir als Therapeuten gefragt, indem wir den Patienten auf seinem Weg begleiten. Es ist klar, dass die Qualität der Begleitung von unserem eigenen Bewusstsein abhängt. Wenn ich selber von zahllosen Ängsten und Glaubenssätzen vernagelt bin, springen diese Energien auf den Patienten über, da das morphogenetische Feld Therapeut – Patient auf Resonanz beruht. Der Volksmund sagt: „Gleich und Gleich gesellt sich gern." Aufgrund von Erfahrung sage ich: Je unähnlicher ich den krankmachenden Phänomenen des Patienten bin, je mehr

ich in mir ruhe und mich auf meine Wahrnehmung zu verlassen lerne, umso anziehender ist das für den Patienten, denn auch das sagt der Volksmund: „Gegensätze ziehen sich an." Beides kann heilsam sein, beides auch destruktiv werden. Eine therapeutische Begleitung ist daher so gut und so erfolgreich, wie ich mir selbst vertraue. Das schließt nicht aus, dass ich mich irre. Das ist ein wichtiger Punkt, um mehr Erfolg zu haben. Obgleich das paradox klingt, ist die Akzeptanz von Fehlern und Versagen der Schlüssel zu mehr Perfektion. Das weiß jeder Künstler. Da die Schönen Künste und die Heilkünste tragende Säulen einer Kultur sind, gehorchen sie auch den gleichen Gesetzmäßigkeiten.

Diese Gedankengänge sind der Hauptteil meiner miasmatischen Schulung von Therapeuten. Wenn das ins Bewusstsein dringt, ist der Weg frei zu eigener Kreativität, Kompetenz und potenzialorientierter Sicht.

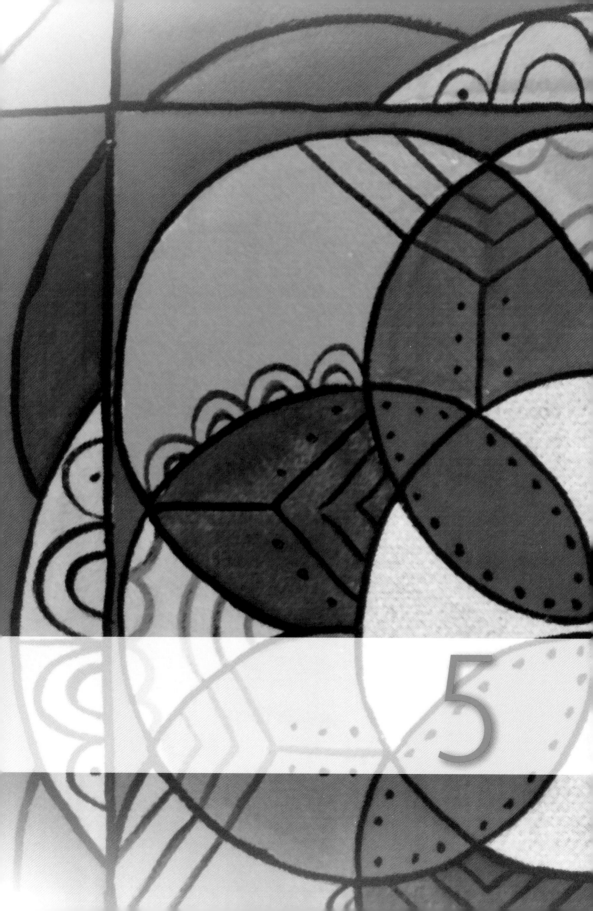

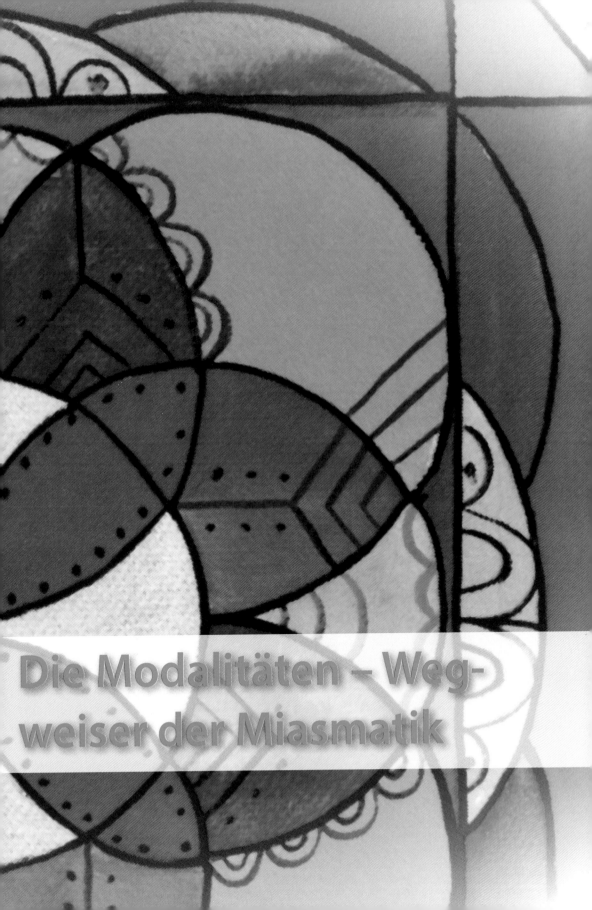

Die Modalitäten – Wegweiser der Miasmatik

Wer eine langjährige Homöopathieausbildung durchläuft, wird die Erfahrung gemacht haben, dass die Arzneimittelbilder an erster Stelle stehen und die Modalitäten allmählich in den Hintergrund rücken. Warum? Wenn man zehn oder zwanzig Arzneien studiert, ihre Modalitäten gelesen hat, schwindet der Blick für die Unterschiede. Viele Informationen wiederholen sich in bestechender Logik: Wo zu viel Unruhe ist, bessert Ruhe. Wo Lethargie herrscht, tun frische Luft und Bewegung gut. Ich habe mal spaßeshalber eine trübe Novemberzeit damit verbracht, 200 Arzneien auf ihre Modalitäten hin zu studieren und kam zu dem höchst aufbauenden Ergebnis, dass die Modalitäten eine wahre Fundgrube für die Dynamik der Miasmen darstellen. Denn was verschlechtert, lässt die Krankheit tiefer in den Organismus, das heißt, in die nächst tiefere miasmatische Schicht dringen. Was bessert, regt den Organismus an, in die nächst höhere oder leichtere miasmatische Schicht zu kompensieren. In der Praxis hat das dazu geführt, die Modalitäten viel genauer unter die Lupe zu nehmen und dem Patienten zu erklären, warum er dies lassen oder das tun sollte. Es führte auch dazu, bestimmte Angaben genauer zu prüfen, was mit ihnen gemeint ist. Wie oft taucht der Hinweis auf Verschlechterung durch nasskaltes Wetter oder feuchte Kälte auf? Das ist im Grunde eine Binsenweisheit, denn ich bin noch keinem Menschen begegnet, der sich bei nasskaltem Wetter wohl fühlt, wohl aber solchen, die angewiesen wurden, ihr Immunsystem zu trainieren, indem sie bei jedem Wetter, so auch bei Nieselregen oder feuchtkalter In-

versionslage, wenn sich in der Natur und am Himmel nichts bewegt, dennoch nach draußen gehen.

Wie oft taucht andererseits der Hinweis auf: Bewegung an frischer Luft bessert. Auch das ist eine Binsenweisheit, die zu Hahnemanns Zeiten insofern Bedeutung hatte, als die meisten Menschen in beengten Wohnverhältnissen, in schlecht belüfteten Räumen lebten und sich nur durch ihre Arbeit bewegten. Heute leben die meisten Menschen in besseren Verhältnissen, bewegen sich aber selbst bei der Arbeit kaum noch. Wir sind eine sitzende Gesellschaft geworden und züchten dadurch ein Heer von Krankheiten auf der Basis von Bewegungsarmut. Aber nicht nur das: Auch die Sportiven, die nach Feierabend ihr Rennrad besteigen, durch Feld und Wald rasen oder die losrennen, als sei der Teufel hinter ihnen her, erzeugen chronische Krankheiten am Bewegungsapparat. Der Sprung von Null auf Hundert in der Bewegung ist unserem Organismus nicht zuträglich. Was ihn bis ins hohe Alter beweglich hält, ist ganz einfach das, was er kennt: Rhythmus, rhythmische Bewegung. Darauf ist unser gesamter Bewegungsapparat angelegt. Vor allem die Gelenke! Sie sind zudem die „Hotlines" zu geistigen Fähigkeiten. In Hunderten von Beispielen konnte ich erleben, wie die Körper-Geistbeziehung fast schlagartig wieder durch rhythmische Bewegung Fortschritte macht und die Heilung einer Krankheit voranbringt. Deshalb verordnen wir nicht nur Bewegung allgemein, sondern rhythmische Bewegung. Das kann durch Joggen, Radfahren und Tanzen nach Musik, vor allem aber durch rhythmische Atemübungen geschehen. Unsere Körperbewegungen sind sichtbar gemachter Atem. Das war zu Hahnemanns Zeit bis zur Mitte des 19. Jahrhunderts noch nicht im Bewusstsein, weshalb bei den Modalitäten selten ein Hinweis auf Verbesserung der Atmung zu finden ist. Sicher, an frischer Luft wird das Atemsystem besser durchlüftet. Aber das zentrale Heilmittel, die Tiefatmung oder besser „Rundumatmung" für das Zwerchfell, kam erst durch die Lebensreformbewegung ins Bewusstsein. Wer krank ist, atmet flach und unrhythmisch. Das hat eine enorm negative Auswirkung auf die Durchblutung der Organe oberhalb und unterhalb des Zwerchfells. Homöopathen sind gut beraten, sich mit den therapeutischen Errungenschaften der (viszeralen) Osteopathie und Kranio-Sakraltherapie zu befassen, denn dort erfährt man, dass ALLES im Körper rhythmisch verläuft und deshalb Heilung die Rückkehr zu den körpereigenen Rhythmen bedeutet. Dazu müssen wir allerdings den meisten Menschen Anleitung geben. Das betrifft sowohl die rhythmische Körperbewegung als auch den Lebensrhythmus, das Verhältnis von Aktivität und Ruhe/Muße/ Pause. Dafür gibt es kein festgelegtes Maß, sondern individuell wird geprüft, wie ein gesundes Verhältnis geschaffen werden kann. Die Atmung ist hierbei das A und O, denn so, wie wir atmen, so bewegen wir uns. Das gilt es wieder ins Bewusstsein der Heilkunde zu bringen, weil es alle anderen Heilungsmaßnahmen unterstützt und stärkt, ja sogar nachweislich die Heilungsgeschichte deutlich verkürzt. Denn Atmung ist nicht nur rhythmische Bewegung, sondern Bewusstsein. Der Patient soll sein Denken, Fühlen und Handeln ändern. Das geschieht am leichtesten durch eigene Erfahrung, am wenigsten durch Belehrung, was gut oder falsch wäre. Durch die Atmung werden wir nach der Geburt selbstständige, lebensfähige Wesen. Durch das Aufhören der Atmung verlassen wir den Körper, der als tote Hülle zurückbleibt. Zwischen Geburt und Tod findet das Leben statt, also Bewegung in Körper, Geist und Seele, gesteuert durch unseren Atem. Was liegt also näher, als ihn in die Behandlung einzubeziehen, da er der natürlichste Lebensrhythmus ist?!

Doch zurück zu den Modalitäten. In den alten Arzneimittelbildern finden wir bisweilen seltsame Hinweise, die ich im Unterricht stets unter die Lupe nehme, damit der Eindruck bei den Kollegen schwindet, das sei alles überflüssig, weil unverständlich. Nehmen wir das Beispiel von *Kalium carbonicum*.

Im Synoptic Key von Boger steht:

Schlechter: **Kalt**: LUFT, Zugluft, Wasser, Wetterwechsel. **Zeit**: 2 – 3 Uhr. Winter. Vor Menses.

Liegen: **auf der schmerzhaften** oder linken Seite. Flüssigkeitsverlust. Nach Entbindung.

Besser: Wärme. Frische Luft. Sitzt mit den Ellenbogen auf den Knien.

Das meiste können wir nachvollziehen. Aber zwei Fragen tauchen auf. Warum wird die Symptomatik schlechter in der Zeit von zwei bis drei Uhr? Wer sich nicht mit der Organuhr befasst, wird dieser Angabe keine Bedeutung beimessen.

Von ein bis drei Uhr ist die energetische Zeit des Leberfunktionskreises. Die Leber braucht Ruhe, um ihre Stoffwechselarbeit und die Verteilung der Nährstoffe zu bewältigen. *Kalium*-Persönlichkeiten neigen zu Bewegungsarmut, zu Verlangsamung des Stoffwechsels und der Körperfunktionen, meistens verursacht durch zu reichhaltige und fettreiche Nahrung am späten Abend. Das beeinträchtigt die Leber-Zeit, denn der Körper ist mit Verdauung beschäftigt, die Leber ist überfordert durch das langwierige Geschäft des Eiweißstoffwechsels. Was Wunder, dass um 2 Uhr nachts, zur Hoch-Zeit der Leber ein Kranker aufwacht! Was ist also zu tun? Das Naheliegende: Nicht nur Kalium carbonicum verordnen, sondern eine leichte Mahlzeit bis spätestens um 19 Uhr, besser noch um 18 Uhr. Das bedeutet für Kalium-Persönlichkeiten mitunter eine Herausforderung, alte Essgewohnheiten aufzugeben, aber eine ganzheitliche Therapie muss den Lebensstil und Essgewohnheiten in Betracht ziehen, sonst verhält man sich wie in der gerade von Homöopathen angeprangerten Schulmedizin: Mittel geben – Symptom-ex = Heilung. Heilung kann ohne jegliches Medikament geschehen, denn sie bedingt eine Bewusstseinsänderung.

Der Hinweis der verbessernden Modalität bei *Kalium carbonicum* – in Rot markiert – klingt komisch: Was soll den Heilungsprozess verbessern, wenn man auf dem Stuhl sitzt, sich nach vorne beugt und die Ellenbogen auf die Knie stützt? Hierbei

ist zu beachten, dass diese Haltung nicht vom Arzt verordnet wurde, sondern der Arzt beobachtete, dass diese instinktive Haltung der Patient als Verbesserung seiner Befindlichkeit beschreibt. Das ist das Wunderbare in der homöopathischen Anamnese, nämlich den Patienten zu befragen, was ihm nicht guttut, was seinen Zustand verschlimmert und was verbessert, was ihn nach seiner eigenen Erfahrung erleichtert?

Bitte erst mal diese Haltung selbst ausprobieren!

Der Druck auf den Bauch presst das Blut aus den Organen unterhalb des Zwerchfells. Beim Einatmen dehnt sich automatisch das Zwerchfell nach unten und lässt die Flankenatmung zu. Dadurch wird der Rücken entspannt und der Teil des Rundmuskels aktiviert, der nicht nur bei Kalium-Persönlichkeiten, sondern überhaupt bei den meisten Kranken (und vielen Gesunden!) zu wenig bewegt wird. Der Reflex, sich nach vorne zu beugen, vertieft die Atmung und lässt mehr sauerstoffreiche Luft aus den Lungen einströmen, was alle Organe oberhalb des Zwerchfells positiv beeinflusst.

Zudem verkleinert die gebeugte Haltung den Kreislauf. **Rücken und Beine sind schwach** ist ein wichtiges Symptom bei Kali-c. Das ist die Folge anderer Symptome wie **empfindlicher, aufgetriebener Magen und Abdomen, Völle.** Wenn der Organismus alles Blut immer in den Bauch sammeln muss, um die in der Regel ungesunde, zu trockene und eiweißreiche Ernährung zu verdauen, um Fehlverdauungen zu kompensieren, gerät der Kreislauf aus dem Rhythmus und kommt es zu Schwächen im Rücken und in den Beinen, also im Bewegungsapparat. Wird die Ernährung umgestellt, die Atmung beachtet, verbessert sich die Standfestigkeit und Beweglichkeit der Beine.

Schon alleine dieses eine Beispiel lehrt, dass es im Organismus keine isolierten Reaktionen und Abläufe gibt. Darum sind wir in der Miasmatik an vernetztes Denken und an eine Entsprechungslehre gewöhnt, um solche Zusammenhänge wie oben geschildert nachzuvollziehen.

Bei den Modalitäten geht es stets um Beobachtungen des Patienten, was verschlechtert und verbessert und um Verordnung von uns Therapeuten, wissend, was Gesundheit ausmacht, was das Lebensgefühl, die körperliche und geistige Beweglichkeit fördert usw. Dafür liegen uns immer wieder neue Forschungsergebnisse und empirische Erkenntnisse vor. Meistens reicht es zu wissen, dass Atmung – Rhythmus – Bewusstsein – Leben – Bewegung eine Einheit bilden und wir kein extra Wissen studieren müssen, sondern auf diese Naturgesetze bauen können.

Der Reflex, sich zusammenzukrümmen, den Kreislauf dadurch zu verkleinern, kommt bei der verbessernden Modalität durchaus häufiger vor:

Bovista – Zusammenkrümmen

Bryonia – Anziehen der Knie

Colchicum – Krümmen. Sitzen

Magnesium phosphoricum – Zusammenkrümmen

Thuja – Beine kreuzen (auch das verkleinert den Kreislauf wie beim Schneidersitz oder Yoga-Sitz bekannt)

Trillium – Vorwärtsbeugen

Colocynthis – Zusammenkrümmen

Noch ein Beispiel:

Bei *Argentum metallicum* lesen wir bei Boger:

Schlechter: GEBRAUCH DER STIMME. **Geistige Anstrengung**. Mittags. Kalte Nässe. [3 – 5 Uhr]

Besser: Bewegung, **Kaffee**, Einhüllen

Man hat zwar in der Homöopathie schon mal die Zeitangaben zur Kenntnis genommen und sie als wichtig erachtet und den Patienten befragt, was um diese Zeit passiert. Aber der naheliegendste Weg zur Organuhr wird nur beschritten, wenn jemand die chinesische Entsprechungslehre kennt. Dazu muss man keinen Akupunkturpunkt, keine Nadelgröße und kein chinesisches Kraut kennen.

Was vermittelt uns die Zeitangabe drei bis fünf Uhr? Das Nervenmittel Argentum metallicum weist auf eine nervöse, höchst sensible Persönlichkeit hin. Wann und wo gebraucht man seine Stimme? Als Redner und Sänger. Folglich ist für sie die Gefahr der Überbelastung gegeben und brauchen sie Ruhe, wenn sich eine Laryngitis gebildet hat. Reden und Singen sind mit höchster geistiger Anstrengung verbunden, vor allem abhängig von einem guten „Atemsitz" durch Tiefatmung.

Von drei bis fünf Uhr ist die Hoch-Zeit des Lungenfunktionskreises mit dem Yin-

Yang-Paar Lunge-Dickdarm. Wie viele Menschen wachen in dieser Zeit auf? Viele Schlafgestörte!

Die Angaben in lakonischer Kürze, was offenbar verbessert, sollten wir verstehen. Bewegung heißt bei den Arg-met.-Persönlichkeiten rhythmische Bewegung, denn ihre Atmung ist unrhythmisch geworden. Durch die Nase atmen und sich an frischer Luft im mäßigen Schritttempo bewegen, wirkt sehr heilsam. Dazu ist es nötig, sich gut einzuhüllen, Hals und Brust warm zu bedecken.

Als wir diese Arznei einmal im Unterricht besprachen, wandte eine Kollegin, sichtbar verärgert, ein: „Ja, aber Kaffee kann doch nicht gut sein!" Warum nicht? Kaffee hellt das Gemüt auf, verengt kurzfristig die Gefäße, hebt einen zu schwachen Kreislauf und einen zu niedrigen Blutdruck an. Die Modalität stammt ja vom Patienten selbst, denn kein „klassischer Homöopath" verordnet Kaffee! Die Frage ist, in welcher Lebenssituation und emotionalen Verfassung der Patient ist. Vielleicht steht ein Konzert oder ein Seminar an, für das er seine Stimme braucht. Und die ist jetzt desolat. Muss er Termine deswegen absagen? Wer diesen Stress nicht kennt, hat leicht reden. Zu meiner Sängerzeit als Berufsmusikerin war alles schon bei einem Schluck Kaffee schlechter. Aber es gab Kollegen, denen es sofort besser ging, wenn sie nicht ganz gesund waren und als Heilmittel eine Tasse Kaffee tranken. Nur was positiv wirkt, ist von Bedeutung. Kein Glaubenssatz kann das aus den Angeln heben.

Arg-met. ist nicht das einzige Mittel, bei dem Genussmittel eine Verbesserung bewirken:

Fagopyrum – Kaffee

Aranea diadema – Rauchen

Colocynthis – Kaffee

Gratiola – Kaffee

Alles, was Verhaltensweisen, Gewohnheiten, Lebensführung ausmacht, kann schaden und kann zur Heilung gereichen. Es kommt nur auf das Maß an. Nach Hahnemanns Tod begann eine Lebensreformbewegung, die ganz Amerika und Europa erfasste und verhieß, wie man gesund werden und bleiben, wie man den Alterungsprozess aufhalten und wie man ein besserer Mensch werden kann. Diese geistige Strömung war von Kriegsgeschrei gezeichnet, denn jede Reformbewegung, jede Ernährungslehre und Bewusstseinsschulung nahm für sich die „Eine Wahrheit" in Anspruch. Jeder machte den anderen nieder und so konnte diese Bewegung der Wertung in minderwertig und hochwertig letztendlich den Höhepunkt der Intoleranz und Arroganz im Holocaust erreichen. Die Kretins des tausendjährigen Reiches lebten vegetarisch, manche asketisch und waren zur äußersten Brutalität fähig. Was krank macht, ist ein intolerantes Bewusstsein und dort muss die Heilung ansetzen. Ändert sich das Denken, Fühlen und Handeln positiv, setzt fast von alleine die Intelligenz des Patienten ein, indem neue Wertigkeiten geschaffen, neue Maßstäbe im Leben gelegt werden.

Da wir diese Erfahrung in der Miasmatik immer wieder machen, legen wir Wert auf die Beachtung der Modalitäten. In der Arzneimitteldarstellung kommt die Modalität der Verbesserung deutlich zu kurz, während das, was schlechter macht, fast immer beachtet wird. Heilung bedeutet aber Veränderung zum Besseren. Darum ist es gut, den Patienten diesbezüglich zu befragen und sich das zu notieren, damit die positive Modalität einer Arznei entweder ergänzt oder überhaupt erst bestimmt wird.

Wenn dieses Kapitel mit der nötigen Lockerheit der erlösten Psora verinnerlicht wird, taucht heitere Gelassenheit auf. Es kann eben alles auch mal ganz anders sein. Dazu darf man den Betrachtungsort und die Perspektive ändern und lässt dadurch eine große Qualität der Psora hervortreten: den Humor.

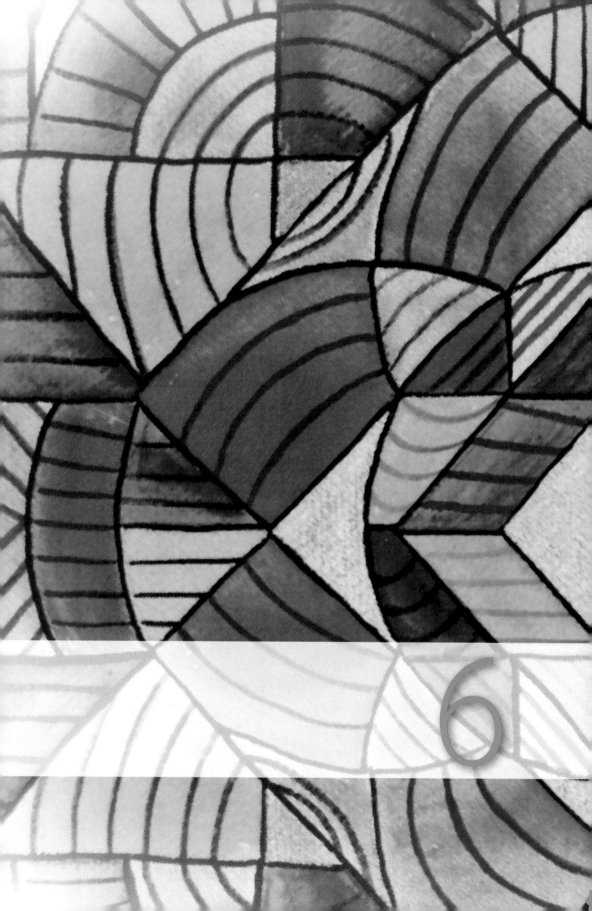

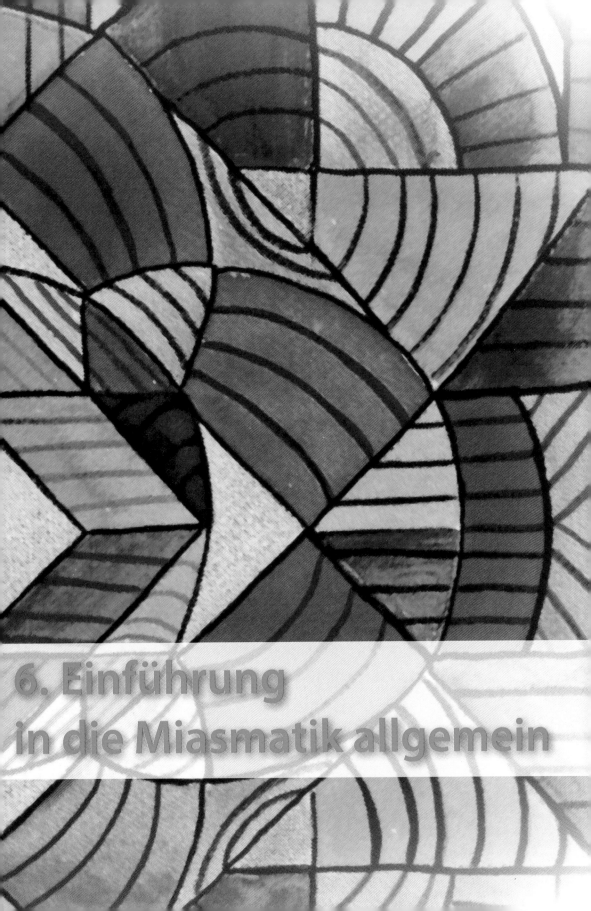

6. Einführung
in die Miasmatik allgemein

Da ich in vielen Büchern dargelegt habe, welchem miasmatischen Behandlungskonzept ich folge, beschränke ich mich an dieser Stelle auf einige Kernpunkte, die die Vorgehensweise der Kollegen erhellen. Um Wiederholungen im fortlaufenden Text und in jedem Heilungsbericht zu vermeiden, erkläre ich vorab, warum homöopathische Mittel mal im Sperrdruck, mal im Normaldruck geschrieben werden, welche Heilungsgesetze beachtet werden, was sich hinter verordneten Übungen verbirgt, wenn sich das nicht aus dem Zusammenhang erschließt.

An erster Stelle möchte ich die Dimension der Miasmatik veranschaulichen, denn sie ist ein dynamisches Prinzip, das alle menschlichen Seinsebenen durchdringt:

Miasmatisches Bewusstsein

• Bewusstsein verstärkt und potenziert sich

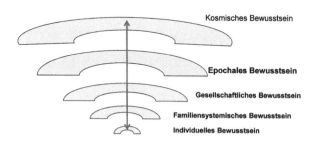

Abb. 2 Miasmatisches Bewusstsein

Wie die Schautafel verdeutlicht, haben wir es in der Praxis nicht nur mit einem individuellen Bewusstsein zu tun, sondern der Patient steht mit weiteren, übergeordneten

morphogenetischen Feldern in Beziehung. Die familiensystemische Beziehung eines Menschen ist dank der Bewusstwerdung der Ordnungsprinzipien Ich – Du – Wir in den letzten dreißig Jahren durch das „Familienaufstellen" klar geworden. Für die Miasmatik kristallisierte sich heraus, dass es hereditäre Belastungen in einer Familie gibt, die unter einer chronischen Krankheit schwelen können und nach (Er-)Lösung rufen. Als Nächstes prägt uns die Gesellschaftsschicht, in der wir aufwachsen, denn dadurch werden Werte, aber auch Glaubenssätze vermittelt. Wenn wir auch erfreulicherweise nicht in solch einem engen und menschenfeindlichen Korsett des Kastensystems wie in Indien leben müssen, brauchte es dennoch Jahrzehnte sozialpolitischer Entwicklungen, um Kindern aus der „Arbeiterklasse" genau die gleichen Bildungschancen zuzugestehen wie den Kindern aus der Bürger- und Bildungsschicht der Akademiker. Auch die Stellung der Frau hat sich deutlich zum Besseren entwickelt. Aber durch den Zustrom von Menschen aus fremden Kulturkreisen werden wir in der Praxis mit fremdartigem Gesellschaftsdenken konfrontiert. Dazu gehören natürlich auch die nationale Zugehörigkeit, die Sprache, der Ritus, die Medizin oder der Kulturausdruck in den Schönen Künsten.

Die Miasmatik ist Ausdruck eines kollektiven Bewusstseins in jeder Epoche unserer abendländischen Kultur. Das jeweilige Miasma ruft die passende Seuche. Das kosmische Bewusstsein ist eine Instanz, die wir gewöhnlich in der Praxis nicht beachten. Aber es ist die Instanz von Naturgesetzen, von denen wir Menschen abhängig sind. Wir können versuchen, die Gesetze der Natur aus den Angeln zu heben, aber zahlen dafür auch einen hohen Preis in Gestalt vieler Krankheiten, die sich auf den kollektiven Miasmageist auflagern. Momentan befinden wir uns immer noch im karzinogenen Zeitalter, das vor zirka 150 Jahren in der Epoche der Romantik begann[1].

Als nächstes gilt es, die Dynamik der Miasmen zu begreifen, denn sie sind ja keine Zustände, sondern dynamische Prozesse, die sich in der Homöopathie am deutlichsten in den Modalitäten sowie ganz allgemein in der Logik der Körperkompensationen ausdrücken. Dazu verwenden wir ein einfaches Modell, das auch die Grundstruktur aller Heilungsberichte bildet, die später vorgestellt werden.

Es bietet einen groben Anhaltspunkt, ist aber auch eine Orientierungshilfe, wenn es darum geht zu begreifen, wo ein Patient in seiner physisch-psychischen Krankheit gerade steht. Krankheit ist ja kein Zustand, sondern ein Prozess, der trotz aller Variationen im Ausdruck der Krankheit bestimmten Gesetzmäßigkeiten folgt. In der Modellzeichnung sind die dynamischen Bewegungen durch Pfeile eingezeichnet. Die blauen Pfeile zeigen, dass sich chronische Krankheiten stets von einer leichteren Ebene in eine tiefere entwickeln. Die Körperlogik zeigt sich zum Beispiel in der

Reihenfolge Haut – Hohlorgane – lebenswichtige Organe. Die gelben Pfeile geben die Heilungsrichtung an. Sie besagen, dass sich Heilung immer vom Schwerwiegenden oder Bedrohlichen zum nächst Leichteren bewegt bzw. kompensiert, egal, auf welcher miasmatischen Ebene die Therapie beginnt.

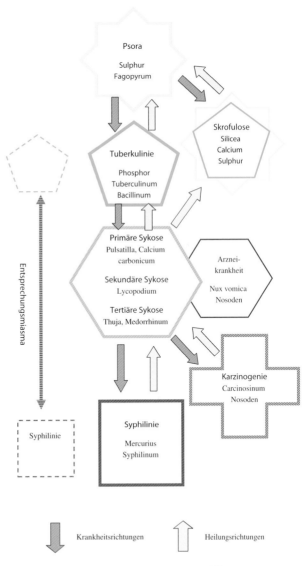

Abb. 3 Miasmen-Arbeitsmodell

---

1 Siehe hierzu ausführlich mein Buch „Miasmen und Kultur" (Literaturverzeichnis)

Die Pfeile weisen auch auf verschiedene Möglichkeiten von Heilungswegen hin. Obgleich unser Organismus bestimmte Überlebensstrategien und Selbstheilungsprogramme zur Verfügung hat, die unwillkürlich ausgelöst werden, hat aber auch das Bewusstsein eines Patienten einen erheblichen Einfluss auf die Qualität und Dauer des Heilungsprozesses.

Im Laufe der Menschheitsgeschichte haben sich nicht nur verschiedene Miasmen als kollektive und individuelle Bewusstseinsformen entwickelt, sondern es haben sich auch Entsprechungen, gleichsam Spiegelbilder und sogar Verschmelzungen ergeben. Die für die Therapie wichtigste Erkenntnis ist die Entsprechung oder Spiegelung zwischen der Tuberkulinie und der Syphilinie. Sie äußert sich in rasanten Prozessen, die einem Absturz gleichen, indem tuberkuline Symptome plötzlich destruktive Züge annehmen.

Noch komplexer verhält es sich mit der Skrofulose. Sie ist eine Verschmelzung zwischen Psora und Tuberkulinie, hat aber dadurch auch eine Entsprechung zur Syphilinie. Symptome, die sich hauptsächlich im Kopf- und Halsbereich abspielen, können – wie in der Tuberkulinie – plötzlich destruktiv werden. Diese Dynamik kann sich zusätzlich in drastischen Hautveränderungen zeigen.

Neu ist die vor 100 Jahren begonnene, heute manifestierte und unübersehbar häufige Entsprechung der Sykose in Gestalt der Arzneikrankheit oder Parasitose. Durch den ungeheuren Medikamentenkonsum stagnieren oft Heilungsprozesse in der Sykose und lösen sich erst, wenn die Parasitose behandelt wird. Hierbei spielen die homöopathisierten Medikamente, Impfstoffe und Drogen eine große Rolle.

In dem Modell sind Arzneien angegeben. Sie sind die Regenten einer miasmatischen Ebene oder Schicht und erinnern in ihrer Bedeutung daran, dass Homöopathie eine Erfahrungsheilkunde ist. Der miasmatische Aspekt drückt sich in einer Nosode aus; dazu gesellen sich Arzneien aus dem Tier- oder Pflanzenreich. Die Erfahrung miasmatischer Heilungsprozesse hat dazu geführt, auch die Übergänge von einer Schicht oder Ebene zur nächsten zu beachten. Hierbei haben sich die Säuren dank ihrer trennenden Eigenschaften als ideale Arzneien erwiesen.

Die miasmatischen Hauptarzneien sind wie ein roter Faden oder eine breite Straße oder ein gerader Flusslauf, der sich durch einen Heilungsprozess zieht. Da sie so häufig auftauchen, werden sie in den Heilungsbeispielen immer in Großbuchstaben geschrieben, z.B. PULSATILLA als Regent der primären Sykose. Wird Pulsatilla organotrop oder konstitutionell eingesetzt, verwenden wir die Normalschrift. Rechts und links können sich auf dem Heilungsweg weitere notwendige Arzneien ergeben. Auch sie werden in Normalschrift geschrieben.

In der miasmatischen Therapie verwenden wir häufig zwei Mittel im wöchentlichen Wechsel, dies auch meist in der Plus-Methode, auf die ich noch zu sprechen komme. Solche Mittelpaare werden z.B. so geschrieben: *Carcinosinum + Conium*. Besonders in der Krebstherapie haben sich bestimmte Mittelpaare für bestimmte Krebsarten herauskristallisiert.

Dies alles dient dem Hintergrundwissen des Therapeuten. Aber die Patienten brauchen eine einfache Erklärung für die miasmatische Behandlung. Deshalb habe ich das „Miasmen-Haus" entworfen, das komplizierte und komplexe Vorgänge anschaulich macht.

Jeder weiß, wie ein Haus aufgebaut und strukturiert ist. Den Patienten leuchtet es ein, dass zuerst im Keller aufgeräumt werden muss, die Treppen zum Erdgeschoss und weiteren Stockwerken gut beleuchtet und alle Räume gut durchlüftet werden müssen. Immer wieder sind wir erstaunt, wie die Patienten zeitgleich zur Mitteleinnahme und Bearbeitung ihrer Konflikte ihre Wohnung oder ihr Haus reinigen, ordnen und verschönern.

Nun bleiben noch zwei miasmatische Heilungsgesetze, die der Erklärung bedürfen:

So wie es kein Zufall ist, wo sich eine chronische Krankheit manifestiert, ist auch die Seitigkeit nicht zufällig. Als Faustregel gilt, dass beim Rechtshänder die Symptome von rechts nach links an Schweregrad zunehmen. Im Heilungsprozess verläuft es oft umgekehrt und wird als positives Zeichen gewertet, wenn die Symptome sich von links nach rechts verlagern. Beim Linkshänder verhalten sich diese Regeln genau umgekehrt.

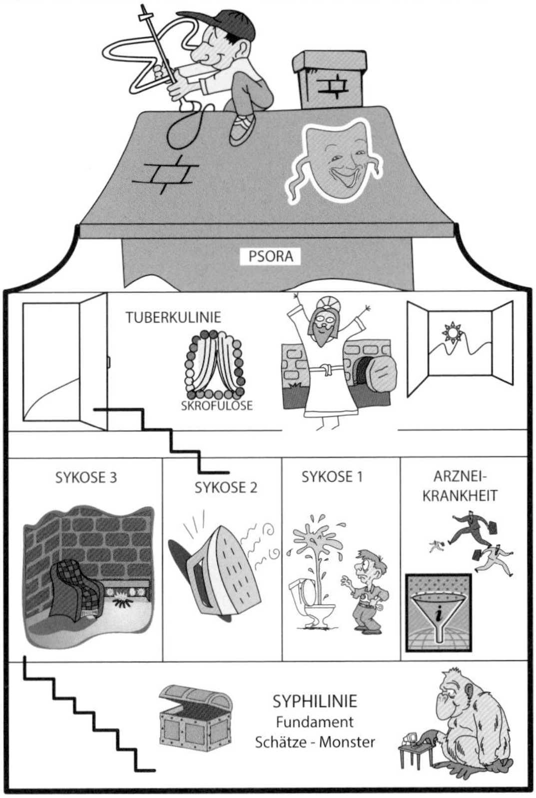

Immer wenn eine Symptomatik diffus, komplex oder kompliziert erscheint, setzen wir mit der Therapie eine Schicht tiefer an, als die vordergründige miasmatische Dynamik zeigt. Das heißt z.B. bei immer wiederkehrender Bronchitis behandeln wir nicht die tuberkuline Symptomatik, sondern die Sykose, deren Merkmal ja die Wiederholung und Periodizität ist. Damit greifen wir gleichsam unter das tuberkuline Geschehen und heilen zuerst die Basis aus, auf der die tuberkuline Krankheit entstand.

Das Miasmenhaus mit Syphilinie - Sykose/Parasitose - Tuberkulinie - Skrofulose - Psora

Abb. 4 Miasmen-Haus

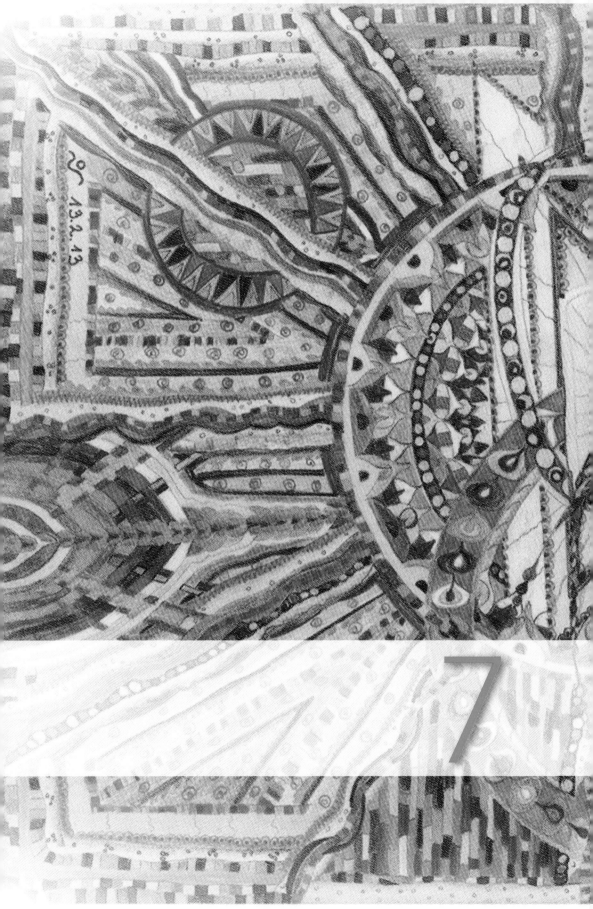

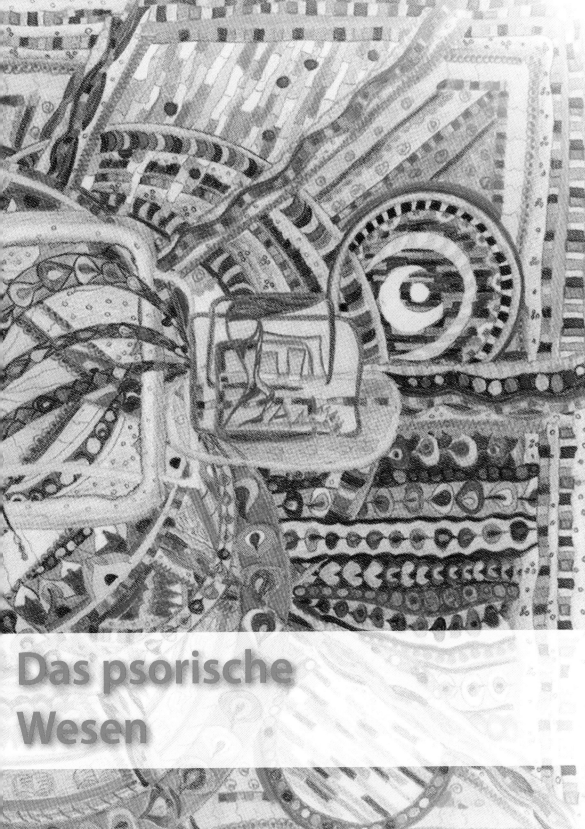

Das psorische
Wesen

So wie dieses Miasma die gesamte Oberfläche eines Menschen, also die Haut und als nächste Schicht die Schleimhäute affiziert, gilt das auch für viele Aspekte der psychisch-mentalen Ebene, so dass man das Gefühl hat, der ganze Mensch sei irgendwie aus dem Lot geraten. Beziehungsprobleme, Reizungen, Unlust und Widerspenstigkeit sind psorische Anzeichen, die vorübergehend sein können. Aus ihnen können aber auch regelrechte Untugenden entstehen wie Neid, Raffgier, Untreue und unmoralisches Verhalten.

Auf einen einfachen Nenner gebracht, äußert sich die Psora durch

- Schwäche
- Faulheit, Bequemlichkeit
- Feigheit
- Reizung
- Wollust
- Schamlosigkeit
- Habgier
- Neid

Die Schwäche kann durch ein phlegmatisches Wesen gesteuert werden, aber auch durch eine momentane Lebenslage der Überarbeitung. Ihr gegenüber steht die weise Erkenntnis: In der Ruhe liegt die Kraft. Aus der Ruhe oder Pause heraus entsteht schöpferische Kraft und Leistungsfähigkeit. „Bloß nicht schwach werden" oder „Bloß keine Schwäche zeigen" wird in unserem betriebsamen Verhaltensmodus als „Blöße" verbucht. Folglich will keiner schwach werden. Wir sehen aber ein Heer geschwächter Menschen vor uns und sind selbst keine Ausnahme

davon, dass wir ständig schwach werden, wenn es um gesunde Ernährung, um Genussmittel, um Besitz, Geldanhäufen oder Karriere geht, indem wir etwas um jeden Preis anstreben. Auch das ist paradox. Wir werden schwach durch Verausgabung = Arbeit, Arbeit und noch mal Arbeit.

Der schwächlich gebaute Psoriker mit hängenden Schultern, Glotzaugen, Vogelprofil, blass und sich schlurfenden Schrittes durchs Leben bewegend, ist ausgestorben. Selbst der widerspenstige Schüler, der ungewaschen in die Praxis tritt und umgehend alles durch Popcorn versaut, Cola verspritzt und den Hosenstall offen stehen hat, ist zur Comic-Figur geworden. Auch der Erwachsene im „Pennerlook", ungekämmt, verlottert, nach uraltem Schweiß stinkend – wann haben wir zuletzt solch eine Psora in Menschengestalt in unserer Praxis erlebt? Die Schwäche zeigt sich heute kaum noch in psorischer Gestalt, sondern in schneller Erschöpfung, Fantasielosigkeit und permanenter Unlust, etwas zu tun. Damit gerät die Psora an die Grenze der Sykose, denn man darf ja heute keine Schwäche zeigen, sondern muss immer eine glatte Fassade nach außen wahren, immer fit sein, so tun als ob. Und das ist bereits sykotischer Natur. Assoziierte man früher die Psora mit Faulheit, Nichtsnutzigkeit, so muss man heute den Menschen wieder die Faulheit im Sinne von „mal nichts tun, mal Pause machen" beibringen. Die heutige Schwäche geschieht mitnichten durch Nichtstun, sondern durch ständigen Aktionismus.

Die psorische Schwäche ist eine oberflächliche Erscheinung, die zumindest heute dazu aufruft: Mach mal Pause. Hören wir darauf, schwindet die Schwäche, denn in der Ruhe liegt die Kraft für neue Aktivität. Die geheilte Psora zeigt sich beim Patienten in einem gesunden Lebensrhythmus und in der Fähigkeit, sich Schwäche und Schwächen einzugestehen. Es liegt nichts Verwerfliches darin, mal schwach zu werden, sich das einzugestehen und es andere merken zu lassen.

7.1 Faulheit und Bequemlichkeit

Frage: Wer getraut sich heute noch faul zu sein?

In der Praxis erleben wir die überarbeiteten, dem Leistungszwang und Perfektionismus verfallenen Menschen, die rastlos dem nächstmöglichen Kollaps entgegeneilen. Heute ist es so, dass wir den Menschen wieder den Müßiggang, die Pause, die gesunde Faulheit beibringen müssen. Faulheit als Therapieimpuls – wer hätte das im 18. und 19. Jahrhundert geahnt?!

Gotthold Ephraim Lessing dichtete vergnügt (Joseph Haydn vertonte das Gedicht, auf ebenso amüsante Weise):

Lob der Faulheit

Faulheit, jetzo will ich dir
Auch ein kleines Loblied bringen. –
O – – wie – – sau – – er – – wird es mir, – –
Dich – – nach Würden – – zu besingen!
Doch, ich will mein Bestes tun,
Nach der Arbeit ist gut ruhn.

Höchstes Gut! wer dich nur hat,
Dessen ungestörtes Leben – –
Ach! – – ich – – gähn› – – ich – – werde matt – –

Nun – – so – – magst du – – mirs vergeben,
Daß ich dich nicht singen kann;
Du verhinderst mich ja dran.

Schöner könnte man das Ziel einer ganzheitlichen Behandlung und das positive Wesen der Psora nicht ausdrücken.

Dieses Lied war in den frühen 70-iger Jahren Teil der Prüfung im Gesangsfach. Warum? Die Prüfer wollten hören und sehen, ob der Sänger den Text überzeugend darstellen kann bei einem ganz einfachen Lied. Das fiel den meisten schwer, mir erfreulicherweise dank meines starken Humorgens nicht, so dass die Prüfer in schallendes Gelächter ausbrachen, als ich ermattet auf den nächsten Stuhl sank. Diese Erfahrung war auch für mich wegweisend in meinem Leben, dass permanenter Aktionismus schnurgerade in die Krankheit führt.

In der Homöopathie wird bei der Psora meistens die Faulheit als Keynote genannt. In der Faulheit stecken aber als positive Seite die Muße, die Pause, die erst einen Lebensrhythmus ausmachen. Die negative Seite ist offenbar und allenthalben zu beobachten: die Bequemlichkeit, sich mit Anforderungen, Konflikten und Krisen auseinanderzusetzen. Etwas „auf die lange Bank schieben" ist zu Beginn noch psorisch. Wird dies aber zu einem Verhaltensmuster, sinkt diese Haltung in die Sykose. Was da vor einem hergeschoben wird, verliert sich aber nicht, sondern verwandelt sich in schleichende Unterdrückung, bis scheinbar das Problem verschwunden ist. Im Zuge der vielen Vermeidungstaktiken entwickelt sich schließlich eine Opferhaltung und erreicht die tiefste Schicht der Karzinogenie. Im Heilungsprozess kommt der Patient nicht umhin, diesen Weg zurückzugehen und den ursächlichen Konflikt zu lösen. Warum? Weil er chronische Krankheit erschaffen hat. Die frohe Botschaft ist: Der Weg zurück kann je nach Bereitschaft des Patienten in kurzer Zeit erledigt werden.

7.2 Feigheit

Das schwerwiegende Wort „Feigheit" steht im Psora-Raum. Warum ist ein Mensch feige? Weil er sich unterlegen und schwach fühlt, weil er Angst hat, weil er sich nicht wehren kann, weil er einen miesen Charakter hat. Die Liste der Ursachen ließe sich fortsetzen. Welcher Art auch immer die Feigheit sein mag, der Patient muss ihr eines Tages im Heilungsprozess ins Auge schauen und akzeptieren, dass er damals aus diesem oder jenem Grund nicht für sich einstand, nicht gut für sich sorgte, keine Grenzen setzte oder keinen klaren Standpunkt einnahm. Eng verbunden mit der Feigheit ist die Lüge. Die Lösung des Konflikts offenbart die Sonnenseite der Feigheit, den Mut. Wenn wir stets die polaren Kräfte von menschlichem Verhalten im Blickfeld behalten, hören wir auf zu werten. Mir käme nie in den Sinn, einen Patienten zu verurteilen, der sich in Lebenslügen und Feigheiten verstrickt hat. Aus seiner Lebenssituation heraus schien es die beste und einfachste Lösung, sich durchzulavieren. Sie erwies sich allerdings weder als heilsam noch glückverheißend und machte diesen Menschen krank. Er weiß selbst, dass dies kein guter Weg war.

Dazu bedarf es nicht noch meiner Beurteilung. Die Tatsache, dass er eine ganzheitliche Behandlung eingeht, seine Konflikte löst, weist auf das Gute in ihm und das ist Mut, das ist menschliche Größe.

Was aus der charakterlichen Untugend der Feigheit erwächst, erleben wir allenthalben durch Mobbing, Verleumdung, schlechte Nachrede, Verunglimpfung, schlechte Meinungen ohne eigene Erfahrung. Wie sieht es damit in unseren eigenen Reihen aus? Kein Miasma fordert uns so sehr heraus wie die Psora, unser eigenes Denken und Handeln einmal unter die Lupe zu nehmen und vielleicht einer „Generalreinigungskur" zu unterziehen.

7.3 Reizung

Im psorischen Reiz liegt die Gier. Noch mehr sein und haben, immer stärkere Reize erleben zu wollen, führt schnell von der Psora in tiefere miasmatische Schichten. Nie waren wir Menschen so vielen Reizen von außen ausgesetzt wie heute. Erstaunlich, wie sich unser Nervensystem daran anpassen konnte. Würde heute Hahnemann aus seinem Rokoko-Zeitfenster ins Hier und Jetzt wechseln, er fiele sofort tot um. Unsere Sinne werden permanent gereizt und mit zahllosen Informationen überschwemmt. Folglich sind wir auch meistens schnell gereizt – ein falsches Wort, ein falscher Blick und schon geraten wir „aus dem Häuschen". Was aus der Überreizung entstehen kann, erleben wir tragischerweise momentan durch islamischen Fundamentalismus: Da darf nicht gelacht, gesungen, getanzt, karikiert werden. Es wird gleich alles niedergeschossen.

Der Reiz einer Karikatur steht in keinem Verhältnis zur Tötung des Karikaturisten. Gegenüber diesen destruktiven Zeichen der Reizung zum Äußersten verblasst die psorisch gereizte Haut, Schleimhaut, Magen- und Darmthematik, die sich in Missmut und Ungehaltensein äußert.

Im Reiz schlummert auch die Lust, anderen weh zu tun. Schadenfreude wird empfunden, wenn es den anderen erwischt hat und man selbst glimpflich davongekommen ist. Das erfährt man als Kind und sollte als Erwachsener überwunden werden. Geschieht das nicht, erwächst daraus oft eine der schlimmsten Formen des Reizes, die Sensationsgier. Das kann man bei jedem Unfall beobachten, wo Staus durch Schaulustige entstehen. Ich habe mal interessehalber einige „Staugucker" und „Unfallgucker" gefragt, weshalb sie da stehen und gaffen. Außer einem glasigen Blick und Sprachlosigkeit war keine Reaktion vorhanden. Sich am Leid des anderen zu weiden, scheint unterbewusst ein Bedürfnis der Sensationsheischenden zu sein und ist psorisch krank.

Das Wort „Reiz" hat noch andere Bedeutungen. Eine sehr doppelbödige kommt in dem Gedicht „Der Erlkönig" von Johann Wolfgang von Goethe sehr gut zum Ausdruck. Da spricht der Erlkönig:

> Ich liebe dich,
> mich reizt deine schöne Gestalt
> und bist du nicht willig,
> so brauch ich Gewalt.

Der Reiz eines Wesens kann schnell in Aggression umschlagen. Dann ist jemand „zum Äußersten gereizt." Auch der Torero, der den Stier mit dem roten Tuch reizt, riskiert, dass der Stier ihn angreift, auf die Hörner spießt und tötet – was ich, nebenbei bemerkt, als die einzig richtige Lösung empfinde, denn der Stierkampf ist Tierquälerei und einer der letzten Auswüchse des altrömischen Brot-und-Spiele-Angebots. Beim Reizen eines gefährlichen Tieres müssen wir mit seiner heftigen Reaktion rechnen.

Dann gibt es den erotischen Reiz, der stimulierende Kräfte hat. Daher gibt es eine eigene Industrie für Reizwäsche. Solange das alles im Spielerischen bleibt und niemand Schaden nimmt, ist dieser Reiz psorischer Natur. Mir sagte mal eine Patientin, als wir (endlich) nach einer langwierigen Therapie in der Psora angekommen waren und sie sich erstmalig „rund, ganz und gesund" fühlte: „Endlich reizt mich mal wieder was. Ich würde gerne in diesem Jahr eine Reise unternehmen." Ja, es kann einen reizen, sich etwas zu gönnen, einen Wunsch zu erfüllen und das Spiel der Anziehungskräfte zwischen Mann und Frau wieder zu aktivieren. Wir sehen, wie weit vom Negativsten bis zum Positiven der Reiz verstanden werden kann und wie er aus der harmlosen Schicht der Psora tief in die Destruktion eindringen kann – und dann nicht mehr psorisch ist!

7.4 Wollust

Damit sind wir beim schwierigsten Kapitel der Psora angekommen. Wenn Hahnemann vom „wollüstigen Jücken" spricht, wird das in den Homöopathiekreisen als antiquierte Formulierung für Juckreiz abgetan. Immer wieder erlebe ich in den Miasmenkursen, dass man sich weder über die Ausmaße von Wollust noch über das wollüstige Jucken im Klaren ist, bis ein Gefühl für die Epoche des Rokoko erwacht, deren Lebensmaxime ja hieß:

Wollust um jeden Preis!

Im Vergleich der erstmalig im Abendland erwachten sexuellen Befreiung von Kirchenmacht und Inquisition des 18. Jahrhunderts mit der Hippie-Zeit der 60er und 70er Jahre, da erscheint einem Letztere wie ein Spiel naiver Kinder. Wollust ist zügellos gelebte Sexualität – und zwar von Mann und Frau! Es lohnt sich, diese Themen genauer in meinem Buch „Miasmen und Kultur"[2] zu studieren. Es würde den Rahmen dieses Buches sprengen, wollte ich alle Zusammenhänge hier anführen. So viel muss aber klar sein, dass Wollust mit der Koketterie, sich nicht zu waschen und damit die Milben und Läuse massenweise einzuladen, einen unfassbaren Juckreiz auslöste. Da sich jeder kratzte, jeder maximal vor sich hin stank und Wollust begehrt war, nimmt es auch nicht wunder, dass der Juckreiz eine Liaison mit der Wollust einging und orgastische Dimensionen erreichte. Immerhin kam der meiste Gestank ja aus dem ungewaschenen Genitalbereich, wo eben hemmungslos gekratzt wurde und Lustgefühle ausgelöst werden konnten. Das für die Psora typische Spielen mit den Genitalien („Taschenbillard" bei Männern) wird auf diesem Hintergrund deutlicher. Die Wollust war nicht nur mit Schamlosigkeit gepaart – in der Öffentlichkeit sich überall lustvoll

zu kratzen – sie implizierte die Masturbation bei Mann und Frau, die erstmalig nicht mit Bann, Strafe und Tabu belegt war. Wir sehen, das „wollüstige Jücken" hat es in sich und gehört unbedingt zum Verständnis der Psora. Warum? Weil es harmlos ist. Nur durch eine leibfeindliche Moral dringt diese psorische Neigung in tiefere Schichten und löst bis auf den heutigen Tag bei den Zölibatären der Amtskirche oder anderer religiöser Gemeinschaften eine „Handneurose" aus. Die Hand als heilsamstes „Instrument" des Körpers wird mit Schuldgefühlen, Scham und Tabu belegt, weil sie Lust erzeugen könnte. Da zeigen sich im Ansatz die unerlöste Psora und sodann das Absinken in die Sykose durch die Unterdrückung. Solange die Wollust der Psora an der Oberfläche, körperlich wie emotional wirkt, ist sie harmlos. Harmvoll wird sie durch die Unterdrückung, Übertünchung durch Pseudoheiligkeit und Verbote. In der Praxis erleben wir genügend Männer und Frauen mit Libidoschwund und Impotenz, die das Erbe der Prüderie des 19. Jahrhunderts immer noch in sich tragen.

Wer das alles nicht glaubt, wasche sich mal eine Woche lang nicht und der Juckreiz kommt. Erstaunlich, zu was man plötzlich fähig ist, welche Bilder, Visionen, Gefühle, Fantasien alleine schon dadurch auftauchen! Wer ganzheitlich miasmatisch behandelt, muss diese Seite der Psora in sich erlösen.

---

2 Siehe Literaturverzeichnis

7.5 Schamlosigkeit

Alles im Zeitalter des Rokoko wurde an die Oberfläche gezerrt, alles sollte öffentlich sein, nichts im Verborgenen gären. Die sexuelle Befreiung zeitigte natürlich auch eine Gratwanderung zwischen Befreiung und Zügellosigkeit und Schamlosigkeit. Die gesamte Bilddarstellung des Rokoko ist von Schamfreiheit gekennzeichnet. Erstmalig wurden alle Varianten sexueller Freuden in hochwertigen Kupferstichen dargestellt. Dazu eine amüsante Begebenheit:

Fürs Fernsehen wurde mit unserem Ensemble ein Film über die Musik des Rokoko gedreht. Mir kam die Aufgabe zu, durch die Sendung zu führen. Bei der Zusammenstellung von Musikaufnahmen und Text wollte der Regisseur Bilder einblenden. Daher brachte ich das Faksimile der „Ars Erotica" aus dem Rokoko mit. Bald stand die Fernseh-Crew fassungslos vor den Bildern. Nach einer Weile schweigender Betrachtung tönte es aus dem Mund des Regisseurs: „Was sind wir doch naiv!" Und tatsächlich überlegten wir als Vertreter des 20. Jahrhunderts, in dem Pornos massenweise produziert und konsumiert werden, welche Bilder wir dem Fernsehzuschauer zumuten könnten.

Die Scham ist ein Riesenthema in der Psychotherapie. Es ist unglaublich, wofür sich Menschen alles schämen. 99 % davon sind die Folge der Unterdrückungen der Sexualität, des Lustempfindens sowie das Moralisieren und das Leben des Inquisitionslehrsatzes:

*Es kann nicht sein,
was nicht sein darf.*

Dieser Lehrsatz, der Millionen Menschen auf den Scheiterhaufen (95 % davon Frauen!) das Leben gekostet hat, rankt sich ausschließlich um die Sexualität, vor allem um die weibliche. Dass wir das immer noch nicht kollektiv erlöst haben, ist daran zu erkennen, dass dieser Satz in allen möglichen Lebensbereichen immer noch aktuell ist – sogar in der Homöopathie, genauer: in der Schulhomöopathie.

Scham ist die natürliche Gabe des Menschen, Intimes zu schützen. Da aber ein Arsenal an vermeintlichen Schamlosigkeiten über Generationen festgelegt wurde, tun wir uns heute schwer mit der psorischen Schamlosigkeit. In den Miasmenkursen ist das immer wieder ein zentrales Thema, um das Wesen der Psora zu verstehen. Wo ist Scham sinnvoll, wo ist sie auf Lust- und Leibfeindlichkeit aufgepfropft?

Eine der Hausaufgaben für Patienten ist, sich darüber Rechenschaft abzulegen:

➢ Worüber und wovor schäme ich mich durch meine Erziehung?

➢ Worüber will ich mich gar nicht schämen?

➢ Welche Assoziationen löst das Wort „Schamlosigkeit" aus?

Es ist ratsam, auch als Therapeut/in einmal darüber zu reflektieren und genau zu differenzieren, was übernommene Glaubenssätze sind, was mein Bauchhirn dazu sagt. Dazwischen können Welten liegen! Wollen wir Kranke im Heilungsprozess bis zur Psora begleiten, kommen die genannten Themen zur Sprache. Da ist es von Vorteil, als Therapeut ein paar Schritte weiter in der geistigen Freiheit zu sein als der Patient.

7.6 Habgier

Wie das Wort schon aussagt, geht es um die Gier, immer mehr haben zu müssen, seien es materielle Dinge oder ideelle Werte. Die materielle Habgier ist so sehr von Politik und Gesellschaft sanktioniert, dass sie nicht mehr als eine der übelsten Untugenden menschlichen Verhaltens wahrgenommen wird. Es gibt sogar ein Schulfach, das die armen Schüler seit Generationen damit quält, sich mit der Habgier von Königen, Fürsten, Kirchenfürsten und modernen Tyrannen und Despoten zu befassen. Der Kampf um Territorien ist der Kampf um Macht und die Macht über etwas oder jemanden ist die Auswirkung von Habgier. Wir pauken die Zeitfenster von Kriegsgelüsten von der Antike bis zur Neuzeit. Was lehrt uns das für die Gegenwart, was für die Zukunft? In den seltensten Fällen lernen wir echte Kulturgeschichte. Schon die simple Frage, was denn einen Krieg beendete, was den Frieden auszeichnete und auszeichnet, welche positiven Strömungen die Menschen wieder zur Vernunft gebracht haben, würde den Fokus in ganz andere Richtungen lenken und die Zeichen menschlicher Größe vermitteln. Das Fach Geschichte lehrt indes alle Varianten von Habgier. Da Worte mächtige Boten für das Bewusstsein sind, dringen sie auch vor allem in Kinder und Jugendliche ein. Wenn wir als Kinder und

Teenager den Rückblick auf unsere Herkunft und Geschichte, d.h. hauptsächlich auf die Schrecknisse der Habgier lenken, müssen wir uns dann wundern, dass der Krieg fortlebt, dass sich junge Menschen gehirngewaschen Bomben umschnallen und sich und andere in den Tod mitreißen? Müssen wir uns über die Kriminalität um uns herum wundern, die immer brutaler wird? Die Habgier beruht auf einem Bewusstsein, auf einer Hybris, besser, wichtiger, größer sein zu wollen als jemand anderer. Ein besonders deutliches Zeichen sind die Kreuzzüge des Mittelalters und sämtliche Religionskriege, die sinnigerweise von monotheistischen Religionen gegeneinander geführt werden. Jeder „besitzt" die Eine Wahrheit, den Einen Gott, die Eine Macht und missioniert diese Hybris in die Welt hinaus. Kolonisation und Missionierung basieren auf Habgier.

Ich fand es sehr beeindruckend, als ich 2009 in Japan erfuhr, dass der Staat keine Monotheisten in größeren Gruppen im Land duldet, weder Christen, Moslems noch Israelis. Der Grund: Sie zeigen über kurz oder lang den Drang des Missionseifers und das passt nicht zum pantheistischen Shinto und toleranten Buddhismus, stiftet nur Unruhe und sorgt für Aggressionssteigerung.

Es geht bei der Habgier durchaus nicht nur um materielle Gier, sondern um die Sucht, anders Denkenden, anderen Kulturen die eigenen Glaubenssysteme aufzuoktroyieren, damit sie gefügig und gut manipulierbar werden. Es geht um Machtmonopole. In der Habgier steckt das Haben- und Seinwollen, was man selbst nicht hat und ist. Kaum jemals ist man als Mensch so weit von sich selbst entfremdet wie in der Habgier. Darum spielt die Überwindung dieser menschlichen Schwäche in einer spirituellen Schulung die prominente Rolle – neben der inneren Sammlung durch Meditation. Sie hat so starke subversive Kräfte, durchdringt so unauffällig das Bewusstsein, dass sie kaum zu entlarven ist. Jeder spirituelle Lehrer, der danach trachtet, viele Anhänger zu haben, der seine Schüler auf bestimmte Verbote festnagelt, der die geistige Freiheit auch nur minimal einschränkt, handelt aus dem Machtgefühl der Habgier und hätte selbst dringend eine Behandlung nötig. Aber die Esoterikszene ist prall gefüllt mit den Möchtegernmeistern, die sich das Mäntelchen der Spiritualität umhängen und im Grunde gnadenlose Geschäftsleute sind. Um das zu durchschauen, muss man ein paar Mal das Märchen „Des Kaisers neue Kleider" lesen oder seinem Qualitätsgefühl und seinen intuitiven Sinnen vertrauen. Medial sieht man in der Tat besser!

Da wir bereits in der Schule mit der menschlichen Habgier per Geschichtsunterricht groß werden, ist es nicht verwunderlich, dass auch die Geschichte der Heilkunde, ob Medizingeschichte, Homöopathiegeschichte oder die Geschichte der Naturheilverfahren, hauptsächlich die Grabenkämpfe der Gegner und Rechthaber hervorhebt. Durch und durch eine traurige Bilanz menschlichen Bewusstseins! Dem habe ich in meinen Kursen für Miasmatik etwas entgegengesetzt, indem die Kollegen einen Einblick in die Kulturgeschichte bekommen. Ein

Miasma ist das Endresultat kollektiven Bewusstseins. Aber wie äußert es sich in einer Epoche? Menschen leben ja nicht nur in der Krankheit, im Krieg, im gegenseitigen Niedermachen. Was sind die Blüten einer Kultur? Sie sind nicht von einem kollektiven Zeitgeist getrennt, nein, er bringt gleichermaßen das unglaublich Schöne und Große menschlichen Geistes hervor, das den Anspruch kultivierten Verhaltens hat. Immer gab es Kultur und Primitivität = „Unkultur" zeitgleich. Was die Menschheit hat überleben lassen, war nie die Unkultur, sondern waren die neuen geistigen Strömungen der Versöhnung, des friedlichen Miteinanders. Und wie äußerte sich das nach Kriegen? Sehr schlicht, indem man sich gegenseitig in der Not half, miteinander sang und tanzte. Unserer Großelterngeneration oder auch den Älteren unter unseren Eltern ist das noch in Erinnerung. Kultiviertes Verhalten zeigt sich im „spielenden Menschen" (Homo ludens), wie es 1944 der mutige Kulturphilosoph Jan Huizinga den vernagelten, verbissenen Kretins der Nazizeit versuchte in Erinnerung zu rufen, um dem sinnlosen Abschlachten ein Ende zu setzen.

In meinen Kursen ist mir wichtig, dass man ein Gefühl für die Licht- und Schattenseiten eines Miasmas entwickelt. Darum biete ich nicht nur Bilder aus den jeweiligen Epochen, sondern auch Musik, denn nichts dringt so tief in uns hinein wie Musik, weil sie die harmonikalen Gesetze des irdischen und kosmischen Seins widerspiegelt. Dabei ist mir wichtig, dass allen Gefühlen Raum gegeben wird. Die Kollegen erleben, dass nie Einhelligkeit darüber entsteht. Die einen sind begeistert, tief bewegt, die anderen würden am liebsten flüchten, wieder andere werden sauer oder aggressiv. Das darf alles sein, denn, einmal selbst erlebt, macht es alle Sinne wach, wie komplex ein kollektives Bewusstsein = Miasma sein kann. Bisher hat noch jede(r) bestätigt, wie heilsam solche Erfahrungen für den Umgang mit chronisch kranken Patienten sind, weil der Fokus nicht nur auf die pathologische Seite gerichtet wird, sondern auf das positive Potenzial, das in einem Miasma ruht. Sie haben im Unterricht erfahren und erlebt, dass es letztlich die positiven Potenziale eines Zeitgeistes waren, die die Menschen Habgier samt den übrigen Untugenden überwinden ließen und eine neue Epoche anbrach. Das gilt auch für den kleinen Maßstab eines Patienten und seiner miasmatischen Belastung. Sie begreifen, welche Kräfte durch die Heilung frei und wirksam werden. Der Schatten tritt mehr in den Hintergrund. Das entspricht dem Vorgang, dass das Miasma in einen Latenzzustand zurückgeht. Es wird gleichsam in seine Grenzen verwiesen, ohne Krieg, Kampf und Abtöten, nachdem seine positiven Potenziale Oberhand gewinnen konnten. Das kommt auch dem Organismus zugute. Denn wenn alles in Fluss bleibt, strahlt der Humor hervor in seiner ursprünglichen Bedeutung der Feuchte und der fließenden Säfte.

An der Habgier haben wir alle zu arbeiten und für mich war das der Einstieg in eine spirituelle Schulung, nämlich loszukommen von dem Drang, alles haben, können, wissen, tun zu müssen. Es bleibt

noch ein gutes Stück Weg vor mir, das zu verwirklichen. Doch der Beitrag, die Kulturgeschichte wie auch die Miasmatik versöhnlicher zu betrachten, damit sie uns zum Vorteil für die Behandlungspraxis gereicht, ist mein Lebenswerk – das Buch „Miasmen und Kultur". Schon viele Menschen gaben mir ein begeistertes Feedback für den Versuch einer ausgeglichenen Betrachtung der Arten miasmatischen Zeitgeists. So ist denn auch im Unterricht das Fazit:

Ich muss nicht alles haben,
können, wissen, tun.

Ich darf alles tun, ich darf alles lassen.

Ich darf diese Freiheit leben.

Ohne mich zu brüsten, darf ich sagen, dass aus meinen Kursen Freigeister hervorgehen. Je freier, desto besser. Ich kenne kaum eine größere Freude als die über die Erfolge der Kollegen, die ihren Individualismus kreativ und tolerant leben. Wir können mit Widerspruch, Skepsis, auch Zweifel tolerant umgehen. Ich kann auch völlig problemlos akzeptieren, wenn, was äußerst selten vorkommt, eine Homöopathin sagt: „Das ist nicht die Psora, wie ich sie gelernt habe. Ich kann die Schamlosigkeit, die Sie hier in Wort und Bild präsentieren, nicht akzeptieren. Sie ekelt mich an." Denn das kann ich bei dem Menschen lassen, der offenbar in starke Resonanz mit den Psorathemen geraten ist. Man regt sich nur über etwas heftig auf, mit dem man etwas zu tun hat, mit dem eine Resonanz besteht. Ich vertraue darauf, dass auch die Homöopathin durch ihren Widerstand etwas Wesentliches von der Psora mitgenommen und verstanden hat, es aber momentan nicht zulassen kann. Da ich keinen Missionseifer besitze, vertraue ich darauf, dass dies eines Tages möglich sein wird. Es sind letztlich unsere hausgemachten Widerstände, die uns voranbringen, wenn wir lange genug an ihnen herumnagen. Ist der „Knochen" aber abgenagt, tritt Langeweile auf und wir stehen an einem Scheideweg. Entweder folgen wir unserer Einsicht und schauen uns den vermeintlichen Widersacher an, der wir selber sind, oder wir gehen schnurstracks in die Sykose und tun so, als hätten wir Recht und fangen an, habgierig anderen unsere auf emotionalen Defiziten ruhenden Intentionen aufzudrängen. Wir haben immer die Wahl und das ist eine wunderbare Einrichtung in der Natur.

7.7 Neid

Schwester Habgier hat einen düsteren Bruder, den Neid. Beide arbeiten Hand in Hand. Neid: Der hat mehr als ich, die kann mehr als ich – das ist der Weg von sich weg in den Vergleich mit anderen, der natürlich in den Mangel führt. Eine wesentliche Botschaft meiner Miasmenkurse ist, eben das zu ändern. Darum hören die Kollegen solche Aussagen wie „Ich ehre meine Erfahrung" und „Ich schaue wohlgefällig auf meine Werke". Das ist sehr heilsam und wird an die Patienten weitergegeben. Denn eine der offensichtlichsten Ursachen chronischer Krankheiten ist das Minderwertigkeitsgefühl, irgendwelchen Maßstäben, Moden, Vorgesetzten, Lehrern und Eltern nicht zu genügen. Dadurch sind wir nach außen orientiert. Aber im Außen

ist nichts, rein gar nichts, was wert wäre, den eigenen Wert zu schmälern. Draußen sind nichts als Illusionen, die aus merkantiler Sicht hervorragend verkauft werden. Doch mit der Brille der Vernunft und des Humors betrachtet, ist das meiste Schall und Rauch, ist nichts dahinter, was uns als Wert vorgegaukelt wird. Seiner eigenen Erfahrung zu vertrauen, ist für viele Therapeuten neu, denn sie haben zahllose Seminare und Fortbildungen besucht, haben Titel und Zertifikate und sind dennoch nie satt und zufrieden geworden. Diese sehr weit verbreitete Haltung ist immer noch das Erbe der Skrofulose, die ja einen engen Bezug zur Psora hat. Immer mehr tun, immer mehr haben und sein wollen. Da spürt man Schwester Habgier am Werk!

Der Neid frisst geistige und körperliche Substanz. Das drückt sich in der volkstümlichen Aussage aus „Der wird gelb vor Neid". Das spielt auf den Leberfunktionskreis an, denn es wird Energie gestaut. Dabei wird interessanterweise Körpersubstanz abgebaut, also ein beginnender syphilitischer Prozess. Der „Neidhammel" zeichnet sich dadurch aus, dass er dem anderen nichts gönnt und Futterneid im weitesten Sinn entwickelt. Bei den Hammeln, also den Schafen ist das längst nicht so ausgeprägt wie beispielsweise bei den Tauben oder „Weichfressern" (Vögel, die Insekten und Früchte fressen). Sie sterben lieber vor Hunger als dass sie anderen ein paar Brosamen gönnen, obgleich genügend Futter – auch dies im weiteren Sinne zu verstehen – für alle da ist. Ein Paradoxon erster Klasse, weil die Taube als Friedenssymbol gewählt wird, weil sie so schön weiß daher fliegt und ein Neidhammel durch und durch ist. Ich habe schon viele Vögel ausgiebig in ihrem Verhalten beobachtet, viele Vogelarten selbst gehalten und über 10 Jahre Vögel miasmatisch therapiert. Aber ich kenne kein zänkischeres und neidischeres Volk als das der Tauben. Was sagt das über uns Menschen aus, die wir ausgerechnet diesen Vogel als Zeichen des Friedens ansehen? Gehört der Neid wirklich zum Frieden? Ist es nicht ein erstes Zeichen von Versöhnung und Frieden, großzügig, freigebig zu sein und mit einem Lächeln die Hand zu öffnen?

Allerdings taucht hier nicht selten eine neue Schattengestalt auf, die besonders heute wieder aktuell ist: Der Gutmensch, besser gesagt, der zwanghafte Gutmensch. Er ist so lange wirksam, wie er die Oberhand über Unterlegene, Bedürftige, Asylanten, Völker anderer Kulturen behält. Er verwandelt sich sofort in eine Hyäne, wenn der Unterlegene aufbegehrt und an den Besitz des Gutmenschen heran will. Auch hier ist wieder Schwester Habgier mit Missionseifer im Spiel. Zu allem Überfluss bieten die Amerikaner durch ihre „political correctness" eine Sprachsäuberung, um nur ja keinem Unterprivilegierten oder Ausländer auf die Füße zu treten und den Gutmenschen vorzutäuschen. Das gelingt nur so lange, wie der westliche Mensch sich Anderen überlegen fühlt. Die Fassade des Gutmenschen bröckelt sofort ab, wenn der Andere aufbegehrt und seine Rechte verteidigt. Alles Mögliche wird plötzlich zum Schimpfwort deklariert. Darüber lachen die Zigeuner ebenso wie die Afrikaner. Aber wir äffen das vermeintlich politisch Korrekte nach und bemerken nicht die Absurdität, die Komik und das kindische Verhalten. Der gesunde Menschenverstand hat mal wieder Ausgang. Jahrzehntelang gab es Mohrenköpfe. Jetzt muss ich mir im Bäckerladen einen abbrechen, um „ein Schaumgebäck mit Migrationshintergrund" oder bei denen mit weißer Schokolade „… mit Minimalpigmentierung" zu kaufen. Oder ein Afrikaner muss jetzt als „Maximalpigmentierter mit Migrationshintergrund" bezeichnet werden. Was sich da alles im Hintergrund anhäuft?! Was verschwenden wir Minimalpigmentierten Energie auf solche Banalitäten, statt uns mit der Kultur, ihren Sonnen- und Schattenseiten zu befassen! Wenn wir Vielvölkerei haben wollen, ist das keine Sache der Ethnologen, Anthropologen, Kunst- oder Musikwissenschaftler, sondern der wahren politisch-sozialen Korrektheit, die mit Hinschauen zu tun hat. Das Gutmenschwesen sitzt gerade uns Deutschen tief im Blut, denn wir wollen ja nie wieder Menschen abwerten, neidisch auf ihre Fähigkeiten sein, uns nicht mehr als höhere Rasse über sie erheben. Das ist ehrenwert und hat sehr viele positive Strömungen hervorgebracht, allem voran 20 Institutionen, die mit Humor in allen sozialen, pädagogischen und therapeutischen Bereichen aktiv sind. Auch das Heilergesetz seit 2003 ist eine enorme deutsche Errungenschaft, die das Handauflegen und Heilgebet offiziell anerkennt. Die Naturheilkunde und die Ökologie, der biologische Landbau usw., all das sind wunderbare Strömungen, für die uns viele Menschen anderer Kulturen achten. Das Gutmenschgehabe haben wir nicht nötig. Wenn wir statt Toleranztünche den klaren Blick wählen, was wir meistern können und was nicht, gönnen wir anderen Kulturen auch ihre Zeit, sich dahin zu entwickeln, wo es für sie richtig und stimmig ist. Wir mischen uns noch zu viel ein. Das Schattenthema „Ich habe es ja nur gut mit dir gemeint", ein Satz mit fatalistischem Beigeschmack dank der Entwicklungshilfe, bedeutet in Kauf zu nehmen, dass es dem anderen nicht gut damit geht. Das Helfersyndrom bringt keine Entwicklung, sondern hemmt das Erkennen von Potenzialen, hemmt das Vertrauen, selbst etwas positiv verändern zu können.

Es lohnt sich, konsequent zu sein und in Kauf zu nehmen, dass ein Mensch oder ein Kollektiv in seinem momentanen Stadium verharren möchte.

Wir sehen auch hier, dass der Neid mit anderen Untugenden verschwistert ist und harmlos im Kindesalter beginnt, dann jedoch subversive Kräfte und Gestalten annehmen kann. Doch auch der kindliche Neid sollte als Erwachsener überwunden werden. Ich bin froh, dass ich mal als Sextanerin ein Schlüsselerlebnis hatte, das mich in die Tiefe der Neidhölle blicken ließ: Es gab erstmalig Kaugummikugeln in allen Farben. Ich war davon so fasziniert, dass ich mir vom mageren Taschengeld drei Stück kaufte. Es standen zufällig ein paar Mädchen aus der Klasse um mich herum. Ich zeigte ihnen die drei Kaugummis – und steckte sie, plötzlich von einem starken Drang geführt, alle in den Mund und genoss es für einen Augenblick, dass ich nichts teilen wollte. Ich wollte die gan-

ze Süße nur für mich, die anderen sollten zuschauen und darunter leiden. Man mag das auf den ersten Blick als Ausdruck von Habgier und Geiz bezeichnen. Aber als ich die Augen der Mädchen sah, während mir der bunte Saft aus dem Mund troff, wusste ich mit einem Schlag, dass es der Neid war. Die anderen Mädchen hatten bessere, schickere Kleidung, sie sprachen schon Hochdeutsch, während ich noch mit dem Dialekt rang und dafür oft ausgelacht wurde. Für einen Augenblick besaß ich etwas, was die anderen nicht hatten, nämlich den dreifachen Kaugummi. Es überkam mich eine große Scham für mein Verhalten und ich spuckte die Kaugummimimasse aus. Ich bin heute noch dankbar, dass ich damals nicht den lycopodischen Winkelzug nahm, den Kaugummi wortreich schlecht zu machen und ihn deshalb auszuspucken. Das wäre aufgrund meines gewitzten Charakters durchaus möglich gewesen. Aber der Augenausdruck der umstehenden Kinder war etwas, das mich bis in die tiefste Herzenskammer erreichte, unbeschreiblich war und blieb und so viel Mitgefühl produzierte, dass er ein guter Weggefährte durchs Leben wurde. Von diesem Augenblick an war der Neid in mir verschwunden und hat mich auch nie wieder erreicht.

Plötzlich schaute ich auf das, was ich konnte, hatte, war und lernte so mit zehn Jahren bereits das wohltuende Gefühl der Zufriedenheit kennen, auch wenn es mir an vielem mangelte[3].

---

3 Siehe hierzu die humorvolle Autobiografie „Ruhelos in Ruß und Nebel, eine Kindheit im Ruhrpott" im Literaturverzeichnis

Zusammenfassend sei gesagt:

Alle genannten psorischen Untugenden beginnen harmlos. Sie drücken das negativ Menschliche in uns aus und können sich weiter verzweigen in unangenehme Eigenschaften. Doch eine ganzheitliche Sicht der Psora bedingt, ihre erlöste Form ebenso zu betrachten, denn Heilung bedeutet an erster Stelle Einsicht in das, was man fühlt und tut. Unter diesem Aspekt wird den Fehlern, Vergehen, Untaten das Gift genommen und es muss niemand Schuldgefühle und ein schlechtes Selbstbild entwickeln. Egal, welche Untugend Besitz von uns ergreift, solange wir sie erkennen, sind wir noch in der Psora und können einen Ausgleich herbeiführen und uns den Qualitäten zuwenden. Das Schlechte und Böse ist ja nicht per se ein Stigma, das ewig an uns klebt. Wir haben immer die Wahl, uns zu verändern. Darum ist es auch müßig, andere wegen ihrer Fehler und Vergehen zu verurteilen. „Wie kann man bloß…". Ja, man kann, du kannst, ich kann, wir können. Wir können in die Falle der psorischen Schwäche treten, aber durch Erkennen auch wieder aussteigen. Dann ist der Lernprozess kurz.

Schlechte Gedanken zu verdammen und zu unterdrücken, führt in die Hölle der chronischen Krankheiten.

Dazu abschließend eine amüsante Begebenheit mit einer englischen Patientin mit Arthrose in Schulter- und Armgelenken. Ich führte mit ihr eine Live-Anamnese auf einem Homöopathiekurs in Birmingham (England) durch. Es ging wieder einmal um den Konflikt hinter einer Krankheit.

Die 200 anwesenden Homöopathen gaben ihre gewählten Arzneien bekannt. Wie zu erwarten, gab es mal Übereinstimmungen, mal lagen die Vorschläge meilenweit auseinander.

Ich entschloss mich, die Arzneifrage außen vor zu lassen und erst mal zu demonstrieren, wie ich mit Patienten arbeite. Ich stellte mich also neben die Patientin und berührte sie kurz und sanft an der Schulter und sagte: „Bitte Frau H., würden Sie sich mal erheben und ein paar Schritte gehen?" Überrascht stand die Patientin auf, hinkte eine Weile, bis sie ihre Gangart gefunden hatte. Sie blinzelte mehrmals zu mir herüber und lächelte verlegen. Sie roch nach altem Käse und ihr Mundgeruch war durch den stoßweisen Atem gut zu riechen, nämlich höchst sauer. Ich bat sie, wieder Platz zu nehmen und fragte, ob ich sie mal am Rücken und an den Armen berühren dürfe. Die Muskulatur war steinhart. Es ergab sich folgendes Gespräch mit der Patientin:

Ich fragte: Sie haben Arthrose in der Schulter?

Patientin: *Ja, oh ja.*

Und warum haben Sie dann rechts gehinkt? Sie sind doch gar nicht auf den Armen gelaufen!

(Patientin lachend) *Ja das stimmt, aber ich fühle mich total wie verzogen und da kommt mir das rechte Bein auf einmal kürzer vor.*

Ich nehme an, Sie wollen gerne die Ursache Ihrer Krankheit wissen, die ja schon sechs Jahre andauert.

Ja klar, deshalb bin ich ja hier.

Dann halten Sie sich jetzt mal gut fest. Ich vertraue auf Ihren Humor, fasten your seat belt! Der Körper ist klüger als der Kopf und zeigt genau, was lange Zeit in Ihrem Kopf herumgegeistert ist. Auf denn: Wem in Ihrer Familie hätten Sie gerne öfter eine geknallt?

(Patientin stutzt, lacht, stutzt, lässt sich plötzlich ganz elastisch nach hinten fallen) *Ja, da fallen mir 'ne Menge Leute ein!* (listiger Augenausdruck).

Und dem einen oder anderen mal mit dem spitzen Schuh in ...?

(Patientin lacht, dann mit gewichtigem Unterton) *Das kann ich Ihnen sagen! Da gibt es so einige, denen hätte ich es gerne mal besorgt, aber...*

Aber sie sind ein wohlerzogenes Mädchen, Frauchen gewesen und haben die Wut lieber bei sich behalten.

(Patientin stößt laut die Atemluft aus, sitzt völlig entspannt) *Oh ja, ich verstehe. Ich hab durchgehalten, all die Jahre, immer gedacht: Denen zahl ich's mal heim. Aber...*

Aber Sie zogen es vor, eine höfliche, wohlerzogene Engländerin zu sein. Sie haben gelernt, dass man die Hand nicht gegen Eltern, Geschwister, Familienmitglieder, Töchter, Söhne erhebt.

(Patientin versonnen) *Ja, das ist wahr. Das tut man nicht.*

(Ich beuge mich vor, lachend und mit Augenzwinkern, fast flüsternd:) Aber der blöden Tusnelda mal eine rein oder dem alten Schwachkopf mal hinten ...

(Patientin genießerisch) *Oh yeah, that's right!*

Und nun können Sie den rechten Arm nicht mehr heben und das rechte Bein nicht mehr schwingen. Sagt Ihnen das was?

(Patientin sinnt nach) *Oh ja, ich verstehe jetzt. Aber, ich kann doch nicht ...*

Natürlich nicht. Das Monster in uns, auch Stammhirn genannt, täte das gerne, aber die Intelligenz schläft noch. Es ist Ihnen einstweilen keine bessere Lösung eingefallen, als eine Arthrose zu entwickeln, die das Monster in Schach hält. Das hat was!

Aber das ist doch blöd!

Deshalb sollte mit der Behandlung der Arthrose auch eine intelligente Lösung einhergehen. Sind Sie dazu bereit?

(Patientin hat feuchte Augen bekommen und ergreift meine Hand) *Ich bin so froh, dass ich hinter Arm und Bein gucken konnte!*

(Ich lachend) Das nenne ich mal eine tolle Erkenntnis! Jetzt sind wir an dem Punkt zu fragen: Gibt es eine intelligente Lösung, statt jemandem eine runterzuhauen?

Ja, das wüsste ich gerne.

Was, meinen Sie, kann eine Aggression gut ausleiten?

Boxen? Sport machen?

Ja, aber machen Sie das?

Oh nein!

Also, wohin mit der Wut? Ich zähle mal Möglichkeiten auf, die meine Arthrosepatienten gewählt haben: Unkraut jäten, in den Wald gehen, einen Baum aussuchen, ihn umfassen und laut schreien, im Keller die Wut in Kissen klopfen, ins Fitness-Studio gehen und sich körperlich ausarbeiten, Bogenschießen…

(Patientin lacht, drückt Freude und Initiative aus) *Das mit dem Wald gefällt mir, das ist lustig. Das kann ich machen, ich wohne ja am Rand von der Stadt. Dort sind viele Bäume. Okay, das mach ich mal.*

Sie tat es - mit großem Erfolg - und bestätigte, dass im ganzen Körper Entspannung eintrat, nachdem sie überhaupt sich mal traute zu schreien. Schreien gehört zur Lautäußerung des Leberfunktionskreises mit Leber-Galle als Organsystem. Gallensteine sind Ärgersteine und Leberprobleme zeigen unterdrückte Wut. Als Folge davon kommt es zu Ablagerungen wie Schlacken, Sediment, Steinen in Hohlorganen.

Obgleich der Organismus noch der miasmatischen Therapie bedurfte und viele Dinge im Lebensstil geändert werden mussten, um wieder gelenkig zu werden, war doch der erste psorische Ausflug in die Leichtigkeit und Gelenkigkeit des Denkens ein großer Heilungsschub, den alle Anwesenden bestaunten, denn die Dame ging schon mal ohne zu hinken aus dem Raum und sagte lachend zum Publikum an der Türe: *Be sure, I get myself sorted out!*

(Seien Sie sicher, ich mach mich bereit/fertig/ich bring mich in Ordnung).

Als die Patientin auf die Bühne kam, wirkte sie stumpfsinnig und missmutig. Sie bewies den Anwesenden, dass nicht allein das Verschwinden von Krankheitssymptomen wichtig ist, sondern vielmehr ein tiefgreifender Bewusstseinswandel. Der nimmt durchaus nicht immer viel Zeit in Anspruch. Im Gespräch haben wir Therapeuten immer die Gelegenheit, den chronisch Kranken in die Psora zu begleiten, indem Ernst und Heiterkeit gemeinsam in die Leichtigkeit führen. Es ist zig Male bewiesen, dass Patienten viel freudiger ihren Heilungsprozess durchlaufen, wenn sie Mut fassen, an ihre Potenziale erinnert werden und ihre Perspektive wechseln können. Das geschieht am ehesten, indem man ihnen den hinter ihrer Krankheit liegenden Konflikt nennt. Der kann viele Variationen, Farben und Formen annehmen, aber der Kern sollte klar sein.

Nebenbei bemerkt: Bisher habe ich noch keinen Menschen mit Schulter-Armsyndrom getroffen, der nicht einen ähnlichen Konflikt wie Frau H. gehabt hätte. Da ist die unbändige Wut und man möchte zuschlagen, tut es aber nicht. Das ist zwar höflich und gesittet, aber die Wut wurde nicht in einen anderen, kreativen Kanal gelenkt, sondern in sich hineingedrückt. Geschieht das öfter, folgt der Körper dem Geist und erschafft die passenden Symptome.

Damit er oder sie seinen/ihren Konflikt
bearbeitet und dabei zu Erkenntnissen
kommt, müssen die gesunden, die positiven Potenziale genutzt werden.

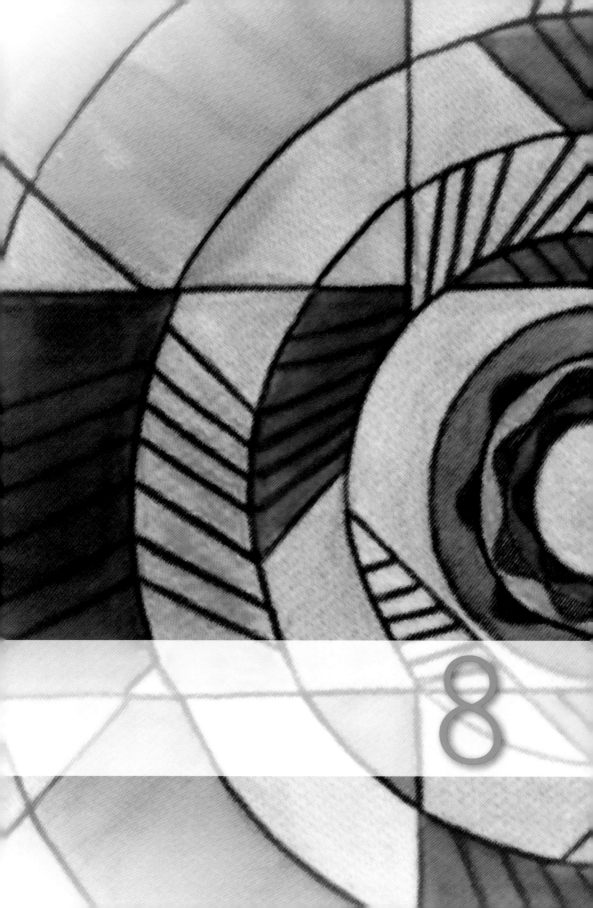

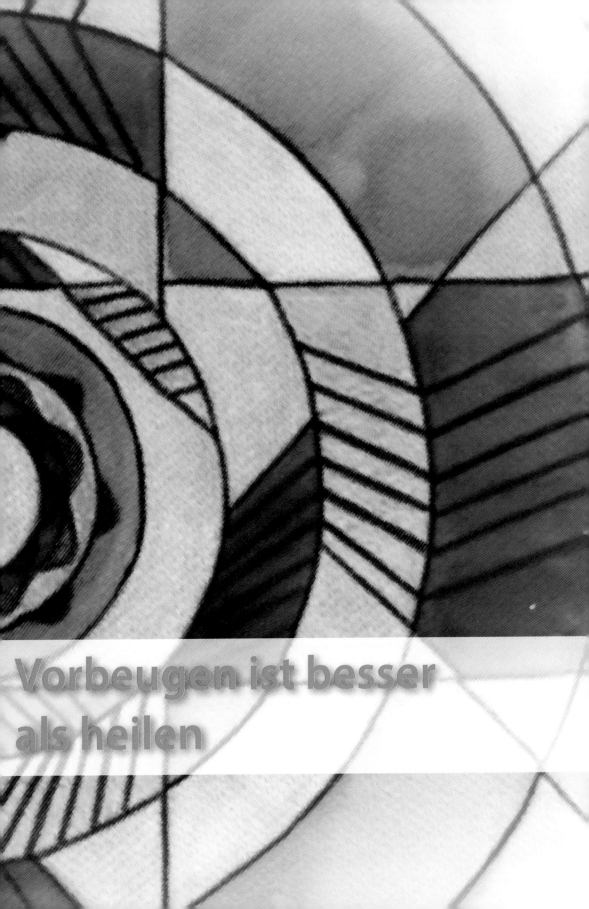

Vorbeugen ist besser
als heilen

Dieser volkstümliche Ausspruch ist nirgendwo so sinnvoll wie in der Psora. Wenn sie der Start von Krankheiten ist, können wir dort am meisten abwenden. Die Prophylaxe wird in der Medizin und Naturheilkunde viel zu wenig beachtet. Wäre es so, hätte die Volksgesundheit längst ein anderes Niveau erreicht. Sie sinkt aber Jahr für Jahr. Das soll uns nicht entmutigen, sondern nur aufmerksam machen, wo wir uns beim Thema der Psora bewegen.

Paracelsus sagte einst:

Aus der Praxis
möge die Theorie entstehen.

Das zu leben, war und ist mein Ziel und Basis meiner Arbeitsethik. Im Laufe der Jahre konnte ich immer mehr Kollegen dafür begeistern, diesen Grundsatz zu beherzigen. Denn er führt zu der einzigen Wahrheit, die Gültigkeit hat: der eigenen Erfahrung. Ihr zu vertrauen, auch wenn tausend andere Meinungen bestehen, Theorien, Konzepte und Rezepte sinnvoll, attraktiv und vor allem lukrativ erscheinen, bedarf eines intakten Selbst-Vertrauens. Dieses Urvertrauen wurzelt ausschließlich in der eigenen Erfahrung, dem Wissen aus erster Hand.

Auf unsere Thematik bezogen heißt das: Es gibt seit Samuel Hahnemann viele, teilweise sogar recht abweichende Vorstellungen von dem Wesen und Wirken der Miasmen. Er nannte es sehr einfach die „Krankheit unter der Krankheit". Wie seine geniale Erkenntnis zu verstehen ist, obliegt dem Bewusstsein desjenigen oder derjenigen, die sich damit befassen. Jeder kann nur das wahrnehmen und verstehen, was seinem/ihrem Bewusstsein entspricht. Auch dazu gibt es eine grundlegende Erkenntnis:

Es sind nicht die Schriften,
die uns die Erleuchtung erschließen,

es ist die Erleuchtung,
die uns die Schriften erschließt!

Damit das verständlich wird, ist wichtig zu begreifen, dass Erleuchtung eine unmittelbare Erfahrung ist, die den ganzen Menschen, jede Zelle, ergreift, und kein mentaler oder gar intellektueller Vorgang. Das gilt nicht nur für alle Weisheitsbücher, sondern auch für wissenschaftliche Werke wie das Organon. Erleuchtung und Erkenntnis basieren auf eigener Erfahrung, jeder erkennt und versteht nur so viel, wie es seinem Bewusstsein entspricht. Wer auch immer sich mit den Miasmen befasste, kam zu Erkenntnissen durch die Erfahrung in der eigenen Praxis. Folglich entstanden auch viele verschiedene Theorien und Konzepte der miasmatischen Behandlung. Es werden sicher auch noch mehr werden und das ist gut so. Es zeigt, dass Homöopathen tiefer in die Thematik eindringen möchten. Sie ringen um Erkenntnis. Die Kollegen sollten sich über diese geistige Aktivität freuen, statt einander niederzumachen, weil jeder den Anspruch erhebt, seine Sichtweise sei die einzig richtige. Genau hier setze ich an: Welche Theorie, welches Konzept auch immer der miasmatischen Behandlung als Basis dienen mag, die Praxis, die Heilungsverläufe, die Heilungsprozesse müssen für sich sprechen. Dazu sind Beobachtungen notwendig, die einem die

Gesetzmäßigkeiten von Krankheitsprozessen und Heilungsprozessen erschließen. Es geht also nicht darum, ein Konzept zu verfolgen, wie dies oder jenes sein könnte. Im einzelnen Patienten, in seiner Krankheit, in seinem Heilungsweg eine Ordnung zu erkennen, ist entscheidend und bestätigt die Miasmatik.

Nun folgt ein weiterer wesentlicher Schritt: Meine Erfahrung aus der Praxis, die eine ordnende Struktur bzw. Gesetzmäßigkeit deutlich werden ließ, kann nicht eins zu eins auf andere Praxen, auf Kollegen mit anderem Bewusstsein, anderer Lebenserfahrung übertragen werden. Das wäre für mich ein Übergriff, eine Entmündigung und Missachtung der Kompetenz des anderen. Was ich in den vielen Jahren des Lehrens vermittelt habe, ist daher:

- Vertrauen Sie Ihrer Erfahrung.
- Vertrauen Sie Ihrer Kompetenz.
- Vertrauen Sie nur dem Wissen aus erster Hand = Erfahrung.
- Seien Sie Ihr Original.

Diese Empfehlungen, umgesetzt im eigenen Leben, in der eigenen Praxisarbeit, führen dazu, dass meine Erfahrungen nicht kopiert, sondern in bestehendes Wissen, in bestehende Erfahrungen integriert werden können. Das ist etwas völlig anderes als das, was wir allenthalben erleben, leider in vielen Homöopathieausbildungen: die Vermittlung von Glaubenssätzen und Gefahren, die eben nicht in die geistige Freiheit führen, sondern in die Angst. Das Wort „Angst" stammt etymologisch ab von dem Wort „Enge". Enge können wir aber in der Therapie ganz und

gar nicht gebrauchen. Darum liebe ich Querdenker, Andersdenker, unbequeme, kritische Menschen, die aber offen sind für neue Erfahrungen. Solche Kollegen erlebe ich in meinen Miasmenkursen. Zu Beginn reicht jeder jedem die Hand, stellt sich vor. Dann stelle ich klar, dass ich nicht belehre: „So oder so müssen Sie denken, fühlen und handeln", sondern:

„Kompetenz begegnet hier Kompetenz, egal, wie lange jemand schon therapiert,

egal, wie jemand therapiert!"

Das ist die erlöste Psora!

Ich möchte, dass konstruktiv-kritische Freigeister die Homöopathie am Leben erhalten und voranbringen. Dazu dürfen Humor und Kreativität zu Gast sein. Ich baue stets auf die Intelligenz meiner Kollegen, dass sie begreifen, wie wichtig trotz aller Erfolge die solide Erdung, das Schaffen aus der Mitte heraus sind. Sich nicht zu wichtig zu nehmen, stattdessen unsere Patienten für sich sprechen zu lassen. Statt Mauern zwischen den einzelnen therapeutischen „Lagern" und homöopathischen Richtungen aufzubauen, lächelnd und gelassen die Andersartigkeit annehmen.

Erst in zweiter Linie vermittle ich, wie die erkannten Strukturen, die sich zu einem einfachen Behandlungskonzept formierten, in die eigene Praxis einfließen könnten – nicht müssen! Es ist ein Angebot, neue eigene Erfahrungen zu machen. Dabei geht es durchaus nicht darum, die bisherigen Erfahrungen als null und nichtig oder gar falsch zu bewerten. Weg mit dem unseligen Bewerten und Beurteilen! Neue Erfahrungen bereichern, sie schließen niemals die vorherigen aus. Weg mit dem unseligen, krankmachenden Schwarz-Weiß-Denken! Es reicht doch, dass Menschen, die genau dadurch krank geworden sind, in unsere Praxis kommen und Hilfe suchen. Da ist es sinnvoll, wenn wir als Therapeuten, die ja eine Autorität für den Patienten bedeuten, integrativ und ganzheitlich denken. Sonst gehen wir in Resonanz mit der Krankheit des Patienten.

In den Miasmenkursen schauen wir uns an, was uns daran hindert, die oben genannten vier Qualitäten zu verwirklichen. Es ist die Neigung, die sich durch die ganze Wissenschaft, Medizin und Heilkunde zieht, ein kranker roter Faden, der zu den menschlichen Untugenden gehört: etwas als Meinung und Urteil pauschal zu übernehmen, ohne eigene Erfahrung. Darauf basiert die größte wirtschaftliche Macht der Pharmaindustrie und Pharmamedizin. Ich muss glauben, dass es notwendig ist, Hunderte von Labortieren zu quälen und zu opfern, um ein Medikament für den Menschen herzustellen. Ich muss glauben, dass die Symptome, die bei der Ratte durch ein Medikament verschwinden, auf den Menschen übertragbar sind. Ich muss glauben, dass das Verschwinden von Symptomen Heilung bedeutet. Die unbequeme Frage, wohin denn alle die weggebeamten, weggestrahlten, weggeschnittenen Symptome verschwinden, wo sich denn der kosmische Müllhaufen befinde, wird ignoriert. Unsere Welt ist voll von Mitmenschen, die als Kopie von Meinungen und Urteilen herumlaufen, Meinung machen, anderer Leute Arbeit negativ kritisieren, anderen Kollegen ihre Erfolge neiden,

andere Erfahrungen ablehnen usw. usw. Ich kann dazu nur sagen: Ja, diese Kopisten gibt es. Sie gab es immer und es wird den Neidprotest auch immer geben. Ausgerechnet die Geschichte der Naturheilkunde ist ein einziger Krieg, in dem die eigene Meinung verabsolutiert und die eines anderen in den Boden gestampft wird. Das ganze 19. und 20. Jahrhundert wimmelt von Rechthabern im Gewand der Lebensreformer, die nur sich und sonst niemanden gelten lassen. Das betrifft leider auch die Geschichte der Homöopathie, angefangen mit Samuel Hahnemann, der mit gleicher Münze heimzahlte, wenn man seine Arbeit schlecht kritisierte. Wenn wir uns als Homöopathen zur „Familie" gehörig fühlen, ist es an der Zeit, familiensystemisch diese Schattenseiten loszulassen.

Es gibt nun mal nur wenige Menschen, die zu konstruktiver Kritik fähig sind. Sie handeln aus der Stärke eigener Erfahrung heraus. Alle anderen handeln aus der eigenen Schwäche heraus, aus fehlendem Selbstbewusstsein, aus dem Unvermögen, die Leistung des anderen zu würdigen, weil sie ihre eigene Leistung nicht würdigen. Öffentliche Kritik durch Rezensionen oder Gerüchteverbreitung sind ein Machtinstrument für die zu kurz Gekommenen, die Möchtegernstarken, die Neidprotestler. Damit – und das sage ich aus 20-jähriger Erfahrung als ehemalige Berufsmusikerin – muss jeder umgehen lernen, der oder die vorne steht. Es ist eine harte, aber außerordentlich heilsame Lehre, zu durchschauen, welches Bewusstsein aus dem Kritiker spricht, und nicht von der Meinung anderer abhängig zu werden.

„Kollegen begeistern Kollegen", das Ziel habe ich mir mein Leben lang gesetzt und es wird immer mehr Wirklichkeit. Diese Schriftenreihe ist ein weiterer Schritt dazu.

Das Besondere, das in diesem Buch zum Ausdruck kommt, ist eigentlich etwas, das selbstverständlich sein sollte, es aber in unserer Zeit immer noch nicht ist: die gegenseitige Wertschätzung von Homöopathen, der Freigeist, dort kreativ zu werden, wo scheinbar Grenzen auftauchen, ein ganzheitliches Behandlungskonzept, die sensitive Fähigkeit, die Potenziale eines Patienten zu erkennen und die Vernetzung unter uns Kollegen. Was uns eint, ist die Freude an der Arbeit und die uneingeschränkte gegenseitige Wertschätzung jedweder therapeutischer und heilerischer Arbeit. Eine weitere Gemeinsamkeit ist die Begeisterung für die Homöopathie mit ihren drei Möglichkeiten der miasmatischen, konstitutionellen und organotropen Behandlung. In diesem Buch steht die Miasmatik mehr im Zentrum, flankiert von Basistherapien und Möglichkeiten der

Konfliktlösung. Was uns unterscheidet, ist die individuelle Gestaltung der ganzheitlichen Behandlung und die zu behandelnde Spezies, ob Mensch, Tier oder Pflanze.

Doch auch die Gestaltung dieses Buches ist etwas Besonderes, da außer den Texten künstlerische Elemente einfließen. So sind Heilkunst und heilende Kunst hier versöhnlich beieinander und mögen die Leser beflügeln, sich selbst von alten Glaubenssätzen zu befreien, dem Wissen aus erster Hand = der eigenen Erfahrung zu vertrauen und ein Maximum an schöpferischer Kraft zu entfalten. Das ist eine optimale Voraussetzung, um mit den komplex und kompliziert chronisch kranken Menschen zurechtzukommen, die heutzutage unsere Praxen besuchen.

Mit all seiner Kreativität dient das Buch auch dazu, Mut zu machen, sich etwas zuzutrauen, den Patienten etwas zuzutrauen, denn sie allein verwirklichen ihren Heilungsprozess.

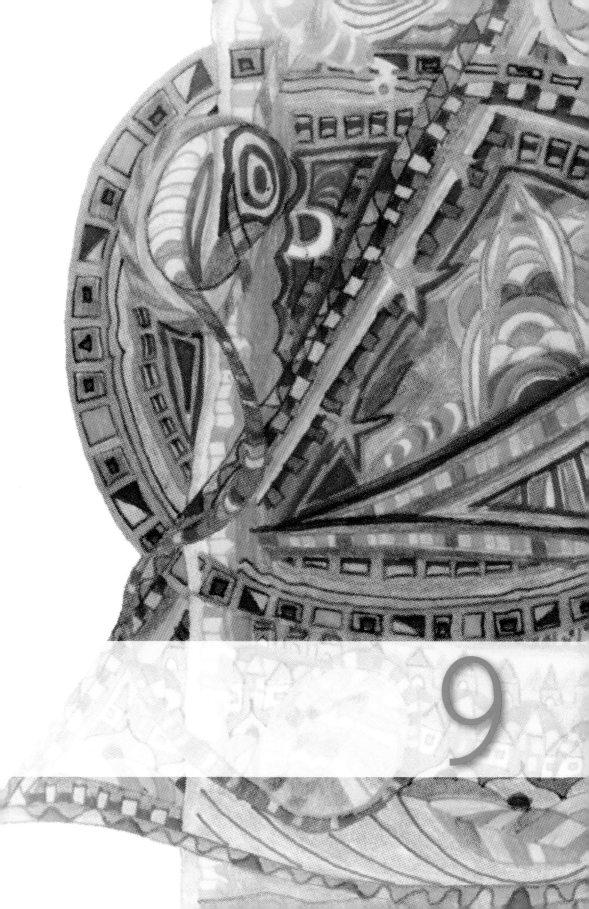

9

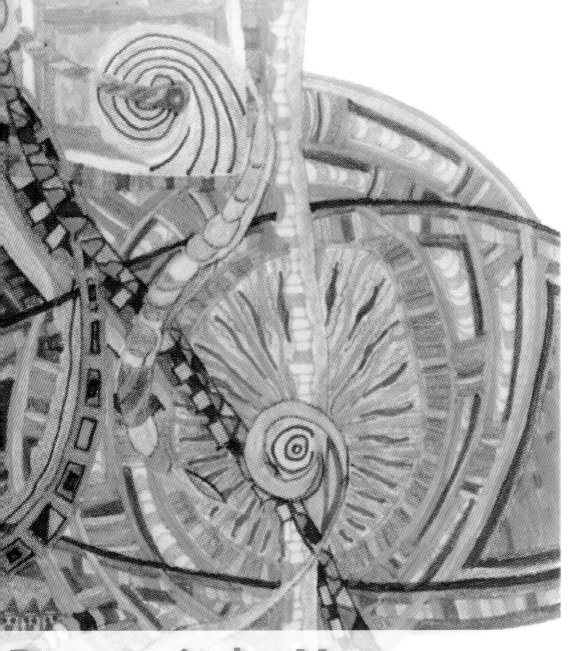

Der psorische Mut
zur Einfachheit

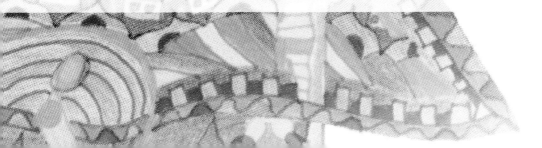

So wie die Psora zunächst harmlose Entgleisungen in der Lebenskraft erzeugt, die mit einfachen Maßnahmen auch beruhigt und ausgeheilt werden können, so ist sie auch die beste Lehrmeisterin für die Einfachheit im Denken, Fühlen und Handeln. Das spüren und erleben alle Patienten, die miasmatisch-ganzheitlich behandelt werden, denn wir therapieren immer bis in die oberste psorische Schicht. Dann kann der Organismus die Krankheit über die Haut und Schleimhaut verlassen. Das ist insofern wichtig, als am Ende einer Behandlung chronischer Krankheiten die physiologische Immunabwehr durch Fiebern und Schwitzen wieder gewährleistet sein soll. Betrachten wir das Heer chronisch Kranker, die weder fiebern noch schwitzen können, müssen wir uns nicht über die Rückfallneigung wundern. Rückfälle sind sykotischer Natur. Erst in der psorischen Schicht erlebt der Patient rundum das Gefühl von Heilsein, Ganzsein, Vitalität, um sein Leben wieder selbst zu meistern, und die Zuversicht, dass er sich eine harmlose Krankheit leisten kann. Wird bis zur Psora therapiert, ist das Immunsystem stark und kann mit Erkältungen, Entzündungen und allen möglichen Akuterkrankungen problemlos umgehen.

Das Einfache ist schwierig, weil es an vielen Glaubenssätzen rüttelt. Nun ist es aber Teil unserer westlichen Mentalität, schnell etwas abzulehnen, was an die eigenen Denkmauern stößt und sofort etwas zu zer-diskutieren, ehe eigene Erfahrung vorliegt. Wir sind Meister im Pferdaufzäumen von hinten. Wir lieben das Komplizierte und Unmögliche und verwenden darauf viele Studien und viele Gelder. Da ich dieses Verhalten kenne, nehme ich es gelassen hin, denn wer sofort auf die Barrikaden steigt, hat genau damit eine tiefe Resonanz. Was wir am meisten ablehnen, ist uns am nächsten. Das ist eine einfache Erkenntnis. So mute ich denn dem Leser zu, seine festgefahrenen Meinungen und Glaubenssätze zu überprüfen und die Erkenntnisse der Einfachheit anzuwenden, um sich selbst zu überzeugen, was „dran" ist.

Immer mehr Kollegen erkennen den Trugschluss, dass die komplexen und komplizierten Krankheiten nicht mit komplizierten und aufwändigen Methoden geheilt werden können und sagen: Wir müssen einfacher werden, Heilen darf einfacher sein, zurück zur Einfachheit. Aber, wie wir alle wissen, ist das Einfache keineswegs leicht zu verwirklichen, denn wir sind intellektuell überzüchtet mit der Illusion, dass derjenige, der viel weiß auch viel kann und deshalb auch viel Erfolg hat. Das ist lineares Denken. Meistens steht uns das viele Wissen im Wege, um ganz schlicht das Naheliegendste zu erkennen und dem gemäß zu handeln. Einfach zu werden, ist ein spiritueller Prozess, kein intellektueller und bedarf des ständigen Übens. Einfachheit ist in den biologischen Gesetzmäßigkeiten wiederzufinden. Das bedeutet, je mehr wir uns als Menschen, als Therapeuten und Heiler an die Gesetze der Natur erinnern, sie versuchen zu verstehen und in die eigenen Taten umzusetzen, umso einfacher werden wir. Das Einfache macht nichts her, ist nicht spektakulär nach außen, fällt kaum auf, und es muss dem eigenen Bewusstsein entsprechen, so zu sein.

Ich habe Verständnis dafür, dass Kollegen gerne viele Rituale, viel Show, Brimborium und Glanzlichter um ihr Tun setzen, denn es hat den unschätzbaren Gewinn, dass es andere beeindruckt. Der Einfache lässt sich weder schnell von Äußerlichkeiten beeindrucken noch ein X für ein U vormachen, geht seinen Weg abseits des Hauptstromes von Meinungen, Moden und marktwirtschaftlichen Ambitionen. Aber – es ist wirklich nicht leicht, einfach zu werden.

Ich hatte das Glück, in meinem Studium der Indologie einem hervorragenden Professor zu begegnen, der wichtige Meilensteine in meinem Denken setzte, einfacher zu werden. Das Fach „Indologie" ist ungemein kompliziert und schwierig, denn man kann einen Sanskrit-Begriff auf alle möglichen Arten übersetzen, was in der indischen Literatur dazu führte, dass die Bücher von Generation zu Generation immer dicker wurden wegen der Kommentare zu „lumpigen" zwei Verszeilen. Ich erlahmte schon bei der bloßen Vorstellung, als kleines Studentlein in die hehren Denkgebäude früherer Philosophen, Anthropologen, Ethnologen, Indologen usw. einzutauchen. Aber Professor Köhler schuf erleichternde Methoden des Lernens und Übersetzens, indem er zum einen den Unterricht in ein Café verlegte (!) und zum andern immer wieder mahnte: „Gehen Sie mit ganz einfachem Bewusstsein an den Text heran, vorurteilsfrei, unbedarft!"

Er illustrierte das eines Tages, als ich vor lauter grammatikalischen Schwierigkeiten festgefahren war, an einem einfachen Beispiel. Wir übersetzten gerade eine Sūtra

des Buddha, in der es um das Karma geht. Da sagte er: „Stellen Sie sich vor, da wandelt der Buddha, er trifft seine Anhänger, und plötzlich fällt einer von denen ohnmächtig um. Was denken Sie, was Gautama tut?" Es schoss mir sofort der Gedanke ein, dass der Unfall kein Zufall sei und ich hob schon an, eine karmische Deutung loszulassen. Da fiel mir Professor Köhler ins Wort: „Sie riskieren, dass der Mann stirbt. Der Buddha tut das Naheliegendste und ruft den Notarzt. Das macht ihn zum Buddha, denn er sieht, was notwendig ist und hält vor dem Unfallopfer keine Rede über das Karma im Allgemeinen und das Karma des Patienten im Besonderen. Merken Sie sich das gut!"

Ich tat mein Bestes, es mir zu merken.

Ein anderes Mal brütete ich wieder über einem Text der Bhagavadgītā, die ich die Ehre hatte, komplett für meine Prüfung zu übersetzen. Ich hing fest und folgender, unvergesslicher Dialog entstand:

Köhler fragte: *Verstehen Sie den Inhalt?*

Nein, nicht richtig.

Ich auch nicht. Aber Sie haben ihn übersetzen können.

Ja.

Sehen Sie, das ist der Unterschied. Wir können durch unsere verbesserten Sprachkenntnisse alles übersetzen, ohne den Inhalt zu verstehen. Das Verstehen ist ein spiritueller Prozess. Dazu müssen Sie in die Praxis einsteigen, zum Beispiel in eine der Yogarichtungen. Dann wächst Verständnis. Erst dann können Sie den Text so übersetzen, wie Sie ihn verstanden haben aufgrund von praktischer Erfahrung.

Das sagte ein durch und durch wissenschaftlich Gelehrter. Ich bin ihm auf ewig dankbar, mir als jungem Menschen den Weg zur Einfachheit geebnet zu haben. Das Einfache offenbart sich immer im Jetzt, im Hier, in diesem Moment und verlangt deshalb volle Aufmerksamkeit und Wachheit. Wir sind normalerweise – und davon bin ich quirliger Mensch keine Ausnahme – mit vielen Dingen gleichzeitig beschäftigt und denken an etwas ganz anderes, als an das, was gerade ansteht. Das dualistische Denken äußert sich im ständigen Abschweifen, im Auffächern unzähliger Möglichkeiten. Das hat gewisse Vorzüge, die unser Leben angenehm machen, vor allem, wenn diese Vielheiten in die Tat umgesetzt werden. So entstehen zum Beispiel Apparatismus und Pillenmeere. In die **Ein**-heit zu kommen, heißt aber, die verteilten Energien zu bündeln, gleich einem Fluss feste Ufer zu bilden und sich auf das Eine, das gerade ansteht, zu sammeln. Das ermöglicht ein höheres Energieniveau. Um es zu erreichen, steht am Anfang die Konzentration, die mit einem Fokus auf etwas Bestimmtes einhergeht. Später entwickelt sich daraus die Fähigkeit der inneren Sammlung. Einfachheit hat also mit einem anderen Energiemanagement zu tun. Das Naheliegende wahrzunehmen, erfordert den Blick aufs Wesentliche in diesem speziellen Moment und eine entsprechende Reaktion. Wie kommt man dahin? Durch Loslassen sämtlicher Mauern aus „viel Wissen". Es ist wie eine blitzartige Hierarchisierung

der gebotenen Möglichkeiten, die man zur Verfügung hat. Feste Glaubenssätze stehen einem dabei im Wege. Somit hat Einfachheit auch mit Toleranz und Wahlmöglichkeiten zu tun.

Einfachheit ist auch eine Ermessensfrage, was in diesem Moment zur Situation oder zu einem Problem als Lösung passt. Wer lösungsorientiert denkt und arbeitet, wird beinahe automatisch einfach. Komplizierte Wege bleiben in der Regel im Problem stecken, beleuchten es zwar von allen Seiten und bringen auch viele mögliche Diagnosen hervor. Aber oft fehlt der Blick für die Lösung, weil niemand daran denkt, dass es auch einfach gehen könnte. Eine einfache Lösung gewinnt so einen Überraschungseffekt, weil wir gewohnt sind, kompliziert zu denken. Eine komplizierte Lösung gibt es gar nicht, da jede Lösung an sich schon einfach ist. Entweder man findet eine gute Lösung, dann ist sie einfach, oder man findet keine Lösung, dann bleibt alles kompliziert. So einfach ist das!

Es gibt hierbei auch noch verschiedene Grade der Einfachheit. Am einfachsten ist, es der Natur abzuschauen, die ist die Meisterin pragmatischer, millionenfach erprobter Lösungsangebote. Dadurch, dass wir Menschen im Gegensatz zu Gott, der alles weiß, meinen, alles besser zu wissen, wählen wir komplizierte Wege, die zu keinem wirklichen Ziel führen. Mit einem „wirklichen Ziel" meine ich das Angebot, das den Patienten in die Verfassung bringt, sein Problem selbst zu lösen und auf allen Ebenen heil und ganz zu werden. Das Einfache ist daher nicht nur heiter und lösend, sondern heilend. Komplizierte Methoden erreichen eventuell eine Gesundung, was in der Regel nur das Verschwinden von Symptomen bedeutet. Heilung ist wesentlich mehr, weil sie die Wurzel einer Krankheit erreicht. Das geht wiederum nur durch drastische Vereinfachung der Methodik. Ein gutes Beispiel ist die Miasmatik.

Der Blick auf die Sammlung von vielen Symptomen erfordert ein solides Handwerk des Repertorisierens, das heute gerne mit einem Computer geleistet wird. Das ist ein komplizierter Vorgang und benötigt viel Zeit zwecks Sammlung von Symptomen und Findung des Simile. Selbst wenn am Computer repertorisiert wird und er diese Fleißarbeit übernimmt, ist der Vorgang dennoch kompliziert, weil man einen Apparat benötigt, in dessen Software jemand alle Daten eingegeben hat. Aber selbst wenn alles Wissen über eine Arznei gespeichert, abgerufen, mit den Symptomen des Patienten verglichen, das Simile gefunden wurde und es beim Patienten nicht wirkt, was dann?

Der einfachste Weg ist – und das bestätigen immer mehr Therapeuten – miasmatisch wahrzunehmen. Dann hat man es mit vier hauptsächlichen Dynamiken des Krankwerdens und Gesundwerdens zu tun und ordnet entsprechend die Mittel. Warum die meisten Homöopathen nicht so arbeiten, liegt nicht etwa daran, dass die Miasmen kompliziert sind, sondern dass der Glaubenssatz besteht, sie seien es, weil die Literatur die Thematik so kompliziert darstellt. Jeder kann sich aber aufgrund eigener Entscheidung ein eigenes Urteil bilden. Sich mit Miasmen

zu befassen, heißt, den direkten Weg zu unserem Menschsein, an die Wurzel von Krankheit zu gehen. Beide Wege, die sich in realiter noch weiter verzweigen, haben in der Homöopathie Heilungserfolge und sind daher wertfrei zu sehen. Wenn aber jemand einfacher im Denken und Handeln werden will, sucht er übergeordnete Standorte, von denen aus mehr Überblick auf Zusammenhänge besteht und entsteht.

Auch diesbezüglich erinnere ich mich an eines meiner Studienfächer. Da ich mich schon immer für Meteorologie interessierte, schrieb ich mich für zwei Semester in das Fach „Luftbildinterpretation" ein. Der leitende Professor war äußerst originell und lud uns immer wieder zu dem faszinierenden Dia-Schauspiel ein, den Meeresgrund von der Luft aus zu erkunden, die Erdformationen aus großer Höhe zu erkennen, mit einem Wort: „Je mehr Abstand Sie haben, umso tiefer können Sie schauen und Zusammenhänge erkennen. Je näher Sie am Objekt sind, umso weniger erkennen Sie etwas von seiner Natur, von seinem Wesen, von seiner Struktur und Bedeutung."

Später nannte man es in der Quantenphysik die Unschärferelation, ein kompliziertes Wort für einen einfachen Sachverhalt. Der besagte Professor betonte, er sei „ganz einfach im Kopf gestrickt" und hielt uns an, ebenfalls klar und einfach zu denken – was uns jungen Studenten gar nicht passte, denn wir fühlten uns ja besonders intelligent, die langen Bandwurmsätze von Hegel und Kant lesen zu können, ohne sie allerdings verstanden zu haben. Das komplizierte Denken hat sicher während der

Ausbildungszeit einen gewissen Reiz, weil es die grauen Zellen trainiert, aber es wird letztlich zur Spielerei, wenn danach keine Lösungen kommen, wofür die Denkgebäude im Leben gut sein sollen. Mir war aufgrund meines niedrigen Intelligenzquotienten schon im Ansatz unmöglich, komplexe Gedankengänge von Nietzsche, Kant und Hegel nachzuvollziehen und ich bewunderte Kollegen, die das konnten. Wir mussten Intelligenztests machen, die ich alle nicht bestand, weil ich zu kreativ war und viele Lösungen fand, aber nicht die gewünschte. Vielleicht half mir mein „einfach gestricktes" Hirn dazu, die Einfachheit, das Naheliegendste zu suchen und oft zu finden.

„Weniger ist mehr" tönt es tugendhaft durch die Naturheilkunde. Warum stimmt das? Weil das Wenige, auf das wir uns konzentrieren, mehr Raum bekommt, als wenn wir es auf viele Kanäle aufteilen. Das Eine kann großräumiger wirken. Dafür spricht zum Beispiel die konstitutionelle Therapie der Homöopathie.

Ich habe mich oft gefragt, wie die Einfachheit zu trainieren sei oder wie sie leichter zu erwerben sei. Ich bin dabei auf eine sehr einfache Lösung gekommen, die ich durch ein kürzlich erlebtes Fallbeispiel erläutern möchte:

Eine Patientin rief mich an wegen chronischer Heiserkeit. Sie war bereits bei insgesamt 13 Therapeuten aller Richtungen gewesen. Die einen diagnostizierten eine psychosomatische Problematik, die anderen ein Mutterproblem, jemand sprach von Krebs, der nächste von Lunge-Dickdarmblockade usw. Die 34-jährige Patientin war völlig verwirrt und verunsichert und glaubte schließlich, schwer erkrankt zu sein. Sie meinte, nur noch Geistheilung könne ihr helfen.

In diesem Chaos der Diagnosen und Ängste suchte ich nach der naheliegendsten Ordnung. Ich hörte genau auf ihre Stimme, die blechern klang, etwas quäkend, ohne Brusttöne.

Vor mir saß eine blonde Dame. Ich fragte, ob sie eine Bindegewebsschwäche habe, Antwort: Ja. Ob sie viel sprechen müsse, Antwort: Nein, sie sei Mutter und Hausfrau. Als ich hörte, sie sei kurz vor ihrem 35sten Geburtstag, sagte mein Sängerverstand: Die Stimmritze schließt nicht richtig, dadurch fließt so genannte „heiße Luft" durch die Ritze, was sie entzündet. Die Ursache ist zu flache Atmung. Dazu kommt, dass das schwache Bindegewebe keine gute Stütze für die Atemsäule ergibt. Ergo ist Stimmbildung und Atemtraining angesagt. Ich empfahl ihr den dazu nötigen Unterricht. Sie nahm drei Stunden und das Problem war auf immer verschwunden. Sie setzte den Unterricht fort und fand allmählich Gefallen an Sprache und Singen. Das war die ganze Therapie.

Das war die einfachste und naheliegendste Lösung und brachte Heilung. Ich warf bei der Begutachtung des Falles nur etwas in die Waagschale, was ich mal gelernt hatte, weiter nichts. Viele solcher Fälle haben mich gelehrt, dass wir Therapeuten viel zu wenig das nutzen, was wir im Leben gelernt haben, was uns zur zweiten Natur geworden ist, ehe wir zu therapieren begannen. Gerade unter den Heilpraktikern haben die meisten vorher andere Berufe gehabt und dabei sehr viel gelernt, wie zum Beispiel Menschenkenntnis, Umgang mit Kunden oder Didaktik und Methodik als Lehrer, ein Handwerk – was auch immer. Wir haben ein großes Erfahrungspotenzial, das wir viel zu wenig nutzen, um in einer Situation den gesunden Menschenverstand einzusetzen. Wir erliegen leicht dem Irrtum, unser früheres Berufsleben spiele keine Rolle im jetzigen neuen Beruf. Aber wir sind derselbe Mensch und zu uns gehört unsere Lebenserfahrung, die wir ehren und anwenden sollten.

Früher war ich immer wehmütig wegen meiner vielen Mäander im Leben, die mich in die abstrusesten Gebiete führten, ohne damit auch nur eine Mark bzw. einen Euro zu verdienen. Alles schien so sinnlos, wenngleich es doch auch Freude bereitet hatte. Ich sah in meinem Studium von 23 Semestern Länge und allen möglichen Prüfungen keinen Nährwert und schaute stets auf das, was ich eigentlich gerne getan hätte, nämlich Menschen in ihre Heilung bewegen. Als ich dann die Praxis eröffnete, erlebte ich hautnah, dass ich nichts im Leben umsonst angeschaut, angefasst, gelernt und erworben hatte. Alle Fäden vereinigten sich zu einem Ganzen, das ich als Mensch bin.

Ich habe diese Erkenntnis schon vielen Kollegen weitergegeben, deren Praxis angeblich deshalb nicht lief, weil sie meinten, noch nicht genügend Fortbildungen gemacht zu haben, um erfolgreich zu sein. Mit einem Leidenden umzugehen, erfordert nicht nur ein therapeutisches Handwerk, sondern vieles, was wir sozusagen nebenbei gelernt haben oder als Gabe

besitzen wie zum Beispiel Empathie. Wir müssen alle diese Erfahrungsschätze nur in den Kreis unserer Heilkunst hereinnehmen, dann passieren ganz überraschende Dinge wie zum Beispiel die Erkenntnis: Zur Heilkunst gehört Lebenserfahrung, egal in welcher Weise und wo man sie erworben hat. Es ist wirklich nur eine Fokusänderung, indem wir nicht auf das schauen, was uns (noch) fehlt, sondern auf das, was wir alles schon haben und mitbringen. Das ist keine spektakuläre Erkenntnis, sondern eine sehr einfache.

Wenn wir unseren gesunden Menschenverstand kraft unseres Erfahrungshintergrundes immer als Erstes einsetzen, werden unsere Therapievorschläge deutlich einfacher. In einem Punkt agieren viele Therapeuten schon in diese Richtung, indem sie beispielsweise Patienten an einen Kollegen überweisen, weil sie selbst die Behandlungsmethode nicht beherrschen, die nötig wäre, oder weil sie dem Patienten eine lange Anreise ersparen möchten. Doch sind das eher die äußeren Vereinfachungstendenzen. Ich spreche natürlich mehr von der Einfachheit der Vorgehensweise im Erkennen, was im Augenblick sinnvoll für einen Patienten ist. Dazu bedarf es der Intuition und des Vertrauens in den ersten Eindruck. Das ist wieder so etwas, was uns komplizert Denkenden schwerfällt. Dem ersten Eindruck vertrauen – da kommt sofort das Argument: Aber wenn ich mich nun täusche?

Wer das sagt, hat noch nie dem ERSTEN Eindruck vertraut, sondern meistens dem zweiten, der dann nicht der richtige war. Wie oft sagen wir: Hätte ich doch gleich das Erste getan, das mir in den Sinn kam. Wir lieben es aber kompliziert.

In unserer Medial- und Heilerschulung, an der vor allem Therapeuten teilnehmen, geht es ausschließlich darum, dem ersten Eindruck zu vertrauen, sich zu vertrauen, sich fallen zu lassen in den ersten Impuls der Wahrnehmung. Das ist nicht nur eine kreative Art, sein Bewusstsein einzusetzen, sondern äußerst ökonomisch und einfach. Wie zu erwarten, tun sich viele am Anfang schwer, dem ersten Eindruck zu vertrauen, denn er bedeutet Kontrollverlust und Loslassen. Wenn wir jedoch nicht einmal uns selbst vertrauen, wie soll dann Vertrauen in den Sinn des Lebens wachsen?

Einfachheit bedeutet somit auch, **Selbst**-Vertrauen zu entwickeln und die intuitiven Sinne anzuwenden. Wie die jahrzehntelange Erfahrung lehrt, werden dadurch auch die physischen Sinne und der gesunde Menschenverstand geschärft.

Zur Entwicklung von Einfachheit gehört beim Therapeuten auch ein Prozess, dem Patienten mehr Verantwortung für seine Krankheit und seine Genesung zu übertragen. Durch unser oft zu schnelles Helfenwollen – aus welchen Beweggründen auch immer – übersehen wir, dass das Potenzial der Heilkräfte viel besser wirken kann, wenn wir vom dauernden Machen zum Geschehenlassen wechseln. Die Idee der Machbarkeit hat auch die Naturheilszene und Komplementärmedizin erfasst. Dauernd wird etwas Neues erfunden, gefunden, um noch mehr im Krankheitsfall machen zu können. Immer wieder stelle

ich fest, dass das Lassen eine viel stärkere Veränderung bewirkt. Es begegnen mir Patienten und Kollegen, die jahrelang in Therapie sind und dennoch nie richtig heil werden. Es gibt zwar Zeichen der Gesundung, aber Heilung findet nicht statt. Immer bleibt ein Band zu einem oder mehreren Therapeuten erhalten. Vielleicht ist uns durch die schiere Möglichkeit des Impfens so tief ins Bewusstsein die Botschaft eingepflanzt worden: „Du kannst das nicht alleine, du bist zu schwach", dass wir therapiesüchtig geworden sind. Ein Mensch, der keine Therapie macht, wird argwöhnisch beäugt. „Der verdrängt was, der will sein Problem nicht anschauen." Unter den Therapeuten ist die Situation etwas anders. Durch die Berliner Schule mit Hans-Jürgen Achtzehn und Andreas Krüger wurde durch die „Prozessorientierte Homöopathie" klar, dass der Therapeut selbst erlebt haben muss, was Heilung bedeutet, dass er an dem Prozess, den der Patient durchläuft, teilnimmt und dass Schattenarbeit angesagt ist. Diese Erkenntnisse waren dringend nötig und haben die Glaubwürdigkeit der Therapeuten und der Therapien verbessert. Auf einen einfachen Nenner gebracht, heißt das: Der Heiler sollte in sich selbst erfahren haben, was heil und ganz sein bedeutet. Ich füge hinzu: den Unterschied von Genesung und Heilung selbst erlebt haben. Wenn man das nämlich an sich selbst erfahren hat, wird es einfacher zu begreifen, dass Heilung so etwas wie eine gute Geschichte ist: Sie hat einen Anfang und ein gutes Ende, Betonung auf „Ende". Sie ist auch mit der Sprache vergleichbar, in der es einen Satzanfang und ein Satzende gibt. Heilung schließt Linderung und Genesung ein, aber Gesundung oder Genesung schließt nicht unbedingt Heilung ein. Sie hat nicht so tiefe Wurzeln und bedient hauptsächlich unsere Vorstellung, dass das Verschwinden von Symptomen ausreicht. Deshalb gibt es häufig ein „nächstes Mal", die Wiederkehr von Symptomen oder Krankheiten. Zum Gesundheitswahn gehört der Schatten des Krankheitswahns und Therapiewahns. Wer jahrelang in Therapie bleibt, hat einen unterbewussten Kontrollmechanismus und einen Widersacher, der einflüstert: „Du kannst das nicht alleine, du bist zu schwach." So entsteht eine „unendliche Geschichte" oder eine Sprache ohne Punkt und Komma. Die Geschichte kommt von irgendwoher und driftet irgendwohin, vorzugsweise von einem Therapeuten zum andern. Es gibt eben nicht nur Briefmarken- oder Autosammler, sondern auch Therapien- und Therapeutensammler. Dauertherapie kann keine Heilung bringen, weil das gesamte Energiesystem dadurch verlernt, mit akuten Konflikten umzugehen. Wenn dem Organismus keine Pause von Mitteln und Therapien gegönnt wird, wird er, wie bei einer Dauerimpfung, immer infantiler. Dem Immunsystem wird seine Arbeit entzogen, es kommt zur Entlassung vieler körpereigener Helfer, die Selbstheilungskräfte versiegen Schritt um Schritt. Die unendliche Geschichte von Therapien führt zur Abhängigkeit und Therapiesucht und zum bedingten Reflex „Ich kann nur, wenn…." Es werden immer mehr und stärkere Reize nötig, damit das erschlaffte Energiesystem noch reagiert. Vonseiten der Betroffenen werden viele Argumentenberge aufgefahren, warum das so sein

muss, seien es karmische, astrologische, familiensystemische oder sonstige Gründe. Das sind aber nur Vorwände, um nicht selbst in die Tat zu kommen, etwas nicht loslassen zu müssen. Dazu ein amüsanter Seitensprung in meine Praxisarbeit.

Es kamen vor Jahren gehäuft Homöopathen zur Behandlung mit der Erwartung, ich fände das ultimative Mittel, nachdem sie schon so viele ausprobiert hatten, jedoch ohne den gewünschten Erfolg. Zu ihrem Erstaunen sagte ich:

„Ja, das stimmt, ich habe tatsächlich für Sie das absolute Simillimum!"

„Ach, tatsächlich?"

„Ja!"

Ich zückte eine wunderschöne grüne 100 ml-Glasflasche mit dem Etikett „Kein Mittel" und überreichte sie strahlend dem Patienten oder der Patientin.

Wie zu erwarten, starrten die Kollegen ungläubig auf die Flasche und waren verwirrt. Das war ein gutes Zeichen, weil dadurch die sykotische Fixierung eine erste und notwendige Irritation erlitt. Nicht die Erwartung eines Patienten zu erfüllen, sondern seinen Fokus woanders hinzulenken, ist sehr heilsam. Aber zugleich erfülle ich die Erwartung, ganz dicht bei dem Patienten zu sein, alle meine Sinne für die Wahrnehmung einzusetzen, um zu erkennen: Mit wem habe ich es zu tun? Welche Potenziale und Selbstheilungskräfte sind vorhanden?

Wenn mich meine eigene Schulung („medial sieht man besser") in den über 30

Jahren nur dazu geführt hat, bei einem Kranken vor mir in Sekundenschnelle seine Potenziale wahrzunehmen, hat sich das lange Üben gelohnt. Als vormals sehr intellektuell orientierte Person habe ich gelernt, dass dies **ein** Weg in die Einfachheit ist, abgesehen von meiner spirituellen Zen-Schulung, die noch mal auf ganz andere Weise Einfachheit erforderte. Bei einem Menschen sofort die Potenziale zu erkennen heißt, die Fixierung auf die Pathologie der Krankheit für einen Augenblick beiseitezuschieben, um den Weg freizubekommen für die Heilungsmöglichkeiten des Patienten, bedeutet, die Perspektive zu wechseln. Interessanterweise wird durch diesen momenthaften Vorgang der Blick für die Pathologie ebenfalls geschärft, weil alle Sinne eingesetzt werden und nicht nur der Sehsinn, um klinische Befunde zu lesen.

Diesbezüglich hatte ich ein nicht minder amüsantes Erlebnis mit dem hervorragenden Homöopathen Dr. Norbert Enders anlässlich seines Vortrags auf einem Homöopathiekongress. Er schilderte als Beispiel, wie genau er das Platznehmen des Patienten beobachte. Da er auch ein begabter Komödiant ist, stellte er selbst dar, wie viele Arten des Platznehmens er wahrnehme, was sie darüber aussagten, wie die Patienten den Platz in ihrem Leben einnehmen, und zu welcher Mittelwahl er sich dadurch hingezogen fühle. Alle amüsierten sich über die Vorführung, ahnten aber auch den Ernst, den Dr. Enders uns damit vermittelte: Alle Sinne einsetzen für die Erscheinung und Verhaltensweisen der

Patienten in der prä-anamnestischen Phase. Denn da verhält er sich natürlich.

Keine Frage, dass ich mich in dieser Denkweise zu Hause fühle und vom ersten Telefonat an bereits einen Menschen auf mich wirken lasse. Die Frage „Mit wem habe ich es zu tun?" sucht ja nicht nur eine Antwort auf die Krankheitssymptome, sondern danach, was ich dem Patienten zutrauen kann. Dazu muss ich aber seine positiven Potenziale wahrnehmen. Das wiederum vereinfacht die therapeutische Arbeit um ein Vielfaches.

Das sind in der Übersicht die Themen, um die es in diesem Buch und in dem Miasma der Psora geht. Sollte bis hierher der Eindruck entstanden sein, durch die Einfachheit würde die Krankheit überflüssig, so möchte ich dazu sagen: Ich ehre die Krankheit, denn sie ist bereits der Lösungsversuch eines Organismus, aus der Starre, aus dem Problem herauszukommen. Ich möchte zwar nicht frohlockend die „Krankheit als Chance" bezeichnen, aber als Weg aus etwas heraus, das dem System nicht gut tut. Darum sind Symptome und die nonverbale Sprache eines Organismus zu ehren und nicht zu unterdrücken. Ich betrachte mich und den Therapeuten im Allgemeinen als Hebamme, die dem Patienten in seinem eigenen Versuch assistiert, sich aus den Fängen irgendeiner Blockade, Stagnation oder Disharmonie zu befreien. Mir liegt sein Wohl am Herzen, deshalb suche ich nach der einfachsten Lösung, um ihm seine Konfliktlösung zu erleichtern.

9.1 Voraussetzungen für die Einfachheit

Wie eingangs gesagt, ist die Einfachheit kein Produkt des Nachdenkens, des Analysierens, des Intellekts, sondern ein Prozess, in dem es zunächst einmal um die Integration des linken und rechten Gehirns geht, also um ganzheitliches Denken und Wahrnehmen. Wenn wir blitzartig eine Situation oder einen Sachverhalt von lateral = getrennt rechts betont und links betont sowie vernetzt, d.h. rechts-links-vorne-hinten, anschauen können, gewinnen wir einen Überblick und Durchblick ohne emotionale Einmischung. Je besser eine neuronale Vernetzung funktioniert, umso weniger wird das limbische System aktiviert, das uns bei der Beurteilung einer Situation oder bei einer Entscheidung oft im Wege steht. Die Angewandte Kinesiologie hat hierzu bewährte Methoden der Stressreduzierung entwickelt und viele Variationen, wie man zum ganzheitlichen, also integrierten Denken kommen kann, anzubieten. Ich möchte es erwähnen, aber nicht weiter darauf eingehen, weil wir sonst ein neues, zu großes Feld betreten müssten und den Rahmen dieses Kapitels sprengen würden.

Ganzheitliches Denken und Wahrnehmen sollte jedem Vertreter der Ganzheitsmedizin ein Anliegen sein; deshalb baue ich darauf auf und gehe auf einige Fähigkeiten ein, die in der Tat eine gute Voraussetzung zur Entwicklung von Einfachheit sind.

9.1.1 Das Wahrnehmen der Potenziale

Ich kann aus eigener Erfahrung sagen, dass nichts mein Leben so bereichert hat wie die Fähigkeit, in einem Energiesystem die Potenziale ebenso wahrzunehmen wie die Defizite. Durch meine Medial- und Heilerschulung ist es mir von Anbeginn zur zweiten Natur geworden, mich gut um mein eigenes Energiesystem zu kümmern, Abschalten und Loslassen von der Pike auf zu lernen und zu begreifen, dass das Heilende nur darin liegen kann, beim anderen zuerst die Potenziale mit den sensitiven Sinnen zu erspüren, zu sehen, zu hören. Diese allmähliche Entwicklung meiner eigenen Medialität und Heilerfähigkeit lehrte mich die Einfachheit am meisten, denn ich sah, dass mein eigenes, vormals äußerst chaotisches, kompliziertes Leben sich von Grund auf änderte. Ich hatte mehr Energie zur Verfügung, ich war positiv eingestimmt wie ein wertvolles Instrument und ich sah gleichzeitig meine Sinne viel schärfer werden. Wenn ich heute einen Menschen anschaue, sehe ich sofort seine Schwächen, noch viel schneller als früher, als ich ständig Haare in irgendwelchen Suppen suchte und fand. Heute kommt zeitgleich zum Erfassen, wo die Ursache von Krankheit liegt und in welcher Ebene die Regulationsstarre ist, der uneingeschränkte Blick auf die Potenziale. Darunter verstehe ich Qualitäten, Gaben, Talente und Fähigkeiten eines Menschen, die ich unter dem Begriff der „Selbstheilungskräfte" summiere. Die Potenziale sind in einer ganzheitlichen Behandlung des Patienten meine wichtigsten Partner, denn sie sind die gesunden Teile des Bewusstseins und bedürfen der Anregung, damit Regulationsfähigkeit, Gesundung und Heilung entstehen können.

Das zeigt sich in der Praxis auf ganz einfache Weise:

Ein Patient ist chronisch krank. Er hat seit zehn Jahren Kopfweh, Gliedersteife und zu allem Überfluss nun auch noch ein Prostataadenom. Sein Leben besteht seit geraumer Zeit aus Besuchen bei diversen Therapeuten und im Schlucken zahlloser Heilmittel. Wir kennen diese Situation alle zur Genüge! Jeder von uns, der ganzheitlich denkt und arbeitet, erkennt, hier muss einiges, ja, vielleicht vieles im Leben des Patienten geändert werden. Er trinkt jeden Abend drei Flaschen Bier, sitzt ab 20 Uhr vor dem Fernseher, unterhält sich nicht mehr mit seiner Frau und klagt, wie schlecht die Welt sei. Wir wissen, Heilung ist Bewegung. Also müssen wir außer einer neuen Medikamentenverschreibung dem Patienten klar machen, dass die krankmachenden äußeren Lebensbedingungen angeschaut und geändert werden müssen, da sonst Heilung nicht möglich ist. Das lehrt nicht nur Hahnemann, sondern jeder Vertreter der Heilkunst. Mit einer Ausnahme: die Hardliner der Schulmedizin, die sagen, es könne alles beim Alten bleiben und dafür sorgen, dass mit Cortison die Gelenksteifigkeit verschwindet. Dafür wird der Patient noch dicker und klagt übers Übergewicht und Nierenprobleme. Der Arzt betrachtet seinen Patienten als geheilt, weil die Schmerzen weg sind, und schickt den Patienten zum Kollegen, der internistisch die Fettleber behandelt. Der verordnet weitere Medikamente zur Entwässerung und Stuhlregulation. Der Patient geht zwanzigmal pro Tag auf die Toilette, er nimmt ein Kilo ab und wird als geheilt entlassen. Aber nun wird der Patient depressiv und extrem wortkarg und bekommt eine Überweisung zum Psychologen. Der stellt ein neues Etikett aus, „Lethargische Depression", verschreibt ein Psychopharmakon zur Stimmungsaufhellung und der Patient wird als geheilt entlassen. Jetzt ist der Patient öfter mal euphorisch, dafür hat er „plötzlich" Nierenstechen. Also geht er zum Urologen usw. usw. Wer kennt nicht solche Odysseen von einer Pseudoheilung zur nächsten, bis der Patient vor uns sitzt und hofft, dass wir das Zaubermittel finden, damit alles besser wird, ohne dass er etwas im Leben ändern muss?! Als Homöopathen agieren wir jetzt gerne nach dem Motto „Das Mittel wird es schon richten" und nähren die Hoffnung, dass die Dynamis auf die richtige Weise angeregt werde. Erfreulicherweise tut sie das ja auch bei Patienten, die einsichtig sind und die Erkenntnis bereits gewonnen haben, dass Heilung etwas mit Bewegung und dies mit Wandlung und dies mit Veränderung im alltäglichen Leben zu tun hat.

Aber wie oft haben wir solche Patienten? Meistens begegnet uns der Patient wie oben beschrieben. Wenn das verordnete Mittel nicht greift, verordnen wir ein neues und hoffen, dass es diesmal klappt. Als Vertreter der „Mangelhomöopathen" glauben wir spätestens ab dem dritten Mittel, dass wir keine guten Homöopathen und nicht der richtige Therapeut sind, ja, vielleicht die gesamte Heilkunst ein „Griff ins Klo" ist, wie mir einmal allen Ernstes ein Kollege sagte, und nun resigniert an einen Kollegen überweisen. Hand aufs Herz: Kennen wir nicht alle solche Augenblicke, zu denen uns ein Patient getrieben hat, der einfach nicht gesund wird? Natürlich kennen wir das! Ich habe bis jetzt noch keinen Kollegen getroffen, der über Heilungserfolge von Patienten berichten könnte, die stur bei ihrem Lebensstil blieben. Die einfache Lösung ist zu erkennen: Der Patient muss etwas aktiv in seinem Leben ändern, die Primitvformel: Symptom + Mittel = Symptom weg = Heilung geht nicht auf!

Aber es kommt ja noch schlimmer.

Wir sagen dem Patienten vielleicht, was es zu ändern gäbe, wir klären ihn auf, er hört sich das an, wie er sich das bei unseren Vorgängern auch angehört hat, ohne etwas in die Tat umzusetzen. Wie oft höre ich von Kollegen: „Ich habe das Gefühl, ich rede gegen Wände, die hört einfach nicht zu, der kapiert das einfach nicht." Dieser Weg muss in die Sackgasse führen, weil die Bereitschaft im Leben etwas zu ändern, um wieder gesund zu werden, keine Frage der Intelligenz oder des Intellekts ist, sondern der neuen Erfahrung, dass es auch anders geht. Dazu braucht der Patient neue Anregungen. Woher nehmen, wenn nicht von dort, wo jede Menge Potenzial brachliegt? Der Patient bringt ja seine Lösungen mit und diese sehe ich in seinen Fähigkeiten und Qualitäten, die zu seiner Persönlichkeit gehören. Lenke ich die Aufmerksamkeit des Patienten auf die vorhandene Fülle, auf seine Potenziale, ist er viel zugänglicher für notwendige Veränderungen. Ich möchte dazu zwei eindrückliche Beispiele schildern.

9.1.2 Bronchitis

Ich hatte mir, als ich noch Sängerin war, eine chronische Bronchitis zugezogen, die vier Monate lang nicht ausheilte. Ich probierte alles Mögliche aus, nichts half. Weder schulmedizinische noch homöopathische Mittel zeigten irgendeine lindernde Wirkung. Nur die Lungenfachärzte waren begeistert von meiner Zwerchfellaktivität beim Hustenanfall, weil sie noch nie einen Sängerprofi so professionell atmend und hustend erlebt hatten. Ich war völlig am Ende, musste Konzerte absagen, die meine Lebensgrundlage bildeten. Es kamen also zu allem Übel noch extreme Existenzängste dazu. Jemand empfahl mir einen Heilpraktiker. Als ich ihn traf, dachte ich, Paracelsus persönlich zu begegnen, so ähnlich sah er dem alten Renaissancearzt. Er machte nach der Irisdiagnose und vielen Tests nach Penzel ein ernstes Gesicht und sagte: „Tja, da gibt es einiges, was Sie dringend in Ihrem Leben ändern müssen. Ich kann Ihnen Medikamente aufschreiben, aber das alleine bringt`s nicht." Nach einer bedeutungsvollen Pause zählte er auf, was es zu ändern galt:

- Täglich Sport durch Laufen oder Radfahren.
- Nicht so viele Stunden am Stück singen.
- Mehr Ruhepausen einlegen.

Mir schoss nur ein Wort durch den Sinn: „Blödmann, der hat keine Ahnung." Ich klärte den Herrn auf, dass ich in meinem Musikerdasein nichts ändern könne. Ich wurde etwas heftig und hustete eine Runde. Er hörte schweigend zu. Dann wechselte er plötzlich das Thema, fragte mich, was mich denn außer der Musik noch im Leben interessiere. Wir kamen in ein lebhaftes Gespräch, das mich begeisterte, weil wir ähnliche Interessen hatten. Ich sagte ihm, dass mich die Heilkunde immer schon fasziniert hätte und ich am liebsten auch Heilpraktikerin werden würde, später mal. Dann erklärte er mir anhand einer Schautafel, was er für Zusammenhänge entdeckt habe. So zum Beispiel, dass Bronchienprobleme immer auch mit der Leber, die Nieren mit dem Herzen usw. zu tun haben. Das fand ich überaus spannend. Ehe ich es merkte, war er wieder am Ausgangspunkt angekommen: Sehen Sie, das ist der Grund, warum wir eine Krankheit ganzheitlich betrachten und behandeln müssen. Das geht nur, wenn Sie als Patientin selbst aktiv werden und mithelfen, wieder Harmonie ins Leben zu bringen. Dann zückte er die Bibel mit einem lächelnden Gesicht und las mir irgendeine schöne Stelle daraus vor.

Ich fühlte mich mit einem Mal nicht mehr als elend krank, sondern etwas in mir richtete sich auf, wurde wieder stark. Dieser wunderbare Therapeut war innerhalb von 35 Minuten in der Lage gewesen, mir neue Denkanstöße zu geben, weil er sich ein Bild von mir gemacht hatte, was denn außerhalb des Berufes noch von Interesse war. Ich fühlte mich ernst genommen und war deshalb voll und ganz bereit, seine Ratschläge zu beherzigen. Innerhalb von zwei Wochen war ich geheilt, hatte lediglich heiße Ziegenmilch mit Eleutherokokkus und *Bryonia* D12 verordnet bekommen. Diesem Heilpraktiker, der fortan mein Heiler und Mentor wurde, verdanke

ich vieles, was ich heute in meiner eigenen Praxis tue. Er war nicht hellsichtig, aber verstand etwas von Menschen, von der Lösung einer Fixierung.

9.1.3 Prostatakarzinom

Ein Mann von 58 Jahren kam wegen eines Prostatakarzinoms. Er hatte vor drei Jahren seine Stellung als Topmanager einer großen Firma verloren, spielte jetzt die Rolle des Hausmanns und litt unter diesen Lebensumständen. Ich merkte, dass er ein Mensch voller Tatendrang war, viele Ideen, aber keine Ziele mehr vor Augen hatte. Die Diagnose in der Klinik war ein weiterer Keulenschlag auf sein Selbstwertgefühl, zumal seine noch berufstätige Frau sagte, nun habe sie auch noch einen kranken Mann am Hals. Alles in allem eine trostlose Situation. Ich ging zunächst ganz pragmatisch vor, erhob die persönliche und familiäre Anamnese, schrieb die Rezepte und klappte dann alle Bücher zu und schaute den Mann an, stimmte mich auf sein Energiefeld ein und sah herrliche Farben um den Hals herum. Darin erkannte ich ein großes Potenzial, schöngeistige Texte zu verfassen. Ich fragte den Herrn, ob er früher mal Tagebuch geschrieben habe. Nein. Ob er überhaupt mal gerne etwas aufgeschrieben habe. Nein. Ob er sich vorstellen könne, etwas Schöngeistiges aufzuschreiben. Nein. Warum fragen Sie das alles? Ich sagte: „Ich spüre da ein großes Potenzial, Gedanken in Worte zu fassen und ihnen eine schriftliche Form zu verleihen." Da wurde der Patient nachdenklich und sagte nach einer Weile: „Wissen Sie, ich wollte immer Journalist werden. Ich habe ein paar Kolumnen für verschiedene Zeitungen geschrieben, ach ja, auch mal fürs Feuilleton. Zum Firmenjubiläum habe ich eine Zeitung gestaltet, hat mir viel Lob eingebracht."

Wir unterhielten uns angeregt über Schreiben und Worte. Ich kam allmählich wieder zu unserem Ausgangspunkt zurück und sagte: „Was halten Sie davon, sich ein definitives Ziel zu setzen, wofür es sich lohnt, gesund zu werden? Wie wäre es mit Schreiben?" Der Patient war recht angeregt und überlegte. Er strahlte wieder Kompetenz und Aktivität aus, war motiviert und sagte: „Es hat mir so gutgetan, dass Sie mal was anderes gefragt haben als immer nur nach Krankheitssymptomen."

Wir verabschiedeten uns und der Patient verließ die Praxis. Nach einer Stunde kehrte er noch einmal zurück, nur um diese Worte zu sagen: „Ich weiß jetzt, dass ich es schaffe. Als ich meine Frau im Café traf, meinte sie, ich sähe schon so gesund aus, dass doch vielleicht alles nicht so schlimm sei wie angenommen. Ich bin jetzt voll dabei und werde alles tun, was zur Veränderung nötig ist."

Auch die Sitzung bei mir hatte nicht mehr als 40 Minuten in Anspruch genommen, und dennoch war auch hier ein Anstoß zum Bewusstseinswandel möglich gewesen. Der Patient fühlte sich als ganzer Mensch wahrgenommen und nicht nur als ein Sammelsurium von Symptomen.

Die miasmatische Therapie fand natürlich auch statt, dazu alle möglichen Ernährungsempfehlungen wie Frischsäfte und Grüntee, rhythmische Atem- und Körperbewegungsübungen, Darmsanie-

rung usw. Aber der erste Impuls zu seiner Bereitschaft war, wie der Patient nach 10 Monaten Behandlung bestätigte, meine Wahrnehmung seines Schreibtalents. „Das hat mich durch alle Höhen und Tiefen getragen."

9.2 Intuition und Kreativität

Kaum etwas wird in der sogenannten „klassischen" oder „reinen" homöopathischen Behandlung mehr missverstanden als der Einsatz von Intuition und Kreativität. Ohne Intuition funktioniert überhaupt keine Heilkunst. Denn ob es einem bewusst ist oder nicht, die intuitiven Sinne sind immer mit im Spiel, weil sie von den physischen Sinnen nicht getrennt sind. Der Leberfunktionskreis ist ja auch nicht vom Gehirnstoffwechsel und dieser nicht vom Bewegungsapparat getrennt. Ganz im Gegenteil, es würde uns für die Behandlung von Menschen ungemein nützen, die Vernetzung der Organsysteme als Körper-Geist-Einheit zu lernen statt nur Einzelfakten. Alles ist im Organismus mit allem vernetzt, sonst könnten wir nicht leben.

Es sieht von außen so aus, als seien die intuitiven oder „Hellsinne" etwas Außerordentliches. Sie sind völlig normale Gaben, denn ohne die Fähigkeit des Ahnens, Vorfühlens und der momenthaften Eingebung, ja, überhaupt des Fühlens würden wir wie Roboter handeln. Manche Menschen kommen verdächtig nahe an das Roboterwesen heran, aber im Allgemeinen sind die intuitiven Sinne eine Selbstverständlichkeit, die im Volksmund in folgenden Sätzen Ausdruck findet: „Eine gute Nase haben" oder „immer der Nase nach" oder „einen guten Riecher haben". Das Riechorgan ist das physische Äquivalent zur Hellfühligkeit.

Dass wir die intuitiven Sinne in den meisten Fällen erst wieder ins Bewusstsein bringen und schulen müssen, liegt an der Entwicklung der Technik seit 150 Jahren und an der Intellektualisierung der Medizin bzw. der Heilkunde ganz allgemein. Warum sollte also die Intuition ausgerechnet von einer energetischen Heilweise wie der Homöopathie ausgeschlossen sein? Solides Handwerk und Intuition gehören zusammen, wie auch Menschenkenntnis aufgrund von Form, Gestalt, Ausdruck, Verhalten, Sprache eines Menschen möglichst mit allen physischen Sinnen wahrgenommen werden sollte und zugleich seine Potenziale mit den intuitiven Sinnen erfasst werden sollten. Das gilt natürlich auch für die Wahl eines Heilmittels. Hier verstehe ich „Heilmittel" im weitesten Sinne, nicht nur als Arznei. Im Augenblick zu entscheiden, was der Patient braucht, heißt, durch die augenfälligen Symptome hindurchzuschauen. Dann folgt die Kreativität der Intuition auf dem Fuße.

Dazu ein eindrückliches Beispiel aus meiner Praxis:

Ein junger Arzt, der im Studium sehr erfolgreich gewesen war, kam zur Behandlung wegen Depressionen, Übelkeit und dramatischem Gewichtsverlust durch Stress. Er stand am Abgrund des Burnouts. Er sagte frei heraus, er habe keine Lust mehr zu leben. Das sagt man mal so dahin. Aber hier spürte ich eine tiefe Verzweiflung und echte Not. Auf meine Frage, was ihn denn so sehr bedrücke, be-

richtete er, er habe alles gut überstanden, die „Seziererei" im Studium, die Klinikzeit mit ihren „furchtbaren Hierarchien" und nun habe er endlich seine eigene Praxis eröffnen können. Aber er sei „total erfolglos", arbeite „bis zum Anschlag" und wisse nicht ein noch aus. Als ich zuhörte, wie pathetisch er seine Sorgen vortrug, auch seine Körpersymptome schilderte, sah ich dennoch einen blühenden jungen Mann vor mir, voller Energie, begabt – und momentan taub für die positiven Seiten seines Lebens. Ich verordnete *Lycopodium* C30 und *Oxyranus microlepidotus* (Taipanschlange) C30 im 5-Tagewechsel. Wir verabredeten den nächsten Termin nach drei Wochen, dazwischen ein Telefonat nach spätestens zwei Wochen. Ich gab zudem die Hausaufgabe, 100 Gründe aufzuschreiben: „Warum will ich gesund werden?" Als ich die Aufgabe genannt hatte, fiel der Patient mir aufgebracht förmlich ins Wort: „Ach, Sie mit Ihren komischen Übungen. Hab davon gehört. Als wenn das helfen würde!" Ich sagte: „Jetzt verhalten Sie sich unwissenschaftlich. Sie beurteilen etwas ohne eigene Erfahrung." Er stutzte kurz und verließ dann die Praxis ziemlich sauer. Seine Reaktionen zeigten mir, dass seine Leberenergie durchaus stark war und somit auch Reserven für eine Heilung vorhanden waren.

Er rief nach zwei Wochen an, berichtete lustlos, dass sich nichts verändert habe, die Mittel nichts gebracht hätten und sowieso alles sinnlos wäre. Wir vereinbarten einige Tage später schon unser Treffen. Ich hörte, was er sagte und ich spürte, was er wirklich mitteilte, nämlich „Hau mich nicht und hab mich gern, lob mich!" Da war Lebenskraft, aber durch irgendein Problem unterdrückt, da war Wut und Ärger im Spiel. Nun muss ich dazu erklären, dass ich sehr defensiv therapiere, das heißt, ich reagiere nur auf das, was der Patient freiwillig erzählt. Dadurch weiß ich, dass er „reif" ist, sich zu öffnen und etwas loswerden will. Heilen heißt für mich im Wesentlichen Loslassen. In der Zwischenzeit schrieb ich einen Text, den ich vorzulesen gedachte, nämlich einen Nachruf auf den jungen Arzt. Er kam und lamentierte über seine Unlust zu leben, die Sinnlosigkeit seines Tuns und der „ganzen Therapiererei". Ich hörte zu. Als er fertig war, las ich meinen Brief an den frisch Verblichenen vor, welche Vorzüge ihn ausgezeichnet hätten, was er Gutes an Patienten bewirkt und dass er leider viel zu früh die Erde verlassen habe, wo sich doch noch so viele Menschen gerne in seine heilenden Hände begeben hätten… Es dauerte eine Weile, bis er begriff, dass es um ihn ging. Da wachte er auf, bedankte sich für den „Nachruf", der ihm die Augen geöffnet habe. Er ging fast ohne Gruß. Aber nach zehn Tagen erfuhr ich von ihm, dass er kaskadenartig gelernt hätte, was Heilung bedeutet, selbst erlebt hätte, wie schön es sei, dankbar zu sein. Er wurde ein sehr erfolgreicher Ganzheitsmediziner, von dem ich meinerseits durch unsere Freundschaft viel lernte. Mein „Nachruf" gehörte in die Abteilung „Provokative Intervention", die ich anwende, wenn ich wahrnehme, dass der Patient in einer Sackgasse steckt, gutes Zureden nicht mehr fruchtet und das Potenzial vorhanden ist, mit dieser Strategie umzugehen. Es leuchtet ein, dass sie nichts für die Erstanamnese ist, wohl aber, wenn bereits ein gewisses Vertrauensverhältnis vorhanden ist.

9.3 Die Pause

Müssen ist an die Stelle von Muße getreten. Früher hatte man eine Stunde Mittagspause im Betrieb, heute am besten keine Pause. Keine Zeit für Pause – so rasen wir durchs Leben, damit wir mit 50 Jahren noch rechtzeitig den Herzinfarkt absolvieren. Dennoch liegt in der Pause das große Geheimnis von Heilung und von schier unerschöpflicher Kraft – im Großen wie im Kleinen. Die Inder haben dafür ein schönes Sinnbild: Brahman, der Schöpfergott, sendet den mythischen Vogel aus, durchs Nichts (Nirwana) zu fliegen, um zu schauen, ob das Nichts bereit ist, sichtbar zu werden. Dann atmet Brahman ein, dadurch entsteht die Welt. Brahman atmet aus, dadurch vergeht die Welt. Schöpfung kommt aus der Pause, der Ruhe. Ist sie einmal da, folgt sie dem Lebensprinzip, das danach trachtet, sich zu erhalten. Der Fülle der Schöpfung kann nicht gleich eine zweite Schöpfung folgen, sondern das Eingehen in die Leere, in die Pause, in die so genannte „schöpferische Pause". Das gilt natürlich auch für uns Menschen im kleinen Maßstab. Seit Jahrtausenden lehren die Weisheitsbücher, dass die Kraft in der Ruhe liegt und nicht in Unruhe, Hektik und Aktionismus. Menschen haben diese Weisheit erkannt und Menschen ignorieren sie. Erfreulicherweise hat jede Generation, jeder einzelne Mensch die Wahlmöglichkeit, diese Weisheit zu beherzigen, sie in sich aufzunehmen und in seinem Alltag umzusetzen.

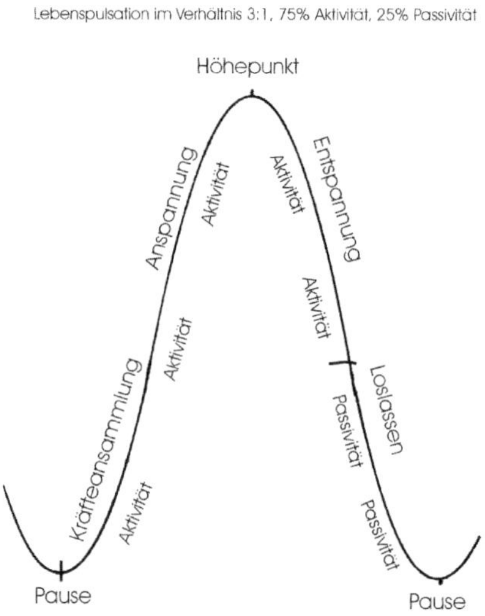

Lebenspulsation im Verhältnis 3:1, 75% Aktivität, 25% Passivität

Höhepunkt

Anspannung

Entspannung

Aktivität
Aktivität
Aktivität
Aktivität

Kräfteansammlung
Aktivität
Aktivität

Loslassen
Passivität
Passivität

Pause

Pause

Abb. 5 Pulsationswelle

Ich möchte dies an dem einfachen Bild einer Pulsationswelle illustrieren. Die Natur hat in ihren biologischen Rhythmen eine Proportion vorgesehen, nämlich 75% Aktivität und 25% Passivität. Wir können dieses Verhältnis überall wiederfinden. Obgleich es zunächst paradox klingt, so zeigt sich doch: Das eine Viertel Passivität ist entscheidend für die Lebendigkeit eines Organismus, denn in der Ruhe oder Pause klingt, schwingt und reift etwas nach und findet die eigentliche Transformation von Energie statt. In der Pause kommt etwas zu einem Ende und beginnt unhörbar etwas Neues auf einer anderen Stufe. Dieses Phänomen kennt jeder Schauspieler, Sänger oder Bläser. In der Pause klingt der Ton oder Gedanke mit dem Ausatmen nach. Dann schaltet der gesamte Organismus wieder um auf das Einatmen, um nach dieser Phase wieder einen Ton zum Klingen zu bringen. Den wirklichen Künstler erkennt man nicht an seiner technisch perfekten Darbietung, also an den 75 %

aktivem Spiel, sondern an seinem Ausdruck, an seiner Ausstrahlung, die durch den Umgang mit den Pausen heranreift. Der Künstler spricht durch die Pause, die mitnichten Nichts ist, sondern geballte Energie. In der Aufbauphase zur künstlerischen Professionalität stehen Handwerk, Technik und Virtuosität im Vordergrund. Aber dann entdeckt der Musiker, Schauspieler oder Tänzer die Pause als wichtigstes Gestaltungselement im Fluss der Klänge, Worte oder Bewegungen. Musikwerke, Poesie und Choreografie sind dann Kunstwerke, wenn sie die natürliche Pulsation von 75 % aktivem Geschehen und 25 % Passivität, also Pausen, aufweisen. Natürlich ist das nicht linear zu sehen, sondern in der Verteilung von Ruhepolen im Gesamtgeschehen des Kunstwerkes.

Alec Guinness, der berühmte englische Shakespeare-Darsteller und Filmschauspieler, schrieb in seinen Memoiren, dass sein Ruhm im Umgang mit dem Nichts, mit der Pause bestand. Viele Schauspieler versuchten, Guinness zu kopieren, seine minimale Gestik, seine Mimik. Doch er gehörte zu den wenigen unnachahmlichen Künstlern, weil er die Macht und Kraft der Pause beherrschte. Wo scheinbar nichts ist, sammelt sich blitzartig Aufmerksamkeit. Dafür braucht bisweilen der Künstler mehr Nervenkraft als für seine virtuose Darbietung. Das hängt auch damit zusammen, dass die Pause den Raum für Inspiration bietet, die sich erst auf der Bühne coram publico ergibt – oder auch nicht. In der Musik müssen wir die im Musikwerk angegebenen Pausen gemäß dem vorgegebenen Takt einhalten. Aber es gibt Angaben zur Verlangsamung (Ritardando) oder zum Innehalten und Ausklingenlassen (Fermate) und den Schlusston oder Schlussakkord. Da ist es besonders wichtig, die Pause aufblühen zu lassen.

Die natürliche Pulsation 3:1 ist auch die Grundlage der Heilkunst. Schon vor 50 Jahren sprach darüber Dr. Wilhelm Reich und nannte sie im Zusammenhang mit der Krebstherapie das „Sinnbild der orgastischen Potenz". Aus dieser Pulsationswelle geht schöpferische Kraft, also Leben hervor. Es ist nicht entscheidend, ob der Patient real sexuell tätig ist, sondern wie er seine Sexualität = schöpferisches Potenzial lebt. Wird sie als Sünde empfunden und verdrängt? Wird sie schuldbewusst gelebt? Wird sie unterdrückt? Wird sie esoterisch verbrämt? Wird sie durch Glaubenssätze kompensiert? Wird sie durch Süßigkeiten ersetzt? Diese Fragen sind deshalb wichtig, weil sie bereits den Schlüssel zum möglichen Heilungsprozess enthalten, denn die Selbstheilungskräfte werden vom „Lebensfeuer" im Becken, von den schöpferischen Potenzialen genährt. Heilung heißt Lust am Leben, Lust zu leben, die Fülle anzunehmen. Woher soll die Fülle kommen, wenn nicht von innen, von den eigenen schöpferischen Potenzialen?! Die Verneinung der orgastischen Potenz, der Kreativität und der Lust ist der kranke Nährboden, auf dem ein Organismus in degenerative Prozesse gleitet. Da in jeder Zelle Bewusstsein ist, findet auch hier die Degeneration statt – aber auch die Heilung!

Was bedeutet das alles für den Therapeuten und die Patienten?

Das Thema der Pause ist deshalb so wichtig, weil wir sie aus unserem Alltag verbannt haben. Wir schuften und schuften bis zum Kollaps. Wir werden atemlos und deshalb unrhythmisch. Alles, aber auch wirklich alles in der Natur und im Organismus ist Rhythmus und schwingt perfekt wie in einem Orchester zusammen. Wir Menschen sind die einzigen Lebewesen mit der Wahnidee, erstens, es besser zu wissen als die universale Schöpferkraft und zweitens, sich die Natur zum Untertan zu machen. Das geht nur mit roher Gewalt, die bekanntlich alles andere als rhythmisch, sondern eher nach der Primitivformel „Hau-drauf-und-Schluss" funktioniert. Das besonders Unsinnige daran ist, dass wir Menschen selbst genau den Ast absägen, auf dem wir sitzen, will sagen: Alles, was wir der Natur antun, tun wir uns an als Geschöpfe dieser Natur. Ich muss das Horrorszenario nicht weiter ausmalen, denn die unter uns, die es durchschauen, verstehen auch, dass die Lösung hier einfach sein muss und kann. Der erste Schritt aus der ignoranten Arroganz, der Vermessenheit, die Natur im Reagenzglas nachmachen zu können, ist, wieder die einfachsten Rhythmen zu beachten und damit die Pause wieder wahrzunehmen: Aktivität bei Tag zu drei Anteilen und ein Anteil Schlaf und Pausen einlegen, atmen und darauf sinnen, immer wieder nach dem Gefühl des Bauchhirns kleine Pausen einzulegen – das Bauchhirn weiß genau, wann eine Pause nötig ist. Das bedeutet Umkehr vom linearen, nach außen gerichteten Denken und Handeln zum zirkulären, nach innen gerichteten. Auf diese Weise hören wir auf einmal, dass das Herz nicht wie ein elektronisches Schlagzeug bum–bum–bum–bum schlägt, sondern die individuelle Lebensmelodie auf wunderbare Weise rhythmisch begleitet mit einer Kürze und zwei Längen und sich dabei perfekt an unser Bewusstsein und Gemüt anpasst, indem es hier ein paar Ritardandi oder dort ein kräftiges Accelerando (Schnellerwerden) „einstreut". Die Lebensmelodie wird wieder hörbar, fühlbar und nach außen sichtbar, indem wir tief atmen, was im Wesentlichen bedeutet, dass wir erneut am Ende des Ausatmens eine Pause machen. Über die Tiefatmung kommen wir abermals in die Pause – so einfach ist das und so schwer fällt es uns, denn Atmen scheint ja etwas so Normales und Selbstverständliches zu sein. Spätestens wenn der Atem aussetzt, wissen wir, dass Atem Leben ist. Die besten Pillen der Welt ersetzen nicht das, was die Natur durch ihre unzähligen Variationen, wie Lebewesen atmen können, erschaffen hat und dass dies der Inbegriff von Aktivität und Pause oder Passivität ist.

Alle paar Generationen inkarniert einmal wieder ein einfacher Heilkundiger, der die Menschen an die frische Luft holt, mit ihnen ein paar Lockerungsübungen macht und Tiefatem übt. Tausende werden wieder einmal auf einfache Weise geheilt. Dann muss es wieder kompliziert werden, denn mit Atmen kann man keine Millionen verdienen und Pharmakonzerne aufbauen. Tiefatem ist langweilig und anstrengend, deshalb erschafft der rastlose Geist so viele Überbauten, bis wieder ganz vielen Menschen und Tieren die Luft ausgeht. Dann werden Apparate erfunden, um künstlich zu beatmen und Medikamente, um die zarten Restbestände von Sauerstoff im Blut zu verwerten. Ist das nicht grotesk? Die einfache Lösung ist nicht gefragt, sie ist ja bloß lebensnotwendig.

Wir können an diesem Beispiel gut erkennen, dass die menschliche schöpferische, kreative Kraft sowohl negativ als auch positiv genutzt werden kann. Wir haben die Wahl. Die Umkehr ist immer möglich, wenn wir zuerst in den Spiegel der Wahrhaftigkeit schauen, was wir alles an Vermeidungstaktiken erfinden, um nur ja nicht das Naheliegende zu sehen.

Fassen wir zusammen:

In die Pause und damit in einen natürlichen Lebensrhythmus zu kommen, beginnt mit dem Bewusstmachen des Atmens. Wenn der Tiefatem wieder möglich ist, ist auch die Pause da. Aus der Pause erwächst die Kraft, die vollkommene Wellenbewegung von Aufbau, Anspannung, Höhepunkt, Entspannung, Loslassen zu erleben. Allein dies ins Bewusstsein zu bringen, baut die Energiekurve wieder auf.

Wie kann man das üben?

9.3.1 Die Übung „Innehalten"

Diese Übung ist so einfach, dass man ihre tiefgreifende Wirkung gar nicht glauben kann.

Halten Sie mehrmals am Tag, wenn Sie in alltäglicher Bewegung sind, also in der aktiven Phase, für 30 bis 40 Sekunden inne. Spüren Sie, wo Ihr Atem ist, spüren Sie das Sausen im Kopf und im Körper. Atmen Sie tief und ruhig, indem Sie den Atemfluss durch die Bauchbewegung spüren. Versuchen Sie dabei, wie bei einer inneren Dusche weißes Licht von oben nach unten durch den Körper fließen zu lassen, in die Erde hinein.

Sinn der Übung: Innehalten, bei sich zu Hause sein, in der Mitte und geerdet sein, seiner Lichtnatur innewerden.

Anstatt täglich 20 oder 30 Minuten am Stück zu meditieren, empfehle ich, unserem westlichen, beweglichen, eher nervösen Bewusstsein gemäß, öfter innezuhalten. Das schult ungemein, wieder in einen rhythmischen Wechsel von Aktion und Pause zu kommen. Bei dieser einfachen Übung schleppen wir keine großen religionsphilosophischen Überbauten mit, müssen keine großartige Leistung vollbringen, sondern können die halbe Minute in jeder alltäglichen Lebenslage aufbringen und werden staunen, wie heilsam diese unscheinbare Übung ist.

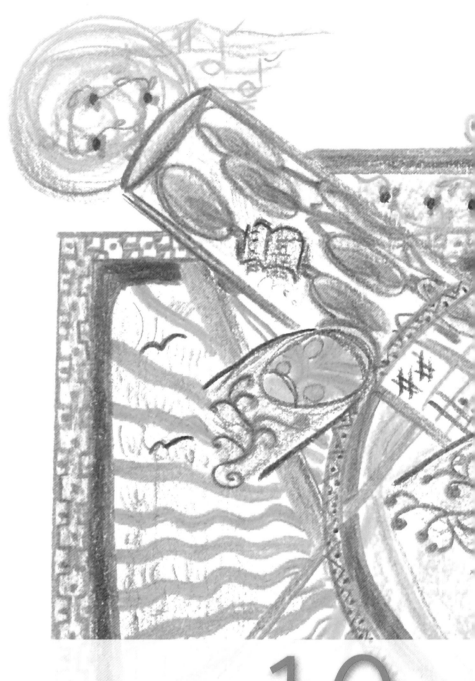

10

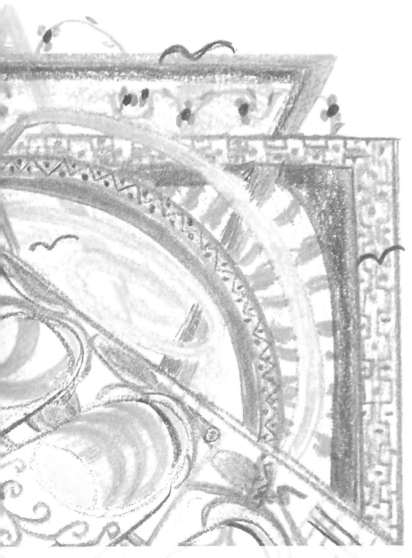

Von der Scheinheilung zur Heilung

Jeder Therapeut, der seinen Beruf gerne ausübt, folgt dem inneren Drang, helfen zu wollen und das Beste für einen Patienten zu ermöglichen. Kein Anfänger, kein Fortgeschrittener lernt in seiner Ausbildung, dass er/sie die wichtigste Voraussetzung mitbringt, nämlich „freie Energie", Heilenergie, um Heilung bei einem Bedürftigen zu bewirken, und dass es sinnvoll ist, sie zu schulen. Freie Energie entsteht, wenn die alltäglichen, lebensnotwendigen Voraussetzungen erfüllt sind, wir ein Dach über dem Kopf, Herd, Wasser und genügend Nahrung haben. Wir können diese freie Energie für die Schönen Künste oder die Heilkünste einsetzen oder damit unseren Forschergeist ernähren. Wir können natürlich diese freie Energie auch in unnütze Dinge eingeben wie negatives Denken, Frustration, Neid und Missgunst. Dann werden wir krank und suchen einen Therapeuten auf.

Die Heilenergie des Therapeuten ist also eine völlig natürliche Gabe, die Enormes bewirken kann, sofern wir uns dessen bewusst werden. Ich bin schon daran gewöhnt, erstaunte bis ablehnende Blick zu ernten, wenn ich in Seminaren sage: „Letztlich sind es nicht die Globuli, die Zuckerkügelchen und die aufgeprägte Information, die Heilung bewirken, sondern das Bewusstsein, das sie verordnet und aufprägt. Spätestens in 30 Jahren brauchen wir nicht mehr die Krücke von Zucker, Milchzucker und Alkohol, um homöopathisch zu arbeiten. Homöopathie ist eine mentale Heilkunst."

Viele Zeichen gibt es schon für diese erfreuliche Entwicklung, sie ist keine Utopie mehr, weil wir jetzt schon in einer Zeit leben, in der zur vollkommenen Technisierung der Medizin eine Gegenströmung lebendig ist, die immer mehr Materie loslässt und die unendlichen Möglichkeiten des menschlichen Bewusstseins nutzt. Wenn wir energetisch arbeiten, setzen wir unser Bewusstsein ein. Hier liegt der Weg offen, in die inneren Gesetze von Heilung und Heilungsprozessen noch tiefer einzudringen, als wir es bisher bereits getan haben.

Wir haben in den letzten 200 Jahren einen Zweig der Heilkunst geschaffen, der geradezu meisterhaft Scheinheilungen anstrebt. Kein Wunder, dass sich daraus die orthodoxe, konventionelle oder verschulte Medizin entwickelte – Sinnbild festgefahrener Lehrmeinungen und Verhaftung an die Materie. Das ist zutiefst sykotisch, weil diese Medizinrichtung etwas zum Verschwinden bringen will. Seit der zweiten Industrialisierungswelle um 1850 richtete sich das Bewusstsein ganz auf die Mikrobe und schuf die Mikrobiologie. Damit begann der Kampf gegen den unsichtbaren Feind und steht auf den Fahnen der Anti-Bio-Medizin die Primitivformel: Symptom + Antimittel = Symptom weg = Heilung. Die Fassade ist wieder sauber, also ist die Krankheit weg. Damit das funktionieren und viel Geld bringen kann, muss der Wirkungsradius der Maßnahme auf das Arztzimmer beschränkt bleiben. Es interessiert den Anti-Biotiker nicht, was zu Hause passiert, denn die Sykose der Medizin hat ja vorgesorgt und sich in viele Spezialfächer aufgespalten. Kommt der Patient zum Hautarzt und hat ein Ekzem, bekommt er Cortison, und das Ekzem verschwindet. Er wird als geheilt entlassen. Drei Monate später hat der Patient Nierenschmerzen mit Lymphstau. Nun geht er zum Urologen, der ihm ein Diuretikum gibt und ihn als geheilt entlässt – der Lymphstau verschwindet ja. Dann hat der Patient starke Gelenkschmerzen im ganzen Körper. Er geht zum Internisten, der ihm wieder Cortison verabreicht und ihn als geheilt entlässt. Der Patient hat wieder Nierenschmerzen, es wird ein Tumor festgestellt. Endlich darf die Chirurgie ihr Meisterwerk vollbringen, den komplizierten Tumor entfernen und die Onkologen dürfen ihre Chemococktails sowie ihr Strahlenprogramm einsetzen. Der Patient wird mit 45 kg bei 1.87m Größe als geheilt entlassen, da der Tumor weg ist, aber mit der Botschaft: Sie sind unheilbar krank, denn Krebs ist tödlich.

Wer jetzt noch ein Problem mit dem Verständnis des sykotischen Miasmas hat, lese diesen Absatz noch einmal.

Ich bin weit davon entfernt, diese „Reise einer Krankheit" zu verurteilen und die einzelnen Maßnahmen an den Pranger zu stellen. Jeder Spezialist hat sein Bestes getan, jeder hat helfen, lindern, heilen wollen. Aber alles dies hat nichts mit Heilung, mit Heilkunst zu tun, sondern mit Akutreparatur und Scheinheilungen. Die Scheinheilungen der Anti-Bio-Medizin sind vom Standpunkt der Ganzheitsmedizin leicht zu durchschauen, weil die Zusammenhänge von Symptomen ignoriert werden, nicht der ganze Mensch betrachtet wird, sondern jeder Spezialist ein Segment des Falles X im Visier hat.

Was ist der Unterschied zwischen Gott und dem Menschen?

Gott weiß alles.

Der Mensch weiß alles besser.

Sobald wir diesen Kern des Problems begreifen, stellt sich die Frage, was wir, die Vertreter der Ganzheitsmedizin, von den Gesetzmäßigkeiten der Natur in unserer Arbeit beherzigen. Vertrauen wir der Symptomsprache? Begreifen wir die physisch-psychisch-mentalen Zusammenhänge im Krankheitsbild eines Patienten? Bemühen wir uns, das Wunderwerk des Organismus zu verstehen? Hören wir nicht Stöhnen und Abwehr: „Wozu brauche ich denn den Krempel der Anatomie und Physiologie? Ich mach doch sowieso Homöopathie oder Ayurveda oder Akupunktur!" Kommt es nicht auch in unseren Kreisen zu Scheinheilungen, weil auch bei uns noch ignorante Arroganz herrscht? Meinen wir nicht auch bisweilen oder immer wieder, es besser als der Organismus bzw. die Natur zu wissen? Ich für meinen Teil gebe es offen zu, Scheinheilungen erlebt und mit meinem Schatten der Besserwisserei den Patienten an den Abgrund statt in die hellen Gefilde der Heilung geführt zu haben. Wenn ein Patient nicht durch meine Blindheit gestorben war und ich in letzter Sekunde die richtige Intuition hatte, empfand ich es als Gnade und versuchte die Intuition zu verstehen.

Gerade die scheinbar Geheilten sind meine besten Lehrmeister, denn sie sind die Vorhut von Mutter Natur, die tröstend sagt: „Irren ist menschlich, du musst nicht perfekt sein. Du musst nur bereit sein, immer wieder bei mir in die Lehre zu gehen. Was ich geschaffen habe, hat sich über Jahrmillionen bewährt. Ich gab dir Verstand und schöpferische Kraft, also sei kreativ!"

Die „Fälle", die in unseren Praxen glatt laufen, motivieren unsere Bereitschaft, weiter zu therapieren und setzen die lebensnotwendigen Glückshormone frei. Ich ordne sie scherzhaft in die Abteilung „Lorbeerkranz" ein. Die Patienten, die einfach nicht gedeihen wollen, bei denen unsere Heilkunst scheinbar versagt, sind unsere Herausforderung, drei Dinge zu fragen:

1. Lebt der Patient seine Eigenfunktion in seiner Krankheit? Dann braucht er mich nicht.

2. Geht es mir gut mit diesem Patienten, kann ich ihn annehmen? Wenn nicht, braucht er einen anderen Therapeuten.

3. Was habe ich in der Symptomsprache des Patienten nicht verstanden? Hier ist innere Einkehr, Studium bei Mutter Natur nötig und Vertrauen in die Intuition. Die intuitiven Sinne nehmen immer das Wesentliche und das Ganze wahr.

Punkt 1. entfacht Entrüstung: Ich muss doch helfen, ich kann doch den Patienten nicht einfach seine Krankheit behalten lassen! Doch, kann ich, kannst Du, können Sie! Es passiert zwar nicht täglich, aber die Patienten mit den „unendlichen Geschichten" brauchen ihre Krankheit, weil sie „Gewinn" daraus ziehen. Unsere Aufgabe ist zweifellos, diesen Menschen zu signalisieren: Heilung wäre, dich weiter um dich

zu kümmern, aber ohne Krankheit. Geht der Patient darauf nicht ein, kommt es zu dauernden Scheinheilungen und feiert das sykotische Miasma Triumphe. Jetzt wäre es an der Zeit, sich als Therapeut zurückzuziehen. Der Patient hat das Recht, seine Krankheit zu behalten. Wenn Patienten, oft nach langen Odysseen durch zahllose Praxen und die gesamte Materia medica, zu mir kommen und jetzt von mir das Wunder erwarten, was andere angeblich nicht vollbracht haben, greife ich zu einem bewährten Heilmittel: Ich gebe dem Patienten das Wundermittel in die Hand, eine kleine Flasche mit dem Etikett „Kein Mittel". Das wirkt oftmals als Wunder. Wieso?

Wer schon einmal erlebt oder im Film gesehen hat, wie Monty Roberts schwierige Pferde heilt, kennt das so genannte „Follow-up-Phänomen": Der Therapeut rennt hinter dem Pferd her und nutzt die Tatsache, dass es ein Fluchttier ist und somit mehr Angst hat als Raubtiere. Dann bleibt er plötzlich stehen und geht in die entgegengesetzte Richtung. Das Wunder passiert, denn auch das Pferd bleibt stehen und folgt schließlich dem Therapeuten.

Patienten, die ihre Eigenfunktion als Mensch in ihrer Krankheit leben, sind vor sich selbst auf der Flucht. Wir rennen eine Weile hinter ihnen her und bieten ihnen alles wohlfeil, was die Heilkunst zu bieten hat. Da sie aber in die Tat kommen müssen, um den ersten Schritt in Richtung Heilung zu gehen, müssen wir das Gegenteil von dem tun, was wir gewohnt sind zu tun, nämlich nichts. Das fällt uns so unendlich schwer. Wir verstecken uns hinter der Sorgfaltspflicht, hinter der Helferpflicht, hinter allen möglichen Argumenten und nehmen Scheinheilungen in Kauf wie „Das Mittel wirkt immer nur eine Woche" oder „Ich habe das nachgetestet, zwei von drei Maßnahmen vertrage ich nicht" oder „Ich kann ja nichts verändern." Wir versorgen den Patienten mit weiteren Heilungsideen, schicken ihn zu Kollegen, weil wir meistens einen Schatten in unserer verdienstvollen therapeutischen Arbeit nicht erlöst haben: die panische Angst vor der Pause, vor dem Nichtstun. Darin sind wir vielen Patienten ähnlich, indem wir ebenso rastlos, pausenlos, pflichtbesessen und arbeitswütig sind wie sie. Das haben wir auch mit den darstellenden Künstlern gemein. Mit der Pause umgehen zu lernen bedeutet, vom Workaholic, vom Versorger mit Tönen, Schritten, Worten zum Künstler zu reifen. Den wirklichen Künstler erkennen wir am Umgang mit der Pause, nicht an der Perfektion und Virtuosität. Die Pause ist die Zeit, in der Transformation und Wandlung, Reifen und Erkenntnis möglich sind. Aber seit spätestens 1850 haben wir offiziell keine Zeit mehr, sondern rasen durchs Leben und produzieren Zeitraffer. Wir definieren uns durch permanentes Tun wie eine Maschine. Und wenn der Patient nichts tut, um aus seiner Sackgasse herauszukommen, dann tun wir umso mehr und sind frustriert über die vielen Scheinheilungen. Dann hängen wir beide in der Sackgasse und träumen von der Doppelblindstudie. Ja, beide sind blind aus Angst, mal anders zu denken als gewohnt. Das Nichts-tun wär`s dann und davor haben wir Angst und verschanzen uns hinter Pseudopflichten. Unsere Pflicht ist in der Tat, dem Patienten zu helfen. Das

können wir in diesen Fällen der Therapieresistenz oder der Scheinheilungen am ehesten durch das Follow-up-Phänomen.

Ich möchte das Gesagte an drei Fallbeispielen illustrieren:

10.1 Ein Musiker mit Prostatakarzinom

Bisweilen bin ich erstaunt über meine Blindheit für die Logik natürlicher Vorgänge und Heilungsabläufe, aber auch darüber, dass sich die Natur weder von Blindheit noch von Irrtum beeinflussen lässt.

Am 4.9.2001 kam ein Musiker in die Praxis, der überall erzählt hatte, er sei herzkrank. Aber seine Kachexie war weit fortgeschritten und sein Leidensdruck so stark geworden, dass er nicht weiter mit der Lüge leben konnte. Er hatte Prostatakrebs, war operiert und kämpfte gegen den Druck des Klinikonkologen an, eine Chemotherapie und Strahlenbehandlung machen zu müssen. Er weihte mich in seine Leidensgeschichte ein: Fast alle Familienmitglieder mütterlicherseits und väterlicherseits waren an Krebs gestorben. Die übrigen litten an schweren Depressionen. Für den Patienten schien es logisch, jetzt an der Reihe zu sein, an Krebs zu sterben. Er war in einer strengen Klosterschule erzogen worden und hatte in der Pubertät an häufigen blutigen Samenergüssen gelitten, hatte Zeit seines Lebens Schuldgefühle wegen seiner starken Libido gehabt und traute sich nicht, seine Bedürfnisse seiner Frau gegenüber zu äußern.

Er war zu Beginn der Therapie überzeugt, nicht mehr gesund zu werden, war voller

Ängste und Panik, der Krebs könne sofort wieder ausbrechen. Alles an seinem Äußeren und Verhalten wies auf Arsen. Dazu kam sein zwanghaftes Verhalten gegenüber Zucker, den er für ungesund hielt, aber brauchte, um den Tag zu meistern. Hypernervös und völlig übersäuert von Süßigkeiten, voller unterdrückter Aggression und schnell erschöpft – alles das wies auf Saccharum raffinatum. Aber ich verordnete *Arsenicum album* LM 30 – mit großem Erfolg auf der psychischen Ebene, weil das mehr dem Wesen des Patienten entsprach, während seine Sucht nach Zucker ein vorübergehendes Verhalten war.

Der Patient hatte lebhafte Träume aus seiner Internatszeit, fühlte sich von Mönchen mit Kapuzen verfolgt, fühlte ein starkes Feuer im Bauch und verlor seine Angst vor Krebs. Durch dieses Mittel, so sagte er, war seine Zuversicht und innere Stärke wieder erwacht. Nun war er sicher, wieder eine Chance zu überleben zu bekommen. Zweimal pro Woche nahm er außerdem *Saccharum raffinatum* C40. Auch das war ein großer Erfolg, indem die Sucht nach Süßem zugunsten einer Toleranz wich, alles essen zu dürfen. Er nahm an Gewicht wieder zu.

Das nächste Mittel war *Conium* C200, das er im zweiten Therapieschritt nur zweimal nahm. Nun kamen heftige Körperreaktionen: schleimige Stühle, Herpes am Mund, schmerzhaftes linkes Daumengelenk, Schmerzen in der linken Schulter, rissige Ferse und Afterrötung. Bald gesellte sich eine Unruhe und Angst hinzu, wieder ins Krankenhaus zu müssen. Ich wertete diese sykotischen Symptome als Heilungsreaktion und ging davon aus, die syphilitische Miasmaebene verlassen zu haben.

Ich verordnete *Lycopodium* LM12. Daraufhin wurde die Stimmung instabil. Der Patient bekam wahre Essanfälle, wechselte zwischen Wut und Rückzug, fühlte sich aber stark, seine Meinung zu vertreten. Der Herpes und die Gelenkschmerzen verschwanden. Dennoch machte sich kein Gefühl einer deutlichen Besserung breit. Als der Patient schließlich noch in eine schwere Depression fiel, gab ich *Hypericum* LM12 als Zwischenmittel. Es half, aus dem Tal des Leidens wieder herauszukommen. Nun setzte ich meine miasmatische Therapie fort und gab *Natrium muriaticum* erst in LM6, dann in C30.

Das Erstaunliche passierte: Alles wurde besser. Der Patient ging zu diversen Untersuchungen und berichtete erfreut, dass alle Werte optimal waren und der Hausarzt ihn lobte wegen seiner ganzheitlichen Therapie.

Es folgte eine Therapiepause von zwei Monaten, denn er hatte mittlerweile bereits neun Monate Heilungsprozess bis zum 30. April 2002 durchlaufen.

Ich gehe in der Therapie chronischer Krankheiten von der natürlichen Zeitmatrix von neun Monaten aus (biologischer Reifeprozess wie in der Schwangerschaft).

Im Juli 2002 kam der Patient mit folgenden Symptomen: Gedächtnisstörung, Gefühlsstörungen in den Händen, Ausfluss aus der Harnröhre, keine Erektionsfähigkeit, nächtlicher Urindrang. Mir schien *Medorrhinum* das Mittel der Wahl, um auf der sykotischen Ebene weiter zu therapieren. Es stellte sich keine Besserung ein, nur der Ausfluss verschwand. Nun fingen die Symptome an, verrückt zu spielen, weshalb ich zuerst als Zwischenmittel *Ignatia* gab, dann (endlich!) *Thuja* C30. Nun hatte der Patient deutliche Träume von Gewalt, sah seinen Körper von Geschwüren übersät und geriet in helle Panik, wieder krebskrank zu sein. Für mich war jetzt klar: Die syphilitische Ebene war durchaus noch nicht erledigt. Folglich begann ich ganz von vorne: Der Patient bekam den Auftrag, nach zwei Wochen Pause *Mercurius solubilis* C30 einmal pro Woche zu nehmen. Für ein paar Tage hatte der Patient rote runde Flecken, die dann genauso verschwanden wie die Gedächtnisschwäche und Gefühlsstörungen. Mut und Zuversicht stellten sich ein. Nun war auch meine Intuition wieder im Lot, so dass ich zur Sicherheit nach einem Monat *Acidum nitricum* C30 gab. „Ich kann mir jetzt alles erlauben. Ich bin wie einer, der locker über grobe und spitze Steine gehen kann. Im Traum sehe ich meinen erigierten Penis. Jetzt weiß ich, meine Potenz wird wiederkommen", sagte der Patient. Körperlich gab es keine weiteren Symptome. Er fühlte sich beschwerdefrei und wollte die Therapie beenden. Nun erklärte ich ihm, dass die miasmatische Therapie natürlich verlaufe und deshalb die Haut noch eine Chance haben solle, die Krankheit endgültig zu entlassen. So verordnete ich zuerst noch einmal *Lycopodium* wegen der Bemerkung „Ich will ja mit meiner Frau, aber ich bin zu schwach für eine Erektion..." *Lycopodium* D12 vier Tage hintereinander, dann zehn Tage Pause. Ich bekam die Nachricht, dass sich wieder eine Harmonie beim Ehepaar anbahnte, das Mittel habe gut gewirkt, er fühle sich „als ganzer Mann". Wieder gedachte der Patient, die Therapie zu beenden. Ich konnte ihn dank seines Humors für die Botschaft gewinnen: „Nach einer Therapiepause wäre es toll, wenn doch noch eine Grippe oder ein paar Aknepickel aus der Pubertät kämen, dann wäre die miasmatische Therapie rund." Nach zwei Monaten Therapiepause bekam der Patient eine zehntägige Grippe „mit allem Drum und Dran". Darüber war der Patient erst froh, als ich ihm erklärte, dass er sich jetzt endlich eine immunstärkende einfache Krankheit leisten könne. Er wollte unbedingt ein Mittel, aber ich bat ihn, dem Körper die Eigenarbeit auf der tuberkulin-psorischen Ebene zu gewähren. Gott sei dank hielt er die Grippe ohne Antibiotika aus! Wir beendeten die Therapie im Frühherbst 2003 mit *Sulfur* C30, das der Patient mit Pickeln im Gesicht, auf dem Rücken und der Brust beantwortete. Als der Juckreiz auftrat, wiederholte er das Mittel. Nach einer Woche fühlte er sich leicht und frei wie nie zuvor. Die Symptome wurden im wahren Sinne überflüssig. Erst jetzt fühlte er sich „wie neugeboren".

Der Patient war sehr emsig bei den Mentalübungen, die ich zusätzlich zur Homöopathie verordnet hatte, und sagte stolz, er habe die familiensystemische Ablösung für 29 Verwandte (!) geschafft, die alle an Krebs gestorben waren. Er war und ist der Einzige, der wieder gesund geworden und in seinen Beruf zurückgekehrt ist und der sich seines Lebens freut.

10.2 Die „Power"
der niedrigen Potenz

Ein ehemaliger französischer Pfleger im Krankenhaus hatte 28 Jahre in der Röntgenabteilung der Onkologie gearbeitet, den Patienten den Bleischutz umgehängt und sich ebenfalls gewissenhaft mit dem Bleischurz am Körper geschützt. Er hatte eine unglaublich gleichmäßige Schrift und konnte mit der freien Hand so perfekt zeichnen wie mit Zirkel, Lineal oder einem Grafikprogramm im Computer. Außer diesen perfekten Talenten hatte er seit 20 Jahren eine perfekte Migräne. Sie kam pünktlich einmal die Woche, er musste sich übergeben und nahm pflichtbewusst 20 Jahre lang schwerste Schmerzmittel. Gemäß der Regelung in Frankreich, dass alle Berufsgruppen, die täglich mit Menschen umgehen, jährlich oder alle zwei Jahre Mehrfachimpfungen verordnet bekommen, hatte auch Herr E. diese Pflicht erfüllt und keinen Impfcocktail ausgelassen. Nun musste er vorzeitig in Pension gehen. Er langweilte sich, war neidisch auf seine Frau, die noch weitere fünf Jahre in der Klinik arbeiten durfte, während er aus Altersgründen wegrationalisiert worden war. Er verlor seine Libido und hatte panische Angst, ein Prostataadenom zu bekommen. Dafür hatte er keine Erklärung. Aber durch die gewissenhafte Eingabe seiner ganzen Energie in diese Angst, manifestierte sie sich und er bekam sein Prostataadenom. Er kam zu mir in die Praxis wegen Miktionsstörungen. Vor mir saß ein Mann wie aus Stein gehauen, keine Mimik, der Blick oft ins Leere gerichtet, wie abwesend. Eine monotone, wortkarge, un-

deutliche Stimme berichtete von Migräne und dass er nachts fünfmal ein wenig Urin lassen müsse. Er war völlig unemotional. Er hatte schon elf Spezialisten aufgesucht, die alle gesagt haben sollen: „Da kann man nichts machen, das ist altersbedingt, damit müssen Sie leben. Das Adenom können wir Ihnen gerne rausschneiden."

Ich fragte ihn, was er von mir erwarte. Er sagte tonlos: „Ich will wieder nachts durchschlafen und die Migräne loswerden." Ich fragte noch einmal, was er von mir nach dem Besuch so vieler Spezialisten erwarte, worauf er sagte: „ Tja, Sie sind meine letzte Hoffnung!"

Nicht wahr, wir lieben solche Patienten, die uns unter Druck setzen, jetzt und sofort den Zauberstab zu heben und die Symptome wegzubeamen!

Ohne jeden Kommentar schrieb ich auf das Rezeptblatt „*Thuja* C30 1 x pro Woche", weil Herr E. durch die vielen Impfungen in einer Starre festhing. Der Patient las es, sagte Danke und verließ die Praxis, ohne mir die Hand zu reichen. Das war mir recht, denn ich fühlte mich nach diesem ersten Treffen miserabel. Ich liebe reichhaltige, ausführliche Anamnesen. Doch der Patient war so wortkarg, so unfähig, etwas über sich zu erzählen, dass ich ihn voller Vertrauen Thuja, den Lebensbaum verordnete. Ich hatte eine Frage erwartet, doch der Patient nahm wortlos, aber dankend das Rezept. Wir hatten einen Telefontermin nach zwei Gaben vereinbart. Der Patient rief an und berichtete sachlich, er habe während der ganzen Zeit keinmal Migräne gehabt, sei nur dreimal nachts aufgestanden und fühle sich gut. Gut, also weiter *Thuja* C30.

Nach sechs Wochen *Thuja* kam der Patient wieder in die Praxis. Ich sah einen anderen Menschen vor mir. Er war buchstäblich ins Licht getreten, wagte ein Lächeln und kam mir innerlich entgegen, ohne viele Worte. Sein Blick zeigte Wachheit und Präsenz. Ich spürte sein Vertrauen, das sich darin zeigte, dass er nun mehr von den Hintergründen seiner Krankheit erzählte. Er bejahte meine Frage, dass der Urinstrahl zuerst spiralig gedreht, dann zweigeteilt und schließlich sehr schwach gewesen sei.

Es war ein seltsames Symptom in der *Thuja*-Phase aufgetaucht: Links an der Nasolabialfalte war ein kleiner Hautriss entstanden, aus dem wässrige, manchmal hellgelb gefärbte Flüssigkeit hervorquoll. Das war für mich ein Zeichen, dass noch miasmatische „Fäden" zur Syphilinie bestanden. Deshalb gab ich ihm *Acidum phosphoricum* C30. Ich erklärte dem Mann, ich warte auf weitere Heilungsreaktionen des Organismus, der kleine Riss sei schon ein super Zeichen dafür. Ich gab ihm die Hausaufgabe, seinen Revierkonflikt zu bearbeiten, indem er Garten und Haus umrundet und sich vorstellt, mit Urin zu markieren. Außerdem solle er sich ein Zimmer für sein Hobby, radionische Tests für kranke Tiere durchzuführen, ebenfalls als Revier „markieren". Ob er mich für wahnsinnig hielt, solch ein Heilmittel gegen Prostataadenom zu verordnen, war aus seiner Reaktion nicht abzusehen, denn er reagierte gar nicht, bedankte sich und ließ mich mit dem Gefühl zurück: „Der macht die Übung niemals!"

Ja, so kann man sich täuschen! Der Patient machte jeden Tag diese Übung, denn er merkte sofort, dass es seiner Prostata besser ging und er nur noch einmal pro Nacht urinieren musste. Der Urinstrahl wurde wieder stärker.

Unter *Acidum phos.* kam die Migräne nur noch einmal im Monat und lief ohne Erbrechen ab, was der Patient als „Riesenfortschritt" bewertete. Er sagte kurz und bündig, es gehe ihm so gut wie nie zuvor und er könne die Behandlung beenden. Nun hatte ich ein Problem, denn von Heilung konnte ich nicht sprechen, er „hing" im Heilungsprozess. Der Patient war zwar ein wenig in die Wandlung gegangen, aber es fehlte mir die Öffnung seines Wesens, die Emotion, das Schwinden der Festigkeit. Nicht nur der Blick auf seine miasmatische Reise schien mir unvollendet, auch meine Intuition sagte mir: Lass dir was einfallen. Also ließ ich mir was auffallen, nämlich, dass der Patient noch in der Starre war, aber nicht mehr im destruktiven Bereich seiner Krankheit. Ich erinnerte mich, dass bisweilen eine Regulationsstarre mit Tiefpotenzen deshalb gut lösbar ist, weil im Biosystem noch manifeste Krankheit herrscht. So entschied ich mich wegen der kleinen nässenden Wunde mit gelblichweißem Ausfluss links in der Nasolabialfalte – übrigens war seine Migräne auch linksseitig! – für *Calcium carbonicum* D3, vier Tage hintereinander täglich, dann zwei Wochen warten.

Wenn ich das folgende Drama beschreibe, kann ich nur in Superlativen des Schreckens sprechen. Das Mittel wirkte wie eine Atombombe, indem es die Ur-Sache an die Peripherie katapultierte. Der Patient rief mich im Urlaub an und schilderte Folgendes:

„Ich nahm drei Gaben, dann wachte ich morgens auf mit dem ganzen Gesicht und Hals voller Brandblasen, aus denen gelbe Flüssigkeit kam. Ich fühlte mich wie verbrannt. Da das ganze Gesicht auch noch wie verrückt juckte, bin ich zum Notarzt gegangen, der mich ausschimpfte, wie man denn Migräne mit Homöopathie behandeln könne. Er gab mir sofort ein Antibiotikum, damit das Jucken aufhört. Was muss ich jetzt tun?"

Ich war so begeistert von der Reaktion, dass ich im Moment nicht bedachte, wie das auf den Patienten wirken könnte. Dennoch, es war klar, dass er so aussehen musste wie einer, der von Röntgenstrahlen verbrannt worden war, und das kam jetzt endlich zum Vorschein. Ich erklärte dies dem Patienten, der empört reagierte, als ich sagte: „Am besten durchhalten, Sie haben im Leben schon so viel durchgehalten, da werden Sie auch die drei Tage aushalten, oder?" Zweifellos eine rhetorische Frage meinerseits, denn der Patient war ja jahrzehntelang gewöhnt, sofort Unterdrückungsmittel zu nehmen. Folglich wollte er weiter sein Antibiotikum nehmen aus Angst, der schreckliche Juckreiz würde wiederkommen. So „redete" ich mental mit dem Geistwesen von *Calc-carb.* D3, dankte ihm und bat es, etwas sanfter weiterzuwirken. Mit dem Patienten handelte ich aus, er möge eben sein Antibiotikum noch ein einziges Mal (in Gottes Namen!) nehmen, aber auch das *Calcium* und dann der Dinge harren, die da kommen würden.

Ich erklärte ihm die Reaktion: Gesicht und Hals seien ja nie bei der Arbeit geschützt gewesen. Langfristig habe das den Kopfstoffwechsel beeinträchtigt. Der kluge Organismus habe mit Kopfweh geantwortet, das wiederum so schlimm gewesen sei, dass er starke Schmerzmittel habe nehmen müssen, und das habe die Folgen der Strahlenverseuchung unterdrückt. Nun komme das, was nach innen gedrückt war, nach außen. Ich fragte ihn, wie er sich denn, abgesehen von dem schrecklichen Anblick, fühle, wie es ihm gehe. Da sagte er: „Frei, wie befreit, erlöst!" Er fand die Erklärung fabelhaft und verständlich: „Ja, ich sehe tatsächlich so aus, als wenn ich zu viel Röntgenstrahlen abgekriegt hätte."

Was geschah?

Der Spuk verschwand so schnell, wie er gekommen war. Die Haut heilte innerhalb weniger Tage sauber ab, der Juckreiz blieb ein wenig. In der Praxis sah ich beim nächsten Treffen einen völlig veränderten Mann. Er hatte eine so schöne Haut, strahlende Augen, ein herzliches Lachen, eine Beweglichkeit des Körpers, dass ich es nicht fassen konnte.

„Bin ich jetzt fertig mit der Therapie?"

„Ich wäre für ein Sahnehäubchen auf dem Schokoladeneis. Wollen wir die alte Krankheit mit *Sulfur* nach draußen begleiten?"

Eine heitere Stimmung war im Raum, der Patient sichtlich guter Laune und bereit, auf meinen „Deal" einzugehen.

Warum war mir das wichtig?

Nicht allein, weil *Sulfur* einen Heilungsprozess auf der psorischen Ebene abrundet, sondern weil meine Intuition fragte: „Wohin ist die Migräne gegangen?" Sie war noch da und hatte sich eine Tarnkappe übergezogen. Wenngleich ich normalerweise überhaupt kein misstrauischer Mensch bin, so läuten doch bei mir alle Alarmglocken, wenn ein Symptom so sang- und klanglos verschwindet, unter dem ein Mensch Jahrzehnte gelitten hat. Es sagte mal eine Kollegin, ich würde der Homöopathie nicht genügend vertrauen und deshalb einem „Symptom hinterherjagen". Ich habe ein Urvertrauen in die Natur und ihre begabteste Tochter, die Homöopathie. Wem ich aber niemals vertraue, das ist das sykotische Miasma. Das ist der Grund, warum mein Bauchhirn solch eine unbequeme Frage stellte, wohin die Migräne gegangen war.

Die Antwort kam prompt.

Der Patient bekam *Sulfur* C200, eine Gabe. Daraufhin stellte sich noch einmal für vier Tage ein leichter, erträglicher Juckreiz im Gesicht ein, dann folgte eine schreckliche Migräne ganz so, als wollte sie zum Abschied noch mal alle Register ziehen. Der Patient war frustriert, weil er erwartete, dass das ganze Theater wie immer ablaufen würde – mit Erbrechen und Bettruhe für drei bis vier Tage. Aber es kam anders, es kam, wie *Glonoinum* kommt und geht, vom Vormittag mit dem Sonnenlauf bis zum Nachmittag. Ich verordnete *Glonoinum* C30 alle drei Stunden, dazu Blaulichtbestrahlung, und am Abend war auch dieser Spuk vorbei. Bis jetzt, das heißt seit fast einem Jahr, ist der Patient beschwerdefrei, hat sich eine neue Existenz als Tierheilpraktiker aufgebaut, hat wieder eine gute Beziehung zu seiner Frau und fühlt sich jetzt mit 62 Jahren gesünder als je zuvor. Die schöne, wenn auch dramatische Heilungsgeschichte hat ihn dazu inspiriert, sich intensiv mit Homöopathie zu befassen. Das Adenom ist auf eine Größe von 6 mm geschrumpft, die Miktionsstörung ist nicht mehr da. Und wir sind uns einig, der Intelligenz des Organismus zu vertrauen, dass sich auch noch die restlichen Millimeter Adenomgewebe auflösen werden.

Ich dankte Hahnemann, Burnett und allen guten Geistern, die mir beistanden, als ich meinte, eine D3 sei was Harmloses.

Ich möchte mir und allen Kollegen mit diesem Beispiel Mut machen, sich durch gar nichts an Äußerlichkeiten beeindrucken zu lassen, sondern schlicht der eigenen Intuition und der Intelligenz des Organismus zu vertrauen und den Patienten in die Mündigkeit zu geleiten. Dann wächst die Zahl der guten Geschichten, der guten Heilungen, die einen Lebensbaum mit gesunden Wurzeln zum Vorschein bringen. Ich kann nur immer wieder den Rat geben, bei scheinbarer Therapieresistenz nicht an sich zu zweifeln, sondern hineinzuspüren, ob der Patient wirklich mitarbeiten will oder ob ein Widersacher im Spiel ist. Dieser Widersacher und Zweifler ist die Sykose. Wenn wir sie durchschauen, verdienen wir den ersten Preis des Selbstvertrauens. Ich weiß, es ist schwierig und das nächste Beispiel zeigt, wie blind ich manchmal bin und wie clever das Miasma ist. Es geht, wie in der Kunst, nicht darum, immer perfekt und fehlerfrei zu sein, sondern den Fehler zu erkennen und liebevoll zu sich zu sagen: Das nächste Mal wird es besser.

10.3 Reinfall in die Scheinheilung

Damit die Kollegen nicht meinen, es liefe immer alles in meiner Praxis glatt, hier ein Beispiel für Blindheit und einen Fall, an dem ich lange zu verdauen hatte.

Eine Patientin wurde mir von einem homöopathischen Arzt aus der Schweiz überwiesen. Er hatte die 48-jährige Dame seit vier Jahren wegen eines Brusttumors miasmatisch behandelt. Sie hatte *Carcinosinum, Luesinum, Thuja, Lycopodium, Tuberkulinum* und etliche andere wunderbare Heilmittel bekommen. Er fand sich am Ende seiner Kreativität und ich am Anfang von Ratlosigkeit. Als er am Telefon sagte, er halte große Stücke auf meine Arbeit und sei sicher, ich werde eine Lösung finden, war mir mulmig zumute. Meine Intuition sagte, er war froh, die Patientin los zu sein. Ich schalt mich wegen dieses unschönen Gedankens, aber er war nun mal da.

Tatsächlich war mir die Patientin auf Anhieb unsympathisch, weil sie alles über Homöopathie wusste und mir Vorschriften machen wollte, was sie bräuchte. So musste ich denn erst mal das tun, was ich ungern tue, nämlich sie in ihre Schranken zu verweisen und zu sagen: „Wenn Sie das alles so gut wissen, können Sie sich selbst behandeln." Ich sprach von Hingabe an einen Heilungsprozess, das lehnte sie ab. Ich verordnete erst mal „Kein Mittel", das machte sie wütend, ich verordnete ihr die

Übung „100 Gründe aufschreiben, warum ich gesund werden will". Das fand sie „schon gut", was im Schweizerischen höchster Ausdruck eines Begeisterungssturmes ist. Sie hatte innerhalb von drei Tagen alle Gründe beisammen, was bedeutete, dass sie sich nicht wirklich auf die Übung eingelassen hatte. Also startete ich auf der sykotischen Ebene mit *Thuja* C30, um Klarheit in den Wirrwarr zu bringen. „*Thuja* habe ich vier Monate lang genommen, ohne Wirkung!", sagte die Patientin triumphierend. Meine Antwort: „Dann kommt es auf die paar Wochen auch nicht mehr an!"

Sie nahm also einmal pro Woche *Thuja*. Oh Wunder, sie bekam einen grünlichgelben Vaginalausfluss, der ekelhaft nach Fisch stank. Darüber war die Dame sehr ungehalten, aber immerhin war etwas passiert. Ich blieb bei *Thuja* und gesellte *Medorrhinum* D12 hinzu, jeden zweiten Tag eine Woche lang, dann Pause. Daraufhin floss eine „braune, stinkende Suppe" aus dem Uterus, welche die Patientin in helle Aufregung versetzte. Ich konnte sie beruhigen, ein paar Tage zu warten, offenbar entledige sie sich alter Schlacken. Tatsächlich war nach drei Tagen kein Ausfluss mehr da. Stattdessen kamen heftige, ziehende Schmerzen in der linken Brust. Ich gab *Lachesis*, weil mich die Patientin an eine giftige Schlange erinnerte. Sie lehnte ab mit dem Kommentar: „Hatte ich schon, wirkt nicht!" Mein Geduldsfaden war bereits zum Zerreißen gespannt. Ich trat aber Gott sei Dank nicht in Resonanz mit ihrer Borniertheit. Sie bekam *Lachesis* C30, nur eine Gabe, dann zwei Wochen warten. Erst nach sieben Wochen meldete sich die Patientin. Sie berichtete freundlich, es gehe ihr gut, sie könne wieder den ganzen Haushalt versorgen, den drei Kindern bei den Hausaufgaben helfen und sich der alten Leidenschaft zu malen widmen. Geistesgegenwärtig bat ich sie, ihren Heilungsprozess zu malen. Prompt trafen bei mir 24 Blätter mit Gemälden ein, die sehr anschaulich und subtil die einzelnen Stationen des Leidens und des Heilwerdens darstellten. Die Patientin kam beim nächsten Termin in Begleitung ihres Mannes, der wissen wollte, wie das Wunder der positiven Veränderung bei seiner Frau hatte geschehen können. Ich war erleichtert über diese unerwartete Wende im Heilungsprozess und fragte die Patientin frohgemut: „Was tun Sie als Erstes, wenn die Krankheit überwunden ist, Sie wieder voll und ganz gesund sind?"

Die Antwort: „Als Erstes trenne ich mich von meinem Mann. Wir haben uns im Grunde nichts mehr zu sagen. Er versteht mich nicht!"

Ich war sprachlos, ebenso betroffen war der Ehemann, der entgeistert seine Frau anstarrte. Sie genoss unsere Betroffenheit.

Ich erfuhr, dass die Tumormarker wieder drastisch angestiegen waren und der Tumor gewachsen war. Außerdem suppte es aus der Brustwarze. Die sykotische Ebene war also aktiv, was ich der Patientin erklärte. Sie bekam *Acidum muriaticum* C30, weil sie in mir das Bild einer alles auflösenden Salzsäure wachrief. Das Mittel hatte sie noch nie bekommen, deshalb akzeptierte sie es. Es folgte *Lycopodium* C200, was ebenfalls den Gesamtzustand der Patientin deutlich stabilisierte. Auf der tuberkulinen Ebene verordnete ich *Phosphor* und *Bacillinum*, weil in der Familie Tuberkulose vorgekommen war. Die Patientin wurde immer sympathischer, produzierte eine schöne Erkältung mit Schnupfen und Husten und söhnte sich mit ihrem Mann wieder aus. Ich war begeistert und hörte nicht auf meine mahnende Stimme im Bauchhirn. Die Dame ging zum homöopathischen Arzt, präsentierte sich mit einem winzigen Knötchen in der linken Brust und lobte meine Arbeit „über den grünen Klee". Der Arzt rief mich an. Während er freudig von den guten Laborwerten und dem geschrumpften Tumor sprach, hatte ich wieder das mahnende Gefühl im Bauch und schob es beiseite.

Blindheit wider besseres Wissen – und die Intuition ist immer das bessere Wissen! – hat ihre Folgen. Nach wenigen Wochen wurde die Patientin als Notfall ins Krankenhaus eingeliefert. Sie hatte schwerste Unterleibsschmerzen mit schwarzbraunem, schwallartigem Ausfluss. Sie magerte sehr schnell ab, kam in eine Kachexie. Diagnose: Uteruskarzinom im Endstadium, inoperabel. Die rhetorische Frage „Wie kann man so was übersehen?!" hörte ich oft. Man kann eben, ich kann, obgleich ich genau weiß, dass es keinen Brustkrebs ohne eine vorausgegangene oder bestehende Problematik in den primären Sexualorganen gibt. Die Reaktion des Ausflusses nach *Thuja* hätte mich daran erinnern sollen, dass ich die destruktive Ebene genauer hätte prüfen müssen. Aber es lief ja alles ganz nach Plan. Nur hatte ich die Intelligenz der Sykose unterschätzt. Während oben alles besser wurde, sich sogar die ganze Persönlichkeit der Patientin positiv wandelte, schwärte im Untergrund die Ur-Sache für den Brusttumor.

Die Patientin konnte nur noch palliativ mit Homöopathie behandelt werden. Ich schaltete traurig und niedergeschlagen auf Sterbebegleitung um. Zunächst konnte ich darin absolut nichts Heilendes erkennen, hatte ich doch versagt. Was aber geschah, war im Grunde eine wunderbare Heilung im Sterben, denn die gesamte Familie erlebte erstmalig alle Sterbephasen bewusst und in völliger Harmonie. Die Patientin kam mit sich ins Reine, dankte allen Therapeuten, die sie jemals behandelt hatten. Die Krankenhausärzte, mit denen ich ständig in Kontakt stand, sagten, sie hätten noch nie so eine Wandlung bei einem Menschen erlebt. Es waren Mediziner, die solche Worte äußerten: „Sie wird zu reinem Licht, sie gibt uns Heilsames zurück und ist so dankbar, dass wir beschämt sind." Dennoch war mir das alles kein Trost.

Die Patientin starb friedlich, ihr Mann und ihre drei Kinder waren anwesend, als sie ihren alten Wintermantel dieser Inkarnation ablegte und sanft ging. Für die Familie war da zwar Trauer, aber auch ein erhobenes Gefühl, Mutter und Ehefrau in echter Größe gehen zu sehen.

Ich brauchte lange, mit meiner Blindheit und Scheinheilung ins Reine zu kommen. Nachdem ich in unserem Zirkel Trost fand und wir gemeinsam der Patientin 49 Tage lang alles Gute für ihre Reise sandten, bat ich sie, meine Inspiratorin zu werden, um wach zu bleiben, wenn es um die Sykose und um Brustkrebs geht. Ja, sie hat den „Job" aus der geistigen Welt angenommen und steht hinter mir, wenn Krebspatienten kommen, vor allem Brustkrebspatientinnen.

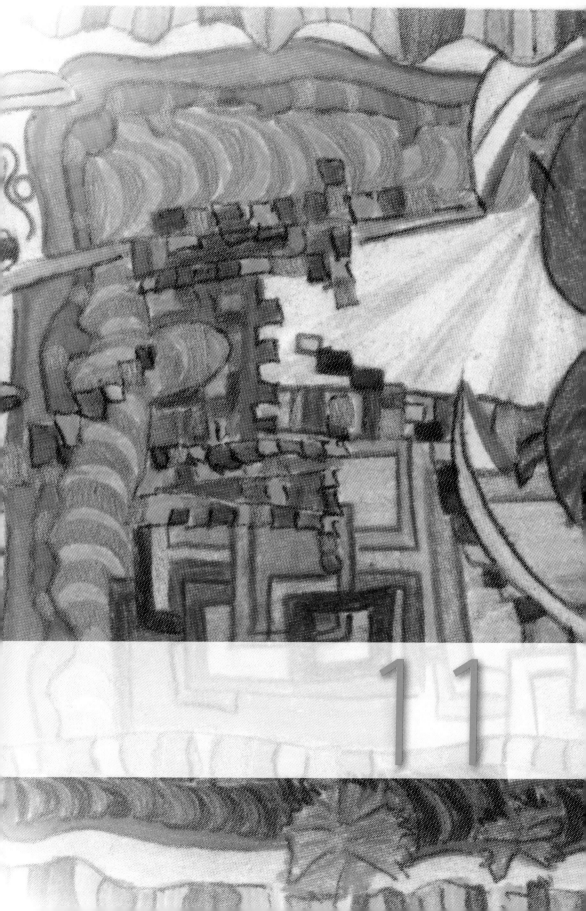

11

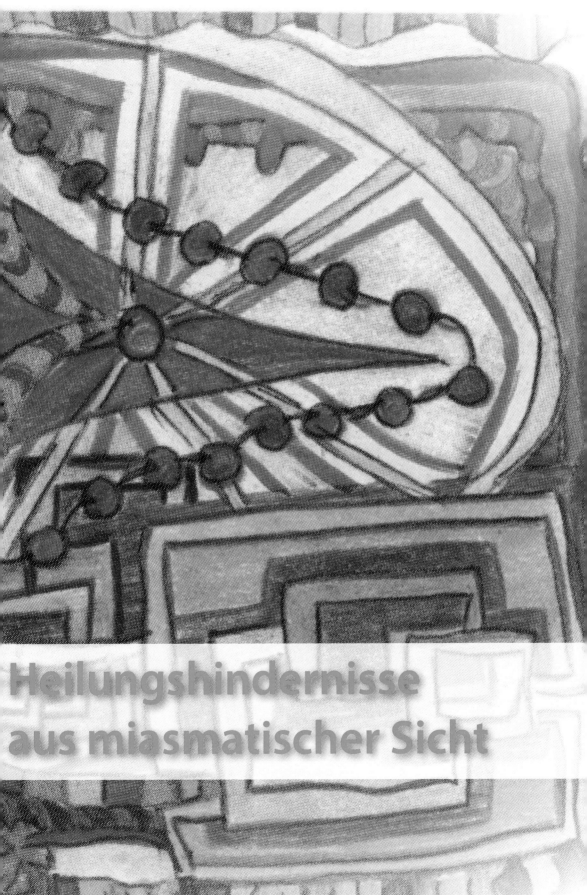

Heilungshindernisse
aus miasmatischer Sicht

Die Psora zeichnet sich durch Oberflächlichkeit aus. Organisch befällt sie vor allem Haut und Schleimhaut. So wie die Haut flächendeckend ist, ist auch das Miasma der Psora eines, das den Überblick, die Weite, die Befreiung des Geistes im Heilungsprozess anstrebt – und erreicht. Was heute als „genuine, reine" oder „richtige" Homöopathie bezeichnet wird, um alle neuen Erfahrungen auszuklammern, scheitert am Wesen der Psora, an der Wollust, an der Schamlosigkeit, dem Sichgehenlassen, um Sex, Freude, Lust zu haben. Das wollüstige Jücken wird akademisch verbrämt und offenbart Verklemmtheit, macht blind und taub gegenüber dem Zeitgeist, in dem Hahnemann heranwuchs und seine geniale Heilkunst entwickelte.

Immer wieder erlebe ich in meinen drei Miasmenkursen, dass jedes Miasma in Wort und Bild akzeptiert wird, aber die Psora manche Kolleginnen und Kollegen aus der Bahn wirft, wenn ich das Zeitalter des Rokoko vor Augen und Ohren führe. Aber das gehört zum Verständnis von Miasma dazu! Wenn ich bei einem Patienten die Ursache seiner chronischen Krankheit erfassen will, muss ich ein Gefühl für ein Miasma entwickeln. Das geht nur, wenn ich etwas emotional erfahren habe. Die Kollegen bestätigen, dass ihr Widerstand hier, ihr problemloser Zugang dort oder eine Verunsicherung wichtige Erfahrungen sind, um beim Patienten sofort das Miasma herauszuspüren. Das ist das miasmatische Gefühls-Simile, das einen auf die Spur bringt. Was „erzählt" uns der Patient nonverbal durch seine Körpersprache? Was strömt er oder sie aus, was

wird unterdrückt? Am meisten wird die Sexualität unterdrückt. Wäre es anders, gäbe es keine Pornografie. Es geht nicht darum, die Pornografie zu erlauben, sondern sich seine emotionalen Bedürfnisse einzugestehen, sie zum eigenen und zum Wohl eines Partners bzw. einer Partnerin zu leben und sie in schöpferische Kanäle zu lenken. Wenn die schöpferische Kraft keinen Kanal findet, degeneriert das Denken, Fühlen und Handeln zu Fixierungen und Glaubenssätzen. Was auf diese Weise mental betoniert wird, ist Ausdruck der im Jahre 1231 installierten Inquisition: Es kann nicht sein, was nicht sein darf. Wäre es nicht an der Zeit, im 21. Jahrhundert dieses unselige Stigma aufzugeben?

Glaubenssätze sind Betonwände des Geistes. Sie sind auch das stärkste Heilungshindernis – womit wir beim Thema dieses Beitrags sind. Seit Menschengedenken hören wir: „Gegen Dummheit ist kein Kraut gewachsen." So ist es in der Tat. Ist ein Mensch uneinsichtig, mauert sich durch Fixierungen ein, dann findet keine Weiterentwicklung statt. Er steckt in einer Sackgasse und verherrlicht womöglich sogar noch die Wand, vor der er steht. Diese absurde geistige Haltung einzunehmen, bedarf eines ständigen Einbläuens von außen. Das kann sich zur Gehirnwäsche ausweiten, indem ein Mensch ständig ein Verbot eingetrichtert oder einen Wert suggeriert bekommt, der ihm keine Freiheit des gesunden Menschenverstandes mehr gewährt. Geschieht das lange genug, wird der Mensch zum Roboter und macht Dinge, äußert Meinungen, die völlig abstrus sind, weil sie nicht der eigenen Erfahrung entspringen, sondern Aufgüsse von dem sind, was ein anderer vorgebetet hat. Der Zugang zu einem solchen Bewusstsein ist versperrt. Gutes Zureden oder Erklären hilft nicht und stößt auf taube Ohren. Der tief im Innern schwelende Zweifel, ob das richtig ist, was man denkt und tut, wird sofort niedergemacht. Das Maximum solchen Denkens und Verhaltens erleiden wir gerade in unserer Zeit durch religiösen Fundamentalismus. Warum spielt er sich bei uns ab, die wir mit Mühe das Dritte Reich aufgearbeitet haben? Weil wir uns immer noch nicht von der Inquisition und deren „Slogan" losgesagt haben. Wir könnten intelligent das Positive der Psora verkünden:

Alles darf sein!

Alles darf losgelassen werden!

So kämen wir allmählich in ein Gefühl für innere Freiheit. Ich darf alles tun und darf alles lassen. Es lohnt sich, darüber einmal zu reflektieren, anstatt die Psora mit „Ja, aber…" gleich abzuwimmeln. Immerhin gehen aus ihr alle chronischen Krankheiten hervor. Alles beginnt harmlos, aber erreicht alle Grade der Destruktivität, die dann nicht mehr psorischer Natur ist. Wer über die erlöste Psora meditiert, begreift sehr schnell, dass Heilung wesentlich mehr mit Lassen und Loslassen zu tun hat als mit Tun = Schlucken von Arzneien.

Fassen wir also zusammen: ein zentrales Heilungshindernis sind festgefahrene, betonierte Glaubenssätze.

Wie sieht das in der Praxis aus?

Ein junger Mann von 32 Jahren reiste von weit her an, weil er unbedingt von mir miasmatisch behandelt werden wollte. Auf meine Frage, was ihn denn bedränge, sagte er: „Ich kann mit meiner Freundin nicht intim sein, weil sie Fleisch isst. Ich bin überzeugter Vegetarier und ekle mich vor ihr, dass sie Leichen zu sich nimmt." Es entspann sich folgender Dialog:

Da sind Sie bei mir an der falschen Adresse.

Wieso, Sie behandeln doch die Ursache einer Krankheit.

Stimmt. Die Ursache Ihres Problems ist Ihr Glaubenssatz. Dafür gibt es kein Mittel, sondern nur eine intelligente Entscheidung. Entweder Sie lieben Ihre Freundin oder nicht.

Natürlich liebe ich sie!

Und wie natürlich drückt sich Ihre Liebe aus?

Wir gehen aus – aber da gibt es schon Probleme, wenn wir im Restaurant sind. Gut, wir sind zärtlich miteinander, sie hat ja auch eine tolle Figur – aber wenn es mir zu eng wird, dann kommt dieser Ekel.

So, das nennen Sie Liebe? Da kann ich Ihnen nicht helfen. Wenn Ihre Erfahrung von Liebe so eingeschränkt ist, brauchen Sie einfach noch etwas mehr Lebenserfahrung. Danke, dass Sie gekommen sind und leben Sie wohl.

Wie, kein Mittel?

Sie brauchen keine Arznei, sondern Mitgefühl, Einsicht, Lust am Leben, Humor, lauter Eigenschaften, die einen ganzen Menschen ausmachen.

Und die weite Reise, ganz umsonst?

Möglicherweise. Tief innen wissen Sie, dass Ihr Verhalten absurd ist. Aber es muss Ihnen bewusst werden. Also dann – auf Wiedersehen.

Ich stand auf, der Patient stand auf, unsicher, ob ich das ernst meinte, ging zur Türe, zögerte, meine ausgestreckte Hand zu ergreifen, hielt inne, schaute mich an und sagte mit fester Stimme:

Nein, ich gehe nicht. Ich will das ein für alle Mal lösen!

Na wunderbar! Setzen wir uns und beginnen.

Der Patient brauchte zwar eine Weile, seine Liebesfähigkeit nicht von der vegetarische Ernährung abhängig zu machen, aber er war bereit dazu. Warum? Das sagte er selbst im Nachhinein, als er eine enge Beziehung mit seiner Freundin einging und sie schließlich heiratete: „Was mir am meisten geholfen hat, war beim ersten Treffen, dass Sie mich nicht festgehalten haben. Sie haben mich fortgeschickt und mir wurde plötzlich klar, weshalb ich gekommen war."

Ich hatte den Patienten insofern durchschaut, als ich seinen Drang spürte, die Verhaftung vegetarische Ernährung + Erotik lösen zu wollen. Ich wollte ihm eine Chance geben, das Problem ins Bewusstsein zu bringen. Das geschah durch meine paradoxe Intervention, wie ich sie in der

Humor-Therapie lehre. Er hätte auch gehen können, ich hätte keine Rechnung gestellt, ihm die Freiheit gelassen, in seinem Zustand gefangen zu bleiben, was auch immer. Loslassen ist oft besser als festhalten und belehren. Dahinter steht in meinem Arbeitscredo, dass ich mir zuerst die Potenziale anschaue und an die Intelligenz eines Patienten glaube, sie durch bisweilen unerwartete Strategien triggere und es ihm überlasse, wann er oder sie bereit ist, aktiv im Heilungsprozess mitzuarbeiten. Das bedeutet, aus dem Konsum in die Eigenverantwortung zu kommen. Manchmal dauert es länger, bis ein Mensch zur Einsicht gelangt, dass seine Glaubensfixierung die Ursache seiner Krankheit ist. Sowohl im Bereich der Ernährung als auch in der Esoterik bzw. Religion treffen wir auf die stärksten sykotischen Fixierungen. Dazu ein weiteres Beispiel:

Eine Frau von 48 Jahren kam wegen früher klimakterischer Beschwerden, Schlaflosigkeit, Verstopfung und Frustration, „weil meine spirituelle Aura von niederen Gedanken besetzt ist und mein Scheitel-Chakra nicht aufblüht."

Gut, lassen wir mal Aura und Chakra beiseite und schauen auf Ihren Organismus, der alles weiß und die Ursache Ihrer Probleme auslebt.

Nein, das geht nicht. Ich hatte gerade bei meiner Meisterin eine Sitzung, in der sie mir eine neue spirituelle Schicht übertragen hat. Sie ist eine große Heilerin.

Ach, und warum gehen Sie dann nicht zu ihr wegen Ihrer Beschwerden?

Nein, sie befasst sich nicht mit so niederen Dingen, sie ist nur um meine spirituelle Entwicklung bemüht.

Und was erwarten Sie jetzt von mir?

Sie können doch die Aura sehen und reinschauen, woher mein Problem kommt.

Wollen Sie aktiv an Ihrem Heilungsprozess mitarbeiten?

Nein, eigentlich nicht. Ich dachte, Sie geben mir ein homöopathisches Mittel.

Nein, das brauchen Sie nicht. Wenn Ihre Lehrerin eine so tolle Heilerin ist, dann frage ich mich, warum Sie so krank sind?

Naja, ich habe manchmal Zweifel, ob mein Weg der richtige ist. Ich bin ja nicht mit allem einverstanden, was sie mit mir macht…

Schauen Sie, es gibt eine ganz einfache Tatsache, ein Naturgesetz: Niemand kann jemanden heilen. Wer es dennoch darauf anlegt, manipuliert einen Menschen und das hat mit Heilung nichts zu tun. Jeder heilt sich selbst. Wir als Therapeuten oder Heiler sind Begleiter, Impulsgeber, mehr nicht.

Mh, ja, da ist was dran. Aber ich kann mich noch nicht so ganz einlassen.

Das ist Ihr gutes Recht. Nehmen Sie sich die Zeit, Ihre Situation zu durchleuchten, wie es Ihnen mit den Maßnahmen Ihrer Lehrerin geht.

Und Sie verurteilen mich nicht?

Nein, ich appelliere an Ihre Intelligenz und an Ihre aufrichtige Suche nach Freiheit.

Das braucht Zeit und die sollten Sie sich erschaffen.

Unschlüssig, ob sie bleiben oder gehen sollte, entschied sich die Patientin schließlich, meinen Rat zu befolgen und ging ohne arzneiliche Behandlung aus meiner Praxis. Es dauerte noch ein Jahr, in dem sie mehr und mehr ihren Zweifeln an der Schulungsweise ihrer Lehrerin Raum gab. Eines Tages löste sie sich aus der Abhängigkeit und kam zur Behandlung. Anstatt nun auf die Themen wie Aura oder Chakras einzugehen, lenkte ich ihre Aufmerksamkeit auf ihren Körper. Sie erhielt Ernährungsanweisungen, durchlief eine Darmsanierung, lernte, sich schöpferisch auszudrücken (Malen und Plastizieren) und führte rhythmische Atemübungen durch. Schritt für Schritt ihrer Bewusstseinsänderung wurde mit miasmatischen und konstitutionellen Arzneien begleitet: Thuja, Lycopodium, Sepia, Sulfur, immer wieder als Zwischenschritt Astacus fluviatilis, wenn Ängstlichkeit und das Gefühl von Schutzlosigkeit auftauchte. Die Patientin wandelte sich, indem sie die sykotischen Fixierungen und Abhängigkeiten überwand. Sie arbeitete an ihrem Selbstwertgefühl (Darmthema), schaute mehr und mehr auf ihre Potenziale und würdigte ihre Lebenserfahrung.

In meine Praxis sind schon viele Patienten mit sonderbaren Fixierungen aus der Öko-, Ernährungs- und Esoterikszene gekommen, die genau an dem erkrankten, was sie für absolut, heilig oder für das Höchste hielten. Es ehrt sie, dass sie bessere Menschen werden, die Natur schützen und Erleuchtung erleben wollen. Wenn aber die geistige Lampe nur 25 Watt leistet, entsteht die geistige Eintrübung der Sykose. Am Anfang steht das harmlose, psorische Faszinosum, sich auf „bewusstseinserweiternde" Praktiken, Ernährungslehren, Rituale einzulassen. Das ist die spielerische Phase, die jeder Mensch durchlaufen sollte, um seinen Weg zu Freiheit, Zufriedenheit und Selbstverwirklichung zu finden. Doch sobald sich das Bewusstsein von der eigenen Erfahrung und Überprüfung „Tut mir das gut?" löst und seinen gesunden Menschenverstand abschaltet, sind Tür und Tor offen für das Heer der Manipulatoren in allen möglichen sykotischen Täuschungsgewändern. Wenn ein Patient daraus erwacht, geht er oder sie aus der sykotischen Verhaftung in Richtung Psora. Und die psorische Heilungsphase bedeutet, wieder bei sich selbst anzukommen, sich selbst zu vertrauen, seine eigenen Potenziale zu erkennen und zu verwirklichen. Diese oberste miasmatische Schicht in der Therapie zu erreichen ist sehr wichtig. Nicht allein, weil damit die physiologische Immunabwehr mit Schwitzen und Fiebern gewährleistet ist, sondern weil der Mensch sich wieder spürt, sich wieder berühren lassen kann und andere berührt – im engen und weiten Sinne. Die Patienten begreifen: Alles ist möglich, alles darf sein und alles darf ich loslassen.

11.1 Verlust und Gewinn von Lebensrhythmus

Wenn es um Verlust und Gewinn von Lebensrhythmus geht, befinden wir uns miasmatisch in der Sykose. Sie ist produktiv, also schöpferisch. Das kann negativ und positiv gelebt werden. Im Heilungsprozess ist die Sykose der Dreh- und Angelpunkt, weil der Patient hier seinen Konflikt erkennen, anschauen und lösen muss. Sonst findet keine Heilung statt. Verstehen wir die Sykose aus der Sicht der Elemente, entscheidet das Verhältnis von Wasser und Erde über das Maß an Fruchtbarkeit. Wo (wieder) Fruchtbarkeit möglich ist, ist die schöpferische Kraft aktiv. Das ist die geheilte Sykose. Wo zu viel Wasser, Schlamm oder zu große Trockenheit herrschen, geht Leben unter und die schöpferische Kraft erlischt. Wenn wir nun noch die Beziehung des Wassers mit den Emotionen bedenken, haben wir alle Aspekte der Sykose präsent.

Das Wesen der Natur ist Bewegung und Bewegung ist Leben, das sich sowohl in der Atmung widerspiegelt als auch in der Polarität von Geburt, Werden und Vergehen, Aktivität und Ruhe. Das geschieht nicht durch einen starren „Beat", sondern durch Rhythmus. Wenn auch der Rhythmus unzählige Formen annehmen kann, so zeichnet er sich doch immer durch polare Kräfte aus, die in einer bestimmten Proportion zueinander stehen. So ist für uns Menschen beispielsweise ein Atemrhythmus im Verhältnis 3:2 vorgesehen, was sich in der Signatur der Lungenflügel zeigt: rechts 3 Lappen, links 2 Lappen. Diese Proportion wird so lange als selbstverständlich hingenommen und kaum wahrgenommen, wie wir sie leben, nämlich länger ausatmen als einatmen. Sobald wir aber „hinter den Atem kommen", kurzatmig werden, hecheln, nach Luft schnappen, verlieren wir den Atem

= Lebensrhythmus. Leben und Atmung sind eins.

Wie geraten wir aus dem Rhythmus?

Durch Einseitigkeit: nur arbeiten, nur Pflichten erfüllen, nur müssen, nur tun usw. Das hat eine Auswirkung auf die Atmung, auf die Körperbewegung und auf die Sprache! Das ist die negative Seite der Sykose: Einseitigkeit, Fixierung und Starre. So wie wir sprechen, atmen und bewegen wir uns auch und können die drei Parameter beliebig kombinieren. Erst im harmonischen Zusammenspiel dieser drei menschlichen Ausdrucksformen zeigt sich die Befreiung von geistiger und körperlicher Starre.

Wie gelangt man wieder in einen gesunden Rhythmus?

Ich greife aus der Klientel chronisch Kranker mal die auf, die sich nur noch ungelenk bewegen, über Rückenschmerzen, Arthrose im Knie oder Gedächtnisschwund im Kopf klagen. Das sind die Unsportlichen.

Aber es gibt auch die Sportlichen, die nach Büroschluss aufs Rennrad steigen und 100 km herunter „reißen" oder Marathon laufen oder sich ins Fitness-Studio begeben zum „Abfoltern" und sich wundern, dass sie krank werden. Abgesehen davon, dass es meistens die Fitness-Drinks und Powerriegel sind, die den Organismus des sportbewussten Menschen versäuern und Muskeln unnatürlich aufblähen, ist es die Arrhythmie des Atmens und in der Folge die Arrhythmie der Bewegung, die in die chronische Krankheit münden. Was chronisch ist, ist sykotischer Natur, jen-

seits eines gesunden Lebensrhythmus, weil Leistungsdenken die Bewegung lenkt.

Der Weg heraus aus der Arrhythmie hinein in ein Gefühl von Rhythmus kann ganz einfach geschehen, indem bewusst Schwellen überschritten werden. Jede Schwellenüberschreitung dient der Transformation in einen Bewusstseinswandel. So geschieht es ganz pragmatisch zum Beispiel beim bewussten Übergang von einem Raum in den nächsten, vom Flur zum Schlafzimmer oder von der Küche zum Arbeitszimmer usw. Früher hat man diese Übergänge verdeutlicht durch Holzschwellen vor der Türe. Später kam die alberne Idee auf, die Türschwellen abzuschaffen, weil man stolpern könnte. Heute stolpert man nicht mehr über Holzschwellen, dafür aber von einer Ebene in die nächste, von einem Raum zum andern, von einer Tätigkeit zur nächsten, von einem Termin zum andern usw. Das ist einer der Wege in die Belanglosigkeit, in die Nivellierung und ins Mittelmaß. Kein Wunder, dass kaum noch jemand gut schläft, sich gesund fühlt, Freude daran hat, dass die Erdbeeren endlich nach Monaten der Abwesenheit im Garten wachsen. Sie sind ja jederzeit erhältlich. Alles will man zu jeder Zeit haben und jeder soll zu jeder Zeit verfügbar sein. Wir haben das Gefühl von Schwelle und Transformation verloren. Aber genau das benötigen wir wieder für den Lebensrhythmus. Der Körper weiß, dass es Schwellen gibt und diese rhythmisieren seine Abläufe – Herzklappen, Atmung, Gefäß- und Darmperistaltik usw.

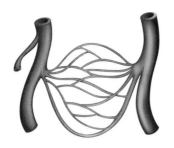

Abb. 6 Wechsel vom venösen zum arteriellen Blutkreislauf

Jedes Organ hat seinen eigenen Rhythmus aus mehr oder weniger Aktivität, Produktion von Stoffen oder Innehalten. Das Nervensystem lehrt es besonders deutlich durch seine so genannte „Refraktärzeit", in der ein Nerv nicht erregbar ist. Es lehrt das Verhältnis von Aktivität und Pause. Alle Zellen haben ihren eigenen Rhythmus, alle Organe ihre Eigenbewegung (z.B. die Peristaltik), vor allem durch die Atmung bzw. die Zwerchfellbewegung gesteuert. Der wichtigste Rhythmusgeber ist das Zwerchfell. Da aber die meisten Menschen flach atmen und nur kleine Segmente dieses Rundmuskels nutzen, gibt es auch immer mehr Zwerchfellbeschwerden.

Dem Rhythmus vollkommen ergeben sind unsere Gelenke. Der gesamte „Bewegungsapparat" ist auf rhythmische Bewegung angelegt. Geistige Beweglichkeit und körperliche Elastizität sollten (wieder) ganz eng zusammenarbeiten. Die Gelenke bleiben in dem Maße beweglich bis ins hohe Alter, wie sie <u>rhythmisch</u> bewegt werden. Das hängt nun wiederum mit dem Atmen zusammen. Beim Gehen, Joggen, Tanzen, Yoga, Tai-Chi oder Qi Gong sollten Atem und Rhythmus eine Einheit bilden. Bewegung ist sichtbar gemachter

Atem. Genau das ist die Essenz des Hatha-Yoga, was wörtlich übersetzt „Sonne-Mond-Atem" bedeutet und das wiederum „Aus-Einatmen". Wir kehren wieder zur bereits genannten Tatsache zurück: Der natürliche Atemvorgang hat das Verhältnis 3:2. Dieses Verhältnis entspricht in der Musik der Quinte, dem „leeren Klang", aus dem alles hervorgehen und in den alles eingehen kann.

11.1.1 Rhythmus in Sprache und Bewegung

Diesen kleinen Exkurs in die spirituelle „Körperphilosophie" vermittle ich dem Patienten, wenn es darum geht, ein Gefühl für Lebensrhythmus wiederzufinden. Es reicht nicht, nur gymnastische Übungen, nur Atemübungen oder nur Singen in einer Gruppe zu verordnen und erst recht nicht, nur Arzneien zu verschreiben. Die besten Erfolge ergeben sich, wenn Sprache – Körper – Atmung eine Einheit bilden.

Dazu ein Beispiel aus der Praxis:

Ein 10-jähriger Knabe (Mutter Russin, Vater Deutscher) kommt wegen Sprachstörungen und Lernproblemen in Deutsch und Mathematik in die Praxis. Er bewegt sich hölzern wie ein alter Mann, zeigt keine Mimik, spricht abgehackt und schaut durch mich hindurch. Der Hausarzt hatte den Eltern die Diagnose „Autismus" mitgeteilt, doch der Vater ist überzeugt, dass sein Sohn intelligent sei und eine psychische Blockade vorliege. Es kommt zu folgendem Dialog:

Was interessiert dich denn in der Schule?

Biologie.

Aha, und was da genau?

Was wir in Biologie nicht lernen.

Und was ist das?

Geologie. Genauer die Jura- und Kreidezeit. Ich kenne alle Saurier.

Es folgt eine lange Liste sämtlicher Saurier mit lateinischen Namen, die der Junge mit „Pokerface" vorträgt und dabei in die Ferne schaut – wie ein Automat, der Fakten ausspuckt. Der Vater verdreht die Augen und versucht den Knaben zu unterbrechen, damit er mit der Aufzählung aufhört. Aber der Junge spult sein Wissen in unnatürlich steifer Körperhaltung etwa 10 Minuten lang ab. Dann schließt er den Mund und schaut mich an ohne Wimpernschlag. Ich halte seinem Blick stand und so starren wir uns etwa ein, zwei Minuten lang an. Da verzieht er sein Gesicht zu einem hässlichen Grinsen.

Aha, jetzt hast du den Brontosaurus hergeholt. Das machst du richtig gut.

Jaaaa, faucht der Junge.

Gut. Aber nun bist du ja nicht hier, um mit mir über Saurier zu sprechen, sondern du hast ein Problem mit Deutsch und Mathe.

Der Junge ist plötzlich wieder Kind, sackt in sich zusammen und schaut gelangweilt umher.

Also, das löst du mal auf ganz unkonventionelle Weise. Du brauchst keine Arznei, weil du nicht krank bist.

Da bin ich aber froh!

Du sprichst laut ein kleines Gedicht mit vier Zeilen und gehst dazu.

Wir sagen laut:
Es war einmal ein buntes Ding,
ein sogenannter Schmetterling,
der war wie alle Falter
recht sorglos für sein Alter.

Die vier Zeilen (von Heinz Erhardt) sind im Versmaß des Jambus verfasst und der Junge versucht sprechend danach zu gehen. Das gelingt nicht. Er stolpert, verliert die Balance, taumelt, verspricht sich, Sprache und Bewegung kommen nicht zusammen. Das zeigt einerseits die Schwäche in der neuronalen Verschaltung im Gehirn und andererseits die Störung zwischen Motorik und Sprachrhythmus.

Wir üben das etwa zehn Minuten lang. Das Ziel ist, dass das Kind mit dem Text erst gehen, dann hüpfen kann, denn dazu lädt der Jambus ein. Der Junge bekommt eine gesunde Gesichtsfarbe, die Augen beginnen zu leuchten, ein Lächeln zeigt sich in dem Maße, wie er merkt, dass die Koordination besser wird. Wir machen eine Pause. Ich gebe ihm die Hausaufgabe, selbst einen Vierzeiler zu dichten und ihn mir am Telefon erst mal mitzuteilen.

Schon wenige Tage später ruft der Junge an und sagt einen Text auf:
*Die Vögel singen schon ganz laut im Wald
Die Sonne lacht und der Himmel ist blau.*
Das ist ein hübscher Text. Nun fasse ihn in den Hüpfrhythmus.

Wir arbeiten am Text so lange, bis er den Jambus fertig hat:

Die Vögel singen schon im Wald
Da wird es sicher Frühling bald
Die Sonne lacht von oben runter
Die Wiese wird schon kunterbunter.

Für den Jungen ist es eine Herausforderung, im Versmaß zu bleiben und die Wörter am Übergang von der dritten zur vierten Zeile entsprechend schneller zu sprechen. Aber es hat ihn der Ehrgeiz gepackt.

Hausaufgabe: Jeden Morgen nach dem Aufstehen ein paar Mal das Gedicht gehen, bis er den Drang zum Hüpfen spürt. Dasselbe vor den Schulaufgaben.

Der Vater berichtet: „Mein Sohn steht freiwillig zehn Minuten früher auf, kann nach der Sprech-Hüpfnummer sofort zur Toilette gehen, die Verstopfung ist verschwunden. Er wird immer mehr ein ganz normales Kind. In der Schule nimmt er mehr am Unterricht teil, macht leichter seine Schulaufgaben. Die Koordination von Sprache und Bewegung wird tatsächlich von Tag zu Tag besser und darüber freut er sich. Jetzt hat er uns mitgeteilt, dass er Gedichte schreiben will."

Ich vermittle dem Knaben weitere Versmaße (Trochäus und Daktylus), lasse ihn danach Gedichte verfassen und im Raum gehen. Er ist begeistert, dass er die griechischen Begriffe aussprechen, schreiben und erklären kann, wie Hebung und Senkung geordnet sind. Das befriedigt seinen Intellekt. Das reale Sprechen und Gehen sorgt für eine gesunde Koordination, bessere Gehirnleistung und Konzentration.

Damit die Begabung des Kindes, andere Zeitfenster und Dimensionen zu öffnen, ebenfalls in gesunde Bahnen gelangt, verordne ich eine Gabe *Agaricus* C1000. Die Folge des Zusammenwirkens von „Gedicht-Gehen" und Arznei ist, dass zwar weiterhin das Interesse an Geologie besteht, aber der Junge als gesamte Persönlichkeit reift. In der Schule schwinden die Schwächen der deutschen Rechtschreibung und des Rechnens. Die gesamte Behandlungsdauer währte nur zwei Monate und seither gibt es keine Probleme mehr mit dem Jungen. Er ist reif für eine höhere Schulbildung.

Der Ausgangspunkt der Betrachtung war der Lebensrhythmus. Das Beispiel zeigt, dass ich darunter eine Körper-Geist-Erfahrung verstehe. Ob in der Schulung von Kolleginnen und Kollegen oder in der Behandlung von Patienten: Ein verblüffend einfacher Weg ist, die körpereigenen Voraussetzungen dazu zu nutzen; Sprache, Motorik, Gelenke. Die positiven Ergebnisse zeigen sich in besserer Konzentration, mehr Lebensfreude, mehr Vitalität und in einem guten Gefühl für die Balance zwischen Aktivität und Ruhe, also Lebensrhythmus. Der findet sich von alleine, wenn die alten Versmaße Jambus, Trochäus, Daktylus und Anapäst wieder lebendig werden. Mit der im Grunde einfachen Übung habe ich auch bei Senioren mit Gedächtnisschwäche und dementen Symptomen wesentlich mehr erreicht als mit Arzneien. Warum können Demente problemlos ein Lied singen, aber nicht mehr normal sprechen? Weil das Lied auf Rhythmus basiert. Es ist erfreulich, dass mit Dementen gesungen wird, aber ich strebe eine ganzheitliche Behandlung an, nehme den Körper hinzu, damit die Sprachzentren im Gehirn wieder aktiv werden!

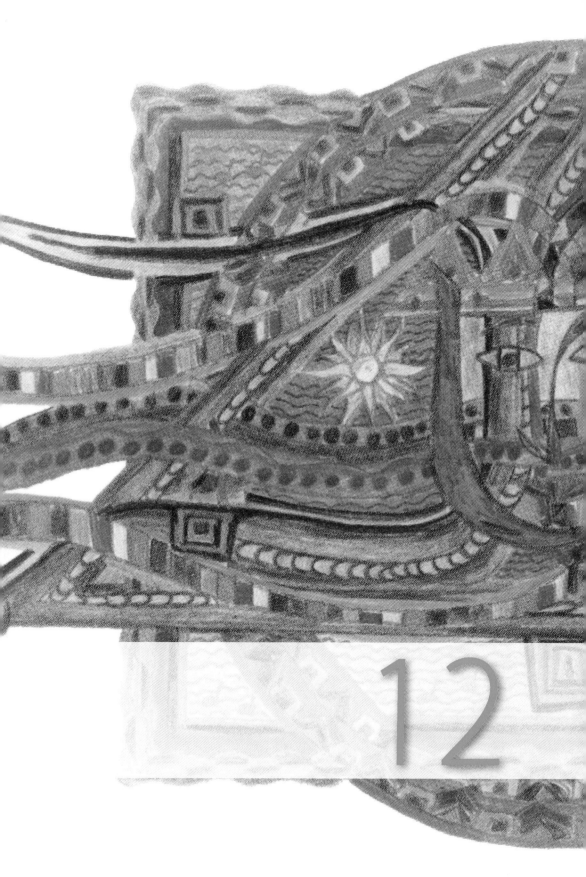

12

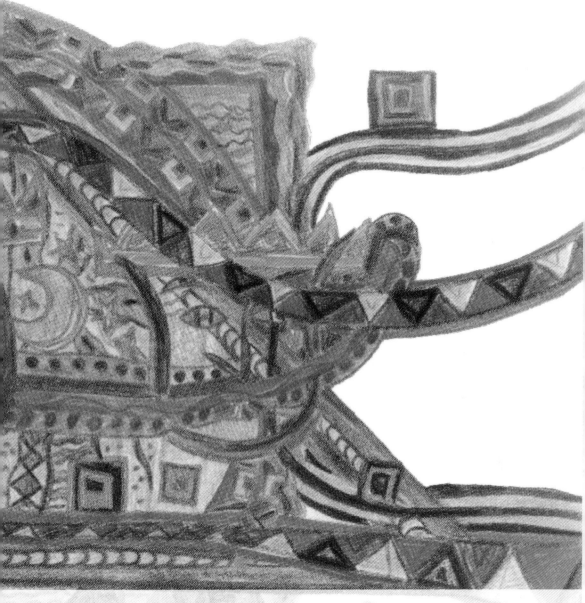

Der angeborene Schwach-
punkt und seine Lösung

20012012

Seit die alte chinesische Entsprechungslehre durch die moderne Neuropsychologie bestätigt und um differenzierte Erkenntnisse erweitert wurde, ist der Bezug Organ – Konflikt offensichtlich. Nun haben wir als Mensch zwei Möglichkeiten, diesen Bezug im Falle der Krankheit zu erleben:

1. Wir haben – wie alle Menschen – einen angeborenen Schwachpunkt, der als Erstes zu Beginn einer Krankheit reagiert. Dem einen schlägt etwas sofort auf den Magen, dem nächsten geht es an die Nerven, dem übernächsten läuft eine Laus über die Leber und wieder einer klagt, dass ihm etwas an die Nieren gehe. Wir drücken das sprachlich sehr gut aus, was wir von unserer Organreaktion kennen. In der griechischen Mythologie spricht man von der „Achillesferse" als dem Hinweis, dass wir Menschen sterblich sind.

2. Der Schwachpunkt oder die individuelle Achillesferse hat aber nicht nur die negative Seite, sondern prägt auch im Falle der Gesundheit unser Denken, Fühlen und Handeln bzw. Verhalten. Wie in der chinesischen Entsprechungslehre gibt es immer beide Aspekte, den kranken und den gesunden. Das hilft zu verstehen, wohin ein Organismus positiv kompensiert, wenn er in die Heilung geht. Dazu habe ich eine Tabelle zusammengestellt, aus der zu ersehen ist, was als negative Reaktion bekannt ist, was sich als Thema durchs Leben zieht und worin die Lösung besteht. Die Lebensaufgabe ergibt sich aus der Erkenntnis, dass man seinen Schwachpunkt kennt und stets daran arbeitet, dass er nicht in die Krankheit driftet, sondern sozusagen „in Schach" gehalten wird.

Tabelle 1 Die „Achilles-Ferse" – angeborene Schwachpunkte

Reaktionsfeld	Reaktion unter Stress	Lebensaufgabe/Ziel	Lösung
Magen	Verlust der Mitte, wird schnell sauer, miesepetriges Verhalten, unzufrieden	Suche nach Mitte, Zufriedenheit, Harmonie und Balance	Zufrieden sein mit dem, was ist
Milz-Pankreas	Leben und Tun hat keinen Sinn, keine Visionen, keine Lebensperspektive, wozu bin ich da?	Suche nach Lebenssinn, Sinn im Tun, höhere Ziele	Übernimmt Verantwortung für sein Leben Erkennt Sinn im Dasein und im individuellen Tun
Leber	Unterdrückung von Wut, Aggression, Kreativität und Extrovertiertheit	Suche nach Selbstausdruck, schöpferisches Tun	Lebt eigene Autorität, Lebensbejahung, ist kreativ

Reaktionsfeld	Reaktion unter Stress	Lebensaufgabe/Ziel	Lösung
Galle	Versinkt in zu viel Planung, muss zu viel entscheiden, kann sich nie entscheiden, ewiges Hin und Her, bis sich nichts mehr bewegt, totaler Stau	Suche nach lebenswerten Zielen, nach klaren Entscheidungen, nach innerer Ordnung	Planen und Entscheiden sind im Gleichgewicht
Nieren	Ängste, Allergien, lässt sich leicht verunsichern, Verlustgefühle	Suche nach Sicherheit, Bodenhaftung, materieller Basis, Halt in einer Therapie	Vertrauen in den Lebensfluss, in die eigene Autorität, Gefühl von Sicherheit durch geistige Kräfte
Blase	Alles gerät außer Kontrolle, alles läuft über, alles ist zu viel, Verlust von Überblick, fühlt sich überschwemmt von Pflichten und Verantwortungen	Sucht innere Ordnung (Ufer), Kanäle, die das Leben sichern, künstlerischen Ausdruck und unkonventionelle Tätigkeiten	Vertrauen in die eigenen Gaben und Talente und auf die Kreativität
Dickdarm	Verlust des Selbstvertrauens, alles fällt durch oder verstopft, Verlust des Selbstwertgefühls	Suche nach Selbstverwirklichung, lernt, Anerkennung und Erfolg anzunehmen	Gesundes Selbstbewusstsein, erkennt und anerkennt seinen Wert
Lunge	Es geht einem die Luft aus, Hektik, Panik, Stau, Verlust des Lebensrhythmus, Gefühl, es reicht nie	Suche nach Gleichmaß, Balance zwischen Geben und Nehmen, nach Freiräumen, einem langen Atem (Ausdauer)	Gelassenheit, Achtung des eigenen Rhythmus, Dinge auf ihren tatsächlichen Wert hin prüfen
Herz	Aus dem Rhythmus, ruhelos, Verlust der Lebensfreude und des Humors, ängstlich	Sucht einen Lebensrhythmus, Ausgleich zwischen Pflicht und unbeschwerten Dingen	Nach vorne schauen auf das, was kommt
Dünndarm	Unverdaulichkeit von vergangenen Problemen, Festhalten an Vergangenem	Loslassen, Abgeben von Verantwortung, Suche nach Lösung	Zeit für Verdauung in Anspruch nehmen, Ausgleich von Aufnehmen und Abgeben
Hals/Schilddrüse	Alles schnürt sich zusammen, bekommt keine Luft, findet keine Worte, verstummt, kann nicht mehr kommunizieren	Suche nach Ausdrucksmöglichkeiten (Wort, Ton, Farbe) und Kommunikation	Heilt mit Worten, kann Bedürfnisse artikulieren

Reaktionsfeld	Reaktion unter Stress	Lebensaufgabe/Ziel	Lösung
Genitalien	Emotionale Unterdrückungen, Abkoppelung von der Schöpferkraft, lehnt sich ab, moralische Barrieren	Suche nach sexueller und geistiger Erfüllung, schöpferischem Ausdruck, lernt, lustvoll zu leben	Lustvolle Lebensbejahung, vielseitiger Einsatz von Schöpferkraft, zeugt geistige „Kinder"

Die angeborenen Schwachpunkte sollten wir beim Patienten feststellen. Denn sie sind die besten Warnzeichen beginnender psorischer Schwäche. Ist die psorische Ebene in einer ganzheitlich-miasmatischen Behandlung erreicht, sind wir nicht unfehlbar. Die Patienten können weiterhin krank werden, aber es sind akute Erkrankungen, bei denen die „Achillesferse" das erste Reaktionsfeld darstellt und sie viel früher mit natürlichen Heilmitteln versuchen, die Immunkraft zu stärken, den Darm zu reinigen, ausleitende Nahrung zu sich zu nehmen und vor allem, sich Ruhe zu gönnen. Dann kommt es erst gar nicht zu langen chronischen Krankheitsgeschehen. Man kann auch mal heftig krank werden. Wenn aber die miasmatische Basis im Latenzzustand ist und nicht aktiv, dann kann man auch eine solche Krankheit schnell überwinden.

12.1 Die psorische Haut

Viel ist über das Wesen der Psora gesagt worden. Nun stellt sich die Frage, wo sich sowohl die frühen Krankheitszeichen als auch die abschließenden Heilungszeichen manifestieren. Klar muss sein, dass jede chronische Krankheit der Ausdruck eines emotional-mentalen Konflikts ist und diese energetische Entgleisung sich nach einer Weile physisch zeigt. Anders herum gesagt: Die Symptomatik einer chronischen Krankheit ist keine Laune der Natur, sondern der präzise Ausdruck eines inneren, seelischen, emotionalen, mentalen Leidens. Dieser oft im Unterbewusstsein schwelende Konflikt erzeugt die Symptome in einem bestimmten Organsystem oder gar an einem bestimmten Organ. Bleibt dieser Konflikt aktiv und wird nicht gelöst, kann bestensfalls eine Verbesserung oder Teilgenesung erzielt werden, aber keine Heilung. Denn Heilung ist ein Erkenntnisprozess, der auf allen Seinseben stattfindet. Heilung ist nicht das Verschwinden von Symptomen. Heilung ist Wandlung, Verwandlung von Symptomen in neue Lebensenergie. Weil das die alten Chinesen schon vor Jahrtausenden erkannt haben, gibt es bei ihnen für jedes Organsystem eine negative, pathologische Komponente und eine positive, die das Heilsein ausdrückt. Für die Therapie bedeutet das auch: Wo der Konflikt sich manifestiert, ist auch die Lösung, der Heilungsimpuls.

Beispiel: Die Leber steht pathologisch für Wut, destruktive Aggression. Im gesunden Zustand steht sie für erworbene Autorität, Produktivität und Kreativität. Dasselbe Organ hat zwei Ausdrucksformen, eine kranke und eine gesunde. Da wir in der miasmatischen Therapie diese Zusammenhänge dem Patienten erklären, wird ihm einerseits klar, dass es einen Konflikt zu lösen gilt durch Eigenarbeit, und andererseits erlebt er, dass Heilung Wandlung ist, hier genauer: Ich brauche eine gesunde Aggression, um schöpferisch tätig zu werden. Meine Wut verwandelt sich in Tatkraft.

Wie eingangs gesagt, beginnen alle Krankheiten harmlos in der Psora. Wenn sie destruktive Formen annehmen oder stets wiederkehren, sind sie nicht mehr psorisch. Die Psora agiert an der Peripherie unseres Energiesystems, körperlich an der Haut und Schleimhaut. In Band 12 der Schriftenreihe „Organ-Konflikt-Heilung"/ „Haut und Lymphsystem – Bastionen der Immunkraft" (Narayana Verlag) habe ich ausführlich die Konflikte der Haut dargelegt. An dieser Stelle sei deshalb nur dieses Zitat wegweisend:

In dem Maße, wie die Haut nicht mehr natürlich reagiert, die physiologische Immunabwehr nicht mehr funktioniert, dringen die zwischenmenschlichen Konflikte immer tiefer in den Organismus ein. Das hat zwei Extreme zur Folge:

▶ *Entweder es entstehen schwere Hautkrankheiten, weil einem Menschen ein unverdautes Ereignis tief unter die Haut gegangen ist,*

▶ *oder es entsteht ein physisch-psychischer Panzer, der einen Menschen empfindungslos macht, aber innerlich todkrank.*

Wie schwach unsere physiologische Immunabwehr individuell und kollektiv geworden ist, erkennen wir an den Kindern, die bereits mit einer schweren Neurodermitis auf die Welt kommen und an der steigenden Zahl von Hautkrebserkrankungen. Natürliche Ventilfunktionen werden lahmgelegt und die Krankheit hat freie Bahn tief ins Innere. Was ursprünglich mal ein Hautthema war, manifestiert sich jetzt als Asthma bronchiale oder Niereninsuffizienz. Seit 150 Jahren strengen wir uns an, äußere Hautreaktionen zu unterdrücken, erfinden immer neue Kampfstoffe gegen Viren und Bakterien, die ihrerseits immer kräftiger werden und überleben. Seit über 200 Jahren versuchen Homöopathen die einstigen Unterdrückungen wieder auf die Haut zurückzubringen. Warum einen einfachen Heilungsweg wählen, wenn es kompliziert geht? Das ist einer der irrationalen Wesenszüge westlichen Bewusstseins. Damit werden wir in der Praxis konfrontiert und fordert uns zu Ideenreichtum in der ganzheitlichen Sicht und Behandlung von Krankheiten heraus. Bevor wir ins Detail der Hautkonflikte gehen, sei noch einmal der zentrale Lehrsatz der Chinesischen Medizin in Erinnerung gerufen. Er dient uns als Wegweiser im Verständnis von Hautkonflikten:

Was der Darm nicht heilt, heilt die Leber

Was die Leber nicht heilt, heilt die Niere

Was die Niere nicht heilt, heilt die Lunge

Was die Lunge nicht heilt, heilt die Haut

*Was die Haut nicht heilt, **das führt zum Tod***

Leber, Nieren, Lunge und Haut bilden ein synergetisches Reaktionsfeld. Das bedeutet, dass Hautkrankheiten und ihre Konflikte nicht isoliert zu betrachten sind. Immer spielt auch die Thematik eines der Organsysteme mit hinein und muss therapeutisch bedacht werden.

Rosina Sonnenschnmidt,
Schriftenreihe Organ-Konlikt-
Heilung, Haut und Lymphsystem
– Bastionen der Immunkraft, S. 52

Der Weg von der psorischen Hautreizung und von Hautunreinheiten, von der nachlassenden Fähigkeit zu schwitzen und zu fiebern in die verschiedenen sykotischen und syphilitischen Hautkrankheiten ist uns geläufig. Was aber durch die Neubelebung der miasmatischen Therapie ins Bewusstsein dringt, ist der Heilungsweg. Egal, wo wir beginnen müssen, am Ende sollte unbedingt die Krankheit den Organismus über die Haut verlassen, damit keine Rückfälle entstehen. Ich lernte in meiner homöopathischen Fortbildung bei Dr. Mohinder Jus, dass am Ende einer Behandlung *Sulfur* nötig sei, um die Psora noch einmal zu aktivieren, denn an der Haut im physischen und übertragenen Sinne beginnen Krankheiten und dort sollte die Heilung auch enden. Seit nunmehr 20 Jahren Erfahrung ist klar, dass dies ein Naturgesetz des Heilens ist und es dringend nötig ist zu überprüfen, ob

der Patient wieder fiebern und schwitzen kann, damit die physiologische Immunabwehr wieder funktioniert.

Die Haut ist die organische Instanz, die den Menschen in seiner Form zusammenhält. Erstaunlich, wie dehnbar die Haut bei Adipositas ist! Außerhalb der eigenen Haut begegnen wir dem Du und Wir. Die Haut trennt uns vom Anderen. Alle Hautkonflikte basieren darauf, dass entweder das Ich geschwächt ist und durch übertriebenen Altruismus bzw. Helfersyndrom die eigenen Bedürfnisse aus dem Blickfeld geraten sind. Das macht auf Dauer krank, denn das Bewusstsein des Menschen fragt, mehr nach außen als nach innen gerichtet: Was tut mir gut und was nicht? Oder es besteht der typisch psorische Egoismus, indem jemand nur seine Bedürfnisse sieht, sie erfüllt bekommen möchte, aber das Du und Wir nicht wahrnimmt, das heißt, es fehlt das Mitgefühl, wie es einem anderen Menschen geht.

Schließlich ist die Haut das Zentrum für Beziehungsfähigkeit. Sich berühren zu lassen und jemanden zu berühren, körperlich, emotional, mental ist ein großes Thema vieler Krankheiten. Mag sein, jemand kommt mit einer chronischen Krankheit, scheinbar ohne Hautbeteiligung. Aber in der miasmatischen Behandlung kommen wir unweigerlich zum Konfliktthema, das in der Sykose gelöst wird. Immer wieder nötigt es einem Bewunderung ab, zu welchen Erkenntnissen die Patienten dann kommen, wenn sie die psorische Ebene erreichen. Da geht es immer um das Verhältnis Ich – Du – Wir; sie kommen zu neuen Einsichten, wie sie mit sich und anderen künftig umgehen wollen.

Wie im Zitat erwähnt, ist die Haut die erste Instanz neben dem Atemsystem (Mund-Nasenatmung), die über die Immunkraft eines Menschen entscheidet.

Reize, Einflüsse, Angriffe erreichen uns körperlich immer zuerst an der Haut. Dort entscheidet sich, wie tief sie einzudringen vermögen, welche Gefühle sie auslösen und wie wir darauf reagieren. Im Falle eines intakten Immunsystems, das bereits an der Peripherie unseres Organismus zur physiologischen Abwehrreaktion durch Fiebern und Schwitzen fähig ist, sind wir physisch-psychisch-mental stabil. Fehlt diese Basisreaktion, werden wir labil und sinkt die Schwelle zur Stressreaktion. Das Reaktionsvermögen auf Mikroben ebenso wie auf unerfreuliche Ereignisse wird geschwächt. So streckt den einen ein Grippevirus, eine schlechte Nachricht oder eine negative Buchrezension nieder und löst den Sympathikus aus und ein anderer nimmt diese Angriffe auf das Ego gelassener hin. Das Bewusstsein ist die oberste Instanz, die all diese Vorgänge lenkt. Es ist auch das Bewusstsein eines Menschen, das die Unterdrückung der physiologischen Immunabwehr durch Impfungen, Fieber- und Schweißsenker zulässt.

a.a.O.

Selbst wenn ein Therapeut nicht miasmatisch denkt und therapiert, so ändern sich Heilungsverläufe gewaltig, wenn nicht linear gedacht wird: Symptom – Mittel – Symptom – Mittel usw., sondern wie es eigentlich in der Homöopathie und TCM gedacht ist: Rückkehr zum harmlosen Ausgangspunkt der Psora, um sicherzustellen, dass die physiologische Immunabwehr intakt ist, dass *Sulfur* oder ein anderes psorisches Heilmittel die Therapie abrundet und der Patient das sichere Gefühl erlangt, nun wieder ganz und heil zu sein. Dieses Gefühl ist ganz anders als zwischendurch, wenn Patienten sagen, sie fühlten sich endlich wieder energiestark und viel besser, unangenehme Symptome seien verschwunden usw. Dann sind sie immer noch im Prozess. Aber in der Psora passieren keine dramatischen Dinge, denn die gehören in die Konfliktlösungsphase der Sykose. Es ist alles getan, man kommt zum Ende der Behandlung, schaut zurück und nun nach vorne in den Neustart des Lebens. In der Psora ist daher alles leicht und heiter. Die Bereitschaft, eine einfache, akute Krankheit zu durchleben, bezieht sich auch auf emotionale und mentale Akutprobleme, die nun leichter zu bewältigen sind.

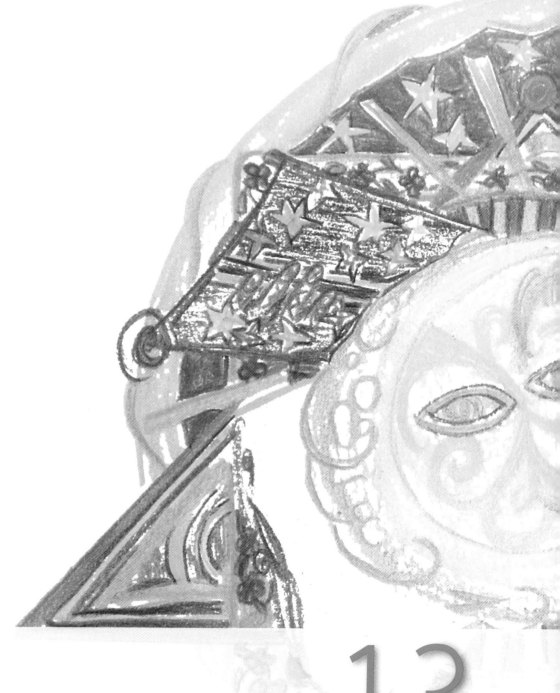

13

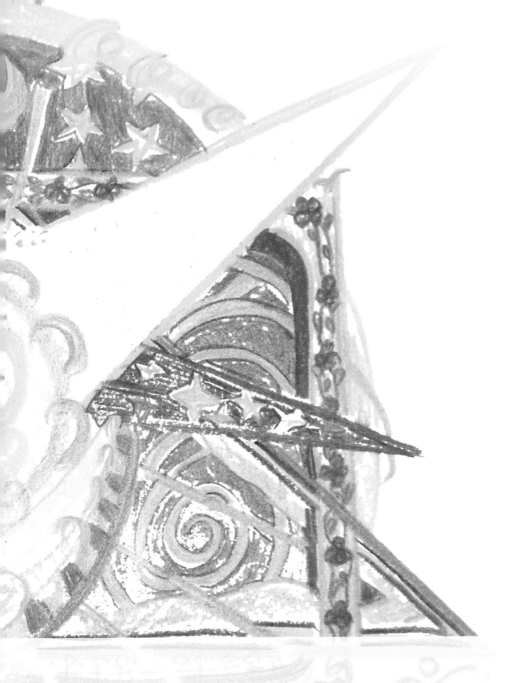

Heilungsberichte

In den Heilungsberichten werden die miasmatischen Hauptmittel, die Regenten einer miasmatischen Schicht in Großbuchstaben geschrieben. Der Grund dafür ist zu sehen, wie oft die gleichen Mittel bei unterschiedlichen Krankheiten eingesetzt wurden und dass in der Miasmatik keine Symptombehandlung im Vordergrund steht.

Da wir in der miasmatischen Behandlung häufig die Potenz C30 einsetzen, wird das nicht immer eigens hervorgehoben. Wird keine Potenz angegeben, handelt es sich daher immer um die C30. Wie erwähnt, setzen wir meistens zwei Mittel wechselweise ein. Die so genannte „Plus-Methode" setzen wir sehr häufig ein. Die Vorgehensweise für die Patienten ist folgendermaßen:

Der Patient nimmt eine Flasche Wasser ohne Kohlensäure, gibt ein paar Globuli vom ersten Mittel in einer C30 hinein (kann auch jede andere Potenzierung sein), schüttelt die Flasche alle zehn bis fünfzehn Minuten ein paar Male kräftig auf und ab und trinkt davon ein kleines Glas voll. Dieser Vorgang wird vom Morgen bis zum Mittag so oft wiederholt, bis nur noch eine Neige in der Flasche ist. Dann wird sie verschlossen. Am nächsten Morgen wird die Flasche nur mit Wasser gefüllt, alle zehn bis fünfzehn Minuten wieder geschüttelt, davon bis zum Mittag getrunken. Wieder bleibt eine Neige übrig. Am nächsten Morgen wird wieder mit Wasser aufgefüllt usw. Diese Vorgehensweise gilt für eine Woche.

Dann nimmt der Patient eine zweite Flasche, füllt sie mit Wasser und gibt ein paar Globuli vom zweiten Mittel hinein. Es folgt wie bei Mittel Nr. 1 das Verschütteln (Potenzieren) – eine Woche lang. Es folgt wieder Flasche Nr. 1 mit Mittel Nr. 1 und wieder Flasche Nr. 2 mit Mittel Nr. 2. So vergehen vier Wochen der Einstiegstherapie.

Die Plus-Methode mit einer großen Menge Wasser hat den Vorteil, dass die Patienten mehr trinken.

13.1 Heidi Czech, Heilpraktikerin

1. Luca (12 Jahre) mit Neurodermitis, Nebenbefunde: Heuschnupfen, Asthma

Erstanamnese: 14.12.09

Hautbild: Ellenbeuge, Handgelenke, Stirn sind betroffen, am schlimmsten: Mund-Nase-Bereich (seit ca. 1,5 bis 2 Jahren). Trockenheit – Risse – Bluten

Juckreiz:

< abends im Bett

< Schwitzen

< nachts, erwacht mit Juckreiz

< Schulzeit, > Ferien, Ruhe

> Baden (im Meer)

< Winter, > Sommer

< bei Infekten

Er hat vor kurzem eine Amalgam-Entgiftung gemacht mit DMSO und Algen; Gefühl, als reagiere er allergisch auf die Zahnspange.

Schwangerschaft: normal; Folsäure-Mangel

Entbindung: Einleitung, weil Muttermund nicht geöffnet; Dauer der Entbindung ca. 15 Std.

Erstes von zwei Kindern, die ersten Wochen waren problemlos, dann folgten Drei-Monats-Koliken. Erste Hautprobleme mit ca. drei Monaten, etwa drei Wochen nach der ersten Impfung. Als Säugling Hautausschläge um den Mund; extrem Milchschorf (dicke Krusten, fauliger Geruch); Hautausschlag am Hals (offen) mit fauligem Geruch; HA hinter den Ohren; eingerissene Ohrläppchen. Die Zahnung war früh (erster Zahn mit zehn Wochen), hat nicht gekrabbelt, sondern ist schon mit elf Monaten gelaufen. Hat früh und schnell sprechen gelernt, war sauber mit drei Jahren.

Kinderkrankheiten: Windpocken im ersten Lebensjahr, nicht stark ausgeprägt, rezidivierende Otitiden, im ersten Kindergartenjahr sehr oft krank – viel Husten, fast wie Keuchhusten. Scharlach rezidivierend, > Antibiotika

3. – 4. Lj: Dellwarzen

4. Lj: 3-Tage-Fieber

5. Lj: Scharlach ohne Antibiotikagabe; Fieber 41 Grad; Alpträume; zwei Wochen heftig krank

Schulzeit: viel krank mit Schnupfen

2006 (mit 9 Jahren): Warze li. Mittelfinger, > Ausschaben

2007 (mit 10 Jahren): Verdacht auf Asthma

Herpes rezidivierend, eingerissene Mundwinkel rezidivierend, Eiterbläschen rezidivierend, viele Muttermale, teilweise erhaben, Café-au-lait-Fleck links auf dem Rücken, weiße Flecken auf den Nägeln, Niednägel rechts, schuppiger, juckender Fleck rechte Kopfseite, Zunge leicht weiß belegt, Heuschnupfen im Frühjahr, Asthma.

Ereignisse: 12/08 Tetanus-Impfung, 12/08 Blinddarm-Durchbruch und -Op; schlechte Wundheilung; Narbe bläulich verfärbt (noch heute)

Appetit: Verlangen: Pizza, Gyros, Steak, Pommes, Geräuchertes (2), Salami, Eier (3), Süßigkeiten, Eis (3), Chips, Salziges (3), Butter (2)

Abneigungen: Tomaten, Reis, viele Gemüsesorten, Kirschen

Unverträglichkeiten: Erdbeeren - Atemnot, reife Bananen - Juckreiz, Nüsse - Schwellung im Mund, Äpfel zur Haselnussblütezeit, Orangensaft - wunder Po (als Baby)

Verdauung: problemlos

Durst: viel – mehr als zwei Liter. Verlangen nach Wasser, Fanta, Sprite; kühlschrankkalt; Blase ohne Befund

Schweiß: am stärksten am Kopf; Hände und Füße schwitzig; Fußschweiß stinkend, Achselschweiß riechend; < Sport, < im Sommer; Verlangen, sich zu entblößen

Schlaf: Einschlafen gut; 1 – 2 x Erwachen wegen Juckreiz; Rückenlage, Seitenlage

Träume: zzt. keine; als Kleinkind viel geträumt; Erwachen mit Schreien und schweißgebadet; braucht offene Tür

Ängste: früher vor Hunden

Weinen: schnell mal bei Ärger

Psyche: meldet sich in der Schule nur, wenn er die Dinge 100%ig weiß; Abneigung Referate zu halten

Allgemein: Abneigung gegen Schal, Rolli, Enges um den Hals

Unverträglichkeit von Wolle (kratzen)

Hobby: Taekwondo, Fußball, Gameboy

Abneigung: Kindergeburtstag, weil dann alles im Zimmer durcheinanderkommt

Luca war einige Jahre in ärztlicher homöopathischer Behandlung und hatte Graphites und vor allem Tuberculinum in den verschiedensten Potenzen bekommen.

Erscheinung: etwa so, wie man sich Calcium carbonicum vorstellt: Neigung zu etwas Übergewicht, etwas schüchtern, nett, freundlich, beantwortet nach anfänglichem Zögern auch einige Fragen selbst; das meiste erzählt die Mutter

Erkrankungen in der Familie: Magenkrebs, Melanom, hohes Cholesterin, Darmkrebs; Krampfadern, Schuppenflechte, Bluthochdruck, Gallensteine; Unterleibs-OP; Fibromyalgie, M. Parkinson, Demenz, Schlaganfall, Schilddrüsenprobleme, Neurodermitis

1. Verordnung

CARCINOSINUM, 1 x pro Woche 3 Globuli abwechselnd mit **MERCURIUS UND LUESINUM**

Beurteilung der Therapie: Familiär alle Miasmen vertreten – Beginn in der Karzinogenie; Fortsetzung Übergang Karz/Syph, dann Syphilinie:

Gaben von Natrium muriaticum und Zincum metallicum C30, symptomenorientiert hin und wieder eingesetzt. Behandlung der Sykose mit MEDORRHINUM und THUJA. Darmsanierung

Das Jahr 2011 war sehr konfus – wenig Fortschreiten der Heilung; keine Behandlung skrofulöser Symptome bis Oktober 2011

Die Darmsanierung hat gutgetan; die Haut wurde nach Beendigung wieder schlechter.

Durchbruch in der Therapie brachte: **Aconitum C200** + Familienstellen im März 2012

Es folgen: Natrium muriaticum, das nun gut greift, **TUBERCULINUM C200 + CALCIUM CARBONICUM C1000.** Dann **Calcp/Tub C30**

Sulfur C30, dann **C220**

Im Juli 2013 haben wir die Neurodermitis-Behandlung abgeschlossen mit Sulfur. Die Haut ist gut, der Heuschnupfen kaum vorhanden, die unverträglichen Lebensmittel werden wieder vertragen.

Luca kann durch seine Lebensführung (Ernährung) und durch Entsäuern und Entgiftung selbst Einfluss auf sein Hautbild und seinen Heuschnupfen nehmen.

Das Asthma war schon seit langem kein Thema mehr.

Er hat sich zu einem überwiegend ausgeglichenen, gutaussehenden, schlanken jungen Mann entwickelt.

2. Frau P. mit perioraler Dermatitis

Erscheinungsbild: Hautausschlag um den Mund herum mit Jucken und Trockenheit, stark gerötet, das stört extrem. Außerdem betroffen: Nasolabialfalte und Lidränder außen, Allergietest o.B. Hatte es früher schon in der Pubertät, > Cortison, war nie ganz weg; jetzt wieder < seit ca. drei Wochen.

Weitere Behandlungsversuche: Fußreflexzonenmassage und Globuli von einer anderen Heilpraktikerin haben die Situation noch verschlimmert. Antibiotika brachten den Ausschlag kurzzeitig zum Verschwinden, er kam dann aber wieder.

Informationen aus dem Anamnesebogen:

In der Vorgeschichte: Otitiden, Nasennebenhöhlenentzündung, Stirnhöhlenentzündung, Goldkronen, kein Amalgam, Brücken im Mund, Schilddrüsenprobleme, Verstopfung, entzündliche Darmerkrankung, Pilzinfektion im Genitalbereich, Rückenschmerzen an HWS, LWS, Muttermale, Nagelpilz.

Hereditär: Gebärmutterhalskrebs (Mutter), Prostatakrebs (Vater), Kropf, Schlaganfall, Gallensteine, Magengeschwüre, Neurodermitis, Gelenkprobleme

Weitere Erkrankungen/Beschwerden der Patientin: 1990: Mastdarmvorfall, Darmentzündung, mit Cortison behandelt + Behandlung bei einer Heilpraktikerin, „der Rest konnte dann gut operiert werden."

Darm jetzt: „Muss aufpassen wegen Verstopfung, nehme schon längere Zeit ein Multivitaminpräparat."

Stuhl immer etwas fest; Stuhlgang 1 x tgl. oder nur jeden 2. Tag; schafskotartig; keine Risse, Blähungen

Rückenschmerzen rezidivierend (Kreuzbein + Halswirbel verschoben) seit 2 bis 3 Jahren
> regelmäßige Dorntherapie

ca. 1 x jährlich Erkältungen; Stimme wird heiser, stimmlos
früher oft Stirnhöhlen- und Nasennebenhöhlenentzündung; zuletzt vor 3 bis 4 Jahren

Fieber zuletzt vor ca. 20 Jahren

1990: Kropf diagnostiziert, der nach innen ging – war immer leicht gereizt; Schilddrüsen-OP vor sechs Jahren wegen warmen und kalten Knoten; seitdem L-Thyroxin 125 und Calcium 500

Menses immer noch bzw. wieder nach einem halben Jahr Pause; Pille 16. bis 21.Lj. Blutung problemlos

Leistenbruch-OP + Eierstöcke durchtrennen lassen vor 15 Jahren

Blinddarm-OP mit ca. 14 bis 15 J.

Kniespiegelung rechts vor ca. 10 J.

Wechseljahre: Hitzewallungen, dann Frieren; ohne Schweiß, eigentlich verfroren; liebt Temperaturen von 27 bis 28 Grad und Sommer

Hände oft eiskalt; Verlangen nach Handschuhen, Wärmflasche im Bett

Schlaf: gut; Verlangen nach offenem Fenster, zugedeckt, Seitenlage

Träume: von der Arbeit u.a.

Durst: mindestens zwei Liter, meist Schorle, Tee, muss morgens sehr häufig auf Toilette, noch nie Blasenentzündung

Haut: ringförmiger Hautausschlag am rechten Handrücken, wie ein Wall – Granuloma anulare?
Noch nie Warzen, Herpes, Aphthen gehabt Muttermal dunkel außen, mit rötlichem inneren Hof am Rücken links
Nägel brechen leicht

Hallux valgus

Fußpilz an der großen Zehe rechts; Nagelpilz > Pilzmittel vor 6 bis 7 Jahren. Scheidenpilz vor ca. elf Jahren, > Creme

Bekommt leicht blaue Flecken; Venen o.B.

Zähne: Weisheitszahn rechts musste gezogen werden, weil unter Eiter – war insgesamt nur einer angelegt; kein Amalgam

2008 offener Fuß rechts für 9 Monate – war hingefallen, Dreck drin, hat ausgeschält werden müssen

Zwei Schwangerschaften – Wunschkinder (Töchter); Blutung in der 2. SW.

Kindheit: Der Bruder ist immer bevorzugt worden, weil er ein Junge war (drei Jahre jünger); er durfte immer mehr als sie; sie musste arbeiten.

Sie ist Verkäuferin in einer Metzgerei, was ihr gut gefällt. Ihr Mann ist ihre große Liebe

Freizeit: gerne im Gesangverein, Walken; liebt die Bewegung an der frischen Luft, spielt im Posaunenchor, tanzt gerne. „Wenn mir was gestunken hat, wurde es besser durch Orgelspielen."

Sehr auffallend war die Veränderung des Hautausschlags während des Anamnesegesprächs – die Farbe war leicht gerötet zu Beginn der Sitzung, knallrot beim Ansprechen der Kindheit und gegen Ende der Sitzung (Zuversicht, Vertrauen gewonnen...) kaum mehr zu sehen.

Miasmatische Belastung: Hereditäre Karzinogenie (Mutter Gebärmutterhalskrebs, Vater Prostatakrebs)

1. Verordnung

Sepia C200 + Causticum C200 alle 10 Tage; Hautausschlag beobachten unter psychischen Aspekten; 10 Gaben und Talente aufschreiben; Übung, vor dem Spiegel zu stehen, sich anzuschauen und zu sagen: „Wie schön, dass es mich gibt"; Rizolcreme.

Follow up 14.1.14

Es geht ihr sehr gut – die Rizolcreme wirkt sehr gut. „Das Selbstwertgefühl macht sehr viel aus – ich konnte anfangs nicht in den Spiegel schauen, jetzt ja, ich habe ein ganz anderes Selbstvertrauen gewonnen. Bin ein ganz anderer Mensch geworden; Lasten sind keine Last mehr. Ich gehe wieder gerne heim zu meinen Eltern, ohne Zwang."

Körperlich: Unter Sepia anfangs Verschlimmerung der Haut im Gesicht, dann besser. Nur die Hand ist nicht besser. Hitzewallungen kommen nicht mehr ganz so oft. Kurz nach Weihnachten Stirnhöhlenentzündung rechts, Sinupret ohne Wirkung, dann Antibiotikum eingenommen. Jetzt sind noch Zahnschmerzen als Symptom übrig (typische Reaktion auf Sepia – schade, dass sie sich nicht gemeldet hat).

Darm: zufrieden; nicht täglicher Stuhlgang; auch leicht rote Flecken um den Damm herum und Juckreiz; schafskotartiger Stuhl

Rückenschmerzen: z.Zt. sehr zufrieden

Schlaf gut; erwacht ab und zu wegen Wasserlassen um ca. 3 Uhr (Kalium-Zeit)

Träume: Ich hatte einen Autounfall. Das Auto war Schrott, ich bin unversehrt herausgekommen. Absturz von einem Berg – ich bin abgerutscht, habe mich festhalten können.

2. Verordnung

Sepia C220 + Kalium carbonicum im 10-tägigen Wechsel; Spiegelübung weiterführen, Toxaprevent; Chelidonium/Carduus marianus D4 und melden bei Akutkrankheit; Veilchensalbe (Hildegard von Bingen)

Follow up 24.3.14

Sie war beim Blutspenden – Blutwerte in Ordnung, außer Bilirubin: 1,8mg/dl

Sie war bei einer Darmspiegelung – alles in Ordnung

Hautausschlag im Gesicht gut, bis auf den linken Mundwinkel

Seit Beendigung von Toxaprevent, Carduus marianus und Chelidonium wird die Haut im Gesicht wieder schlechter.

Spät essen am Abend macht Probleme: Völlegefühl morgens beim Aufwachen; G. v. alles liegt im Magen; braucht dann den ganzen Tag nichts zu essen. Einschlafprobleme und unruhiger Schlaf

G. v. morgens Eiter abhusten – viel gelber Schleim, komischer Geschmack

Zunge rissig, Landkartenzunge

Verdauung: zzt. gut

Knieprobleme schlechter, waren früher schon da, jetzt wieder

Hitzewallungen häufiger

3. Verordnung

Rhus toxicodendron C200/C220; Veilchensalbe weiter, Toxaprevent, Chelidonium D4, Carduus marianus D4, Löwenzahntee

Follow up 13.5.14

Nach **Rhus toxicodendron C200**: Halskratzen, Kopf-und Gliederschmerzen schlimmer, dann besser

Abhusten morgens sehr gebessert

nach C220: Hautausschlag Mundwinkel und Stirn schlimmer, dann besser (3 Tage)

Im April: Bauchkrämpfe und Menstruation für drei Tage

Hitzewallungen unverändert

Verdauung gut, Stuhlgang nicht täglich; kein Völlegefühl mehr

Gelenke deutlich besser; Knie rechts noch etwas schmerzhaft

Landkartenzunge besser; seitliche Zahneindrücke < rechts

Neu: Erwachen nachts zwischen 3 und 4 Uhr mit Durst

4. Verordnung

SULFUR LM6, Veilchensalbe, Schüßler-Kur 3/11/7, Tee aus Frauenmantel und Silberkerze

Follow up 10.7.14

Haut im Gesicht zufriedenstellend

Haut am Handrücken minimal verbessert

Verdauungsprobleme: konnte 4 bis 5 Tage nicht zur Toilette – großes Unwohlgefühl; Kleie, Leinsamen, Kraut, Apfelsaft
> Toxaprevent; Hitzewallungen waren sehr gut bis vor zwei Wochen (Flasche Sulfur LM6 leer)
jetzt sind die Hitzewallungen wieder da und die schreckliche Obstipation

Zwischendurch starke Rückenschmerzen und Bauchkrämpfe, > Nr. 7 Magnesium phosphoricum

5. Verordnung

SULFUR LM12, Veilchensalbe aufbrauchen, dann beenden; Toxaprevent nach eigenem Ermessen; Gedanken zu Verstopfungsthema – Selbstwert

Meine Gedanken dazu:

An diesem Punkt ist die erste miasmatische Runde schon mal bis zur Psora durchgeführt worden.

Die erste Runde begann in der Sykose mit Causticum/Sepia; weiter in der Sykose mit Kali-c und Sepia, Entgiften; dann Rhus tox, das in diesem Fall als Mittel für die Skrofulose diente und erster Schritt in die Psora.

Das Verstopfungsthema und die wiederkehrenden Hitzewallungen zeigen, dass ein Konflikt noch nicht bewusst angegangen worden ist. Deshalb noch nicht Abschluss der Therapie.

Follow-up 4.9.14

Der Haut geht es gut, der Handrücken wird auch besser.

Hitzewallungen sind wieder da, plötzlich, Oberkörper und Kopf; der Kopf wird dann rot; < morgens

Sie muss häufig zur Toilette, 5 bis 6 x.

Sie ist appetitlos, isst trotzdem.

Die Verdauung ist gut und regelmäßig.

Blutwerte vom Blutspenden: Bilirubin 1,5 (vorher 1,8), andere Werte unauffällig

Wieder Ischiasprobleme

Schulterprobleme < Arm heben

Frage an die Patientin: Was können Sie nicht verdauen?

Antwort: Die Tochter hat vor sieben Jahren einen Mann geheiratet, der sehr rechthaberisch ist. Seitdem geht sie sehr auf Distanz zu ihr. Sie merkt, dass es ihr nicht gut geht, aber sie kommt nicht an sie heran.

6. Verordnung

Ferrum metallicum LM6 (immer tun, machen, kämpfen und bei der Tochter nichts bewirken können), entsäuern (Synoveda), Hausaufgabe: Brief schreiben an die Tochter, in dem ausgedrückt wird, wie es ihr selbst mit der momentanen Situation geht. Diesen Brief dann verbrennen. Eventuell wiederholen.

Follow up am 25.11.14

Hitzewallungen tauchen fast nicht mehr auf.

Schlaf sehr gut, muss nachts nicht mehr zur Toilette.

Sie kann viel besser mit dem Thema der Tochter umgehen, auch wenn diese nach wie vor keinen Kontakt wünscht.

Der Mundwinkel war feuerrot geworden bei Besuch einer Freundin, die Leberkrebs hatte = persönliches Zeichen, dass ihr etwas unter die Haut geht.

Schulterprobleme – Thema dahinter: Verantwortung tragen

7. Verordnung

Ferrum metallicum LM12 bei Bedarf; Thema: Unter die Haut gehen: Gedanken und Notizen machen; Thema: Verantwortung für sich und andere tragen; Systemische Übung (Lösung von der Tochter)

Follow-up: Februar 2015

Die systemische Übung (Lösung von Tochter!) und Briefe schreiben an die Tochter (und verbrennen) hat SOFORT die Schulterschmerzen beseitigt. Die angespannte Situation mit der Tochter ist sehr viel besser geworden. Ferrum wurde gar nicht eingenommen gegen die Hitzewallungen, weil es nicht nötig war. Die Wallungen waren weg. Problem bei diesem Besuch: Verdauung – „spinnt extrem": starke Verstopfung, Völlegefühl, Übelkeit und demzufolge Appetitlosigkeit.

8. Verordnung

Sulfur LM12, Toxaprevent und den „Klowalzer" – d.h. bei Walzermusik auf der Toilette sitzend schunkeln!

Follow-up: Juni 2015:

„Der Klowalzer wirkt super!"
Grund des Besuchs: Hautausschlag am Auge und Sandgefühl, Hautausschlag am Mundwinkel wieder schlimmer. Die Mutter war zehn Tage vorher ins

Krankenhaus eingeliefert worden. „Alte Dinge sind hochgekommen. Ich will diese Dinge nicht aussprechen, denke manchmal darüber nach; sinnieren."

9. Verordnung

Natrium muriaticum LM18, Schüßler-Salz Nr. 9 und 10, systemische Übung mit Mutter und Kinesiologiesitzung bei einer Kollegin

Meine Gedanken dazu:

Frau P. ist im Moment nicht schwer krank.

Die letzten Sitzungen hatten mehr Coaching-Charakter. Mit den Vermutungen, welcher Konflikt hinter den körperlichen Problemen stehen könnte, kann sie meist unmittelbar etwas anfangen und ist sehr bereit, die Übungen dazu auch durchzuführen.

Diese bewirken immer eine Beruhigung der körperlichen Problematik.

3. Frau B. mit Schwangerschaftswunsch, dann Mamma-Ca

Nach **MEDORRHINUM/THUJA C30** im wöchentlichen Wechsel, anschließend **PULSATILLA/NUX-VOMICA C30** ebenfalls im wöchentlichen Wechsel und dann **Pulsatilla C200** stellte sich die Schwangerschaft ein.

Frau B. lebt in einer eigenen Wohnung mit ihrem Sohn (und seit kurzem mit dem neuen Partner) im Haus der Eltern. Mit ihrem Exmann hat sie die Wohnung ausgebaut; dann ging die Beziehung in die Brüche, was wohl der Auslöser für den Brustkrebs war. Sie ist sehr hübsch und sehr bedacht auf ihr Äußeres. Wenn sie etwas tut, dann richtig, mit vollem Einsatz. Sie ist sehr perfektionistisch.

Erstanamnese 29.7.2014 wegen Mamma-Ca in rechter Brust

„Ich spiel nicht mit, dass mich jemand aus dem Leben boxt!"

Gründe, den Kampf mit dem Krebs aufzunehmen:

- ▶ Sohn (*2010)
- ▶ „Mir gefällt mein Leben."
- ▶ „Ich habe noch so viel vor."

Frau B. hatte sich 2012 die Brüste operieren lassen, „weil sie nach 20 Monaten Stillen keine Brüste mehr hatte". Im Ultraschall wurde ein Knötchen, ein ungefährliches Fibroadenom festgestellt. Ende 2013 zwei Knoten im oberen äußeren Quadranten festgestellt, die langsam größer wurden.

Mai 2014: Traum: „Mein Frauenarzt sagt mir, ich hätte Krebs."

=> Termin im Brustzentrum zur Stanzbiopsie

=> bösartige Zellen gefunden, hormonsensitiv

=> Entfernung der rechten Brust und fünf Lymphknoten wegen einer Metastase im Wächterlymphknoten

Emotional unerledigte Konflikte:

- Schnell panisch reagieren (die Angstzustände der Mutter schon im Mutterleib übertragen bekommen)
- „Die beste Freundin meiner Mutter und von mir ist an Krebs gestorben, als ich in der 3. Klasse war => immer, wenn ich etwas hatte, hatte ich Angst, dass es Krebs sein könnte."
- „Papa ist an Krebs gestorben (als ich in Spanien gelebt habe), habe nie wirklich tief getrauert."
- Abergläubisch: „Wenn ich etwas tue/ nicht tue, wird etwas Schlimmes passieren."
- Konflikthafte Trennung vom Vater des Kindes und neue Liebe

Ahnung: „Es kommt noch etwas ganz Großes in meinem Leben."

Auszug aus dem Anamnesebogen:

- Rezidivierender Herpes
- Pilzinfektionen im Genitalbereich
- Warzen – die ganze Fußsohle übersät – rezidivierend
- Nägelbeißen als Kind
- Schon lange kein Fieber mehr
- Ängste vor Krankheit, Tod, Krebs, vor Einbrechern
- Trauma: Krebsdiagnose

Erkrankungen in der Familie:

- Myasthenia gravis
- Kinderlähmung
- Alkoholismus
- Bluthochdruck
- Asthma
- Krebs (Vater: Darmkrebs; Schwester der Oma: Brustkrebs)
- Zysten, Myome
- Diabetes mellitus

Verordnungen:

7/2014 **Arsenicum album Q18**

8/2014 **Anacardium C200**

1/2015 **MERCURIUS SOLUBILIS / CARCI- NOSiNUM C30** im wöchentlichen Wechsel

3/2015 **Conium LM6 / CARCINOSINUM LM6** im wöchentlichen Wechsel

4/2015 akut: **Arnica C30**, bei Bedarf **NUX VOMICA C30**

5/2015 **Conium LM18**; **Natrium muriaticum LM18** im wöchentlichen Wechsel

7/2015 **THUJA C220/MEDORRHINUM C200** im 10-tägigen Wechsel

12/2015 **SULFUR C220**

Hier die Verordnungsschritte im Einzelnen:

Verordnung 7/14:

Arsenicum album Q18

- Entgiften mit Zeolith
- Heilmeditation

- Meditation zum Inkarnations- und Exkarnationstor
- Üben von Offenheit gegenüber fragenden Personen
- Ernährungsumstellung und Lusttag
- Termin bei einer kinesiologisch arbeitenden Kollegin

Reaktionsbericht beim Termin 8/14:

- Bei Meditation jedes Mal an der gleichen Stelle eingeschlafen und ca. eine Stunde geschlafen – war erholsam, wie zwei bis drei Stunden Schlaf
- Meditation zum Exkarnationstor – die Schranke war unten! (Zeichen, dass Leben angesagt ist)
- Mehrere Tage am Stück komplett ohne Zwänge
- War bei einer Kollegin zur Quantenheilung

Frau B. wurde, als sie in Portugal lebte, „Mona" genannt und wollte auch, dass alle Welt sie Mona nennt. Konflikt: „Ich kann mit meinem Rufnamen keinen Spaß haben; wenn ich fortgehe, lasse ich mich immer als Mona, mit meinem zweiten Namen bezeichnen." Mona hat den Rufnamen verdrängt.

- Männerkonflikt: „Ich liebe A. und R. auf unterschiedliche Weise."
- Paracelsus-Klinik in Nürnberg zwecks Blutuntersuchung und Therapie mit Naturheilkunde
- Ernährung hochwertig – auch ab und zu Ausnahmen mit Normalkost möglich
- Erlebnis kurz nach dem Einschlafen: „Meine Seele hat sich vom Kör-

per getrennt; ich habe mich auf dem Bett liegen und meine Seele im Raum schweben sehen; dann ging meine Seele wieder in den Körper rein und das hat mich richtig durchgeschüttelt. Seitdem bin ich dran, mit meiner Seele zu arbeiten."

- Kleiner Knoten in der linken Brust (nicht genauer untersuchen lassen)

Verordnung

Anacardium C200; weiter Entgiftung; weiter Therapie der Klinik, weiter Termine bei Quantenheilung; 30 Talente, Gaben und Potenziale aufschreiben.

Termin 29.1.15:

- Psychisch auf und ab; < Arztkonsultationen
- Kleiner Knoten in der linken Brust ist noch da; nicht gewachsen; an die Hautoberfläche gedrungen; G. v. abgekapselt; G. v. im Ruhemodus zu sein, vor sechs Wochen noch an einer weiteren Stelle der linken Brust etwas bemerkt, das sich anfühlt wie ein Bläschen, das mit dem anderen Gewebe verwachsen ist „Ich verstehe nicht, was das von mir will" – will Kontakt herstellen, sich anfreunden damit – geht am leichtesten über die Träume
- Träume: „Ich war immer in jeder Situation beschützt:
  - ▶ riesengroße Wellen türmen sich vor mir auf, ich habe große Angst, kann nicht ausweichen. Die Wellen reißen viele Menschen in den Tod, aber ich bleibe verschont

- Ich bin auf einer schneebedeckten Fahrbahn gefahren, hatte keine Möglichkeit den entgegenkommenden Autos auszuweichen – „Augen zu und durch" – ich wurde wie von Geisterhand zur Seite gedrückt; hinter mir gab's einen Crash."

- Erkenntnis: sie will Aufklärung, Klarheit; will den Dingen ins Auge blicken

- Lymphknotenschwellung am Hals links, schmerzhaft bei Druck, zieht den Kopf hoch

- Alles hat sie genervt; dünnes Nervenkostüm. Seit zwei Wochen wieder gutes Verhältnis zum Sohn. „Ich spüre die intensive Liebe wieder."

- Wiedereingliederung in den Beruf

- „Ich möchte mal wieder richtig schwitzen; kann nicht fiebern."

Verordnung

MERCURIUS/CARCINOSINUM C30 im wöchentlichen Wechsel; Meditation „Energiedusche". Hierbei stellt man sich bei stillem Sitzen vor, dass Energie wie von einer Dusche einen umströmt und auch durchdringt.

Termin 3.3.15

- Viele Reibungen mit dem Sohn. „Hat meine dünnen, kleinen Nerven sehr strapaziert."

- Hat Kissen zerfetzt vor lauter Wut, weil ihre Mitmenschen nicht verstehen, dass sie ihren Alltag nicht hinbekommt. „Ich muss ausrasten, dass die anderen merken, wie ich mich fühle."

- Traum: „A. kommt die Treppe herunter und trägt sich selbst als Baby tot raus. Ich habe einen tiefen Schmerz verspürt und innerlich geweint." (Meine Interpretation: es geht um das innere Kind)

- Traum: „Ich war auf einer Autobahn unterwegs, wusste nicht, in welche Richtung, kenne mich nicht aus – alleine auf einem schmalen Feldweg gelaufen, wusste nicht, wohin; mit jedem Schritt wurde es dunkler; ein 10-jähriges Mädchen hat mir geholfen." (Interpretation der Patientin: Sie weiß nicht, wo sie ankommt und ob sie ankommt)

- Körperlich:
  - Pickel Rücken, Hals und Gesicht
  - Blähungen für ein paar Tage
  - Menstruation schlimmer als sonst
  - Bronchien verschleimt und entzündet für einen Tag
  - Gliederschmerzen und Fieber
  - Knoten unverändert

- Blutwerte Paracelsus-Klinik: Totalkapazität der Lunge und die T-Lymphozyten zeigten pathologische Werte

Verordnung

Conium LM6, CARCINOSINUM LM6 im wöchentlichen Wechsel; Meditation zum inneren Kind, Vision „zukünftiges Leben" entwickeln, nach dem Motto: alles ist möglich; Zeolith

Termin: 7.4.15

- Es geht ihr sehr gut.

- Sie hat keine Angst mehr, dass die Krankheit ihr etwas antun könnte.

- Lebensdrang

- Ausgeglichenheit
- Kraft und Energie
- Kein Bedürfnis, die Knötchen abzutasten; sind gleich geblieben
- „Ich möchte eigentlich mehr Liebe von Mama. Würde sie mich lieber haben, wenn ich noch kränker wäre?"
- Riesengroße Lust auf Salsatanzen – sie lernt die Grundlagen dazu daheim. „Das vereint das, was ich schon immer wollte. Ich brauche den Körperausdruck, ich habe den Wunsch, dass mich Menschen für etwas bewundern."

Einige Aussagen wurden kinesiologisch auf ihren Stress und auf ihre Wahrhaftigkeit getestet:

Mit Ja beantwortet wurden:

- Meine Fürsorgepflicht behindert mich in meiner Entfaltung
- Ich brauche meine Brust, um meine Träume zu verwirklichen
- Ich will perfekt sein, ich muss perfekt sein
- Ich habe einen Krankheitsgewinn

Mit Nein beantwortet wurden:

- Ich will krank bleiben
- Ich will gesund werden
- Mama würde mich noch mehr lieben, wenn ich noch kränker wäre
- Ich will gesund werden für Fabio
- Ich fühle mich wohl in meinem Körper
- Ich will nur Lisa sein
- Ich bin hässlich
- Ich bin eine schöne Frau

- R. geht es gut mit meinem neuen Körperausdruck

Erste OP für Brustaufbau steht an

Repertorisation:

- Brust CA
- Nymphomanie
- Hochmut
- Verlangen zu tanzen

ergibt u.a. **Conium, Lachesis, Sepia**

Verordnung

chronische Mittel absetzen; Akutmittel für OP (Arnica; ggf. Nux vomica); Meditation zum inneren Kind; Danke-Übung (Mutter, Partner); Nachdenken über die kinesiologisch ausgetesteten Sätze.

Termin: 4.5.15

- Sie regelt die Dinge gut für sich.
- Erkenntnis: persönliche Entfaltung und Fürsorge für den Sohn schließen einander nicht aus
- „Ich kann meinen Partner lieben, ohne ihn schlecht zu behandeln. Ich kann seine Nähe genießen."
- Seit einigen Tagen Nachdenken über alte Geschichten. „Ich habe meinen Exmann im Stich gelassen, habe versprochen, immer für ihn da zu sein."
- „Gefühl, dass meine Zellen atmen und wieder frisch sind und lachen."
- Bekam Reha-Antrag von der Kasse zugeschickt – könnte dadurch frühverrentet werden. „Ich will nicht schon in Rente gehen, ich will arbeiten, Geld verdienen, mein Leben leben."

Verordnung

Conium LM18/Natrium LM18 im wöchentlichen Wechsel; Danke-Übung weiter (persönlich oder durch Brief schreiben und verbrennen); Brief an Exmann und verbrennen (alles, was sie bewegt; Schlusssatz: ich vertraue darauf, dass du den für dich richtigen Weg findest); entgiften

Termin 30.7.15

- Will von Medikamenten und Therapie wegkommen
- Traum: musste barfuß laufen (konnte Schuhe nicht finden bzw. durfte sie nicht anziehen) – das war ihr schrecklich unangenehm, weil alle anderen Schuhe anhatten. G. v. Außenseiter, „das macht man nicht."„Gefühl, dass ich nicht vorankomme, weil die Schuhe fehlen; ich bin auf meinem Weg nicht locker, nicht unbeschwert."„Ein Mann kam: „Ich gebe dir meine Schuhe" – waren alt und ausgelatscht. Ich fand es erst eklig, trotzdem war es ein besseres Gefühl, als sie an den Füßen waren, weil sie wieder besser gehen konnte – der Ekelfaktor war geblieben.
- Traum: vom Meer – es war wild, beängstigend, stürmisch und wunderschön; sie konnte nicht rein (war Badeverbot)
- Enttäuscht von Mutter
  - ▸ war viel für sie da in den Monaten, in denen es ihr schlecht ging; vor ca. vier Monaten wurde es ihr zu viel
  - ▸ G.v. sie habe sie fallen gelassen
  - ▸ das war einerseits gut: mehr Selbstständigkeit im Anstreben von Zielen

- ▸ 3 x Streit – Mutter hat ihr alles an den Kopf geworfen
- ▸ sie möchte ab sofort keinen Cent mehr von ihrer Mutter
- Zukunftsplanung: geht auf Schulung, um in ihren früheren Beruf zurückkehren zu können

Verordnung

THUJA/MEDORRHINUM C220/C200 im 10-tägigen Wechsel; Briefe schreiben und verbrennen; systemische Übung zur Mutter; systemische Übung für das innere Kind.

Termin 11.12.15

- Viel Stress, rund um die Uhr Action – ist ihr zu viel
- Trotzdem sind in den letzten Monaten lauter positive Dinge passiert
  - ▸ Partnerschaft hat sich bestens entwickelt
  - ▸ eigenes Auto
  - ▸ sofort nach der ersten Bewerbung einen Job bekommen mit idealen Bedingungen (beginnt im Januar 2016)
- Im Oktober war der zweite Schritt des Brustaufbaus – alles hat sehr gut geklappt, die Wundheilung war bestens; Narbe topp, keinerlei Einschränkungen Im Januar steht die Brustwarze an
- Thema Mutter: nach Eskalation im Sommer war erst mal Rückzug auf beiden Seiten. Die Mutter bat um ein Gespräch (Anfang Oktober), das sehr gut verlaufen ist; seitdem geht es viel besser
- Zur Zeit keine Träume

- Ängste: kurz vor der OP (und kurz nach dem Gespräch mit der Mutter!) Ziehen in der linken Brust – ganz genau so, wie damals in der rechten Brust, als der Krebs festgestellt wurde „Ich habe mich voll reingesteigert – einige Tage ging es mir sehr schlecht, aber: der Arzt hat beim Tasten eher eine Talgdrüse vermutet.
- Der Radiologe, der den Ultraschall durchgeführt hat, sagte, es sehe nicht wie ein Tumor aus.
- Die Aussage der Ärzte hat sie beruhigt.
- Tumormarker gesunken, aber Apolipoproteinwert gestiegen – nimmt jetzt nach Internetrecherche ein Mitochondrienaufbaumittel ein

„G. v. ich bin eigentlich der gesündeste Mensch der Welt, aber irgendwie sind meine Zellen noch etwas durcheinander."

Verordnung

Weil kaum Symptome da sind, die Patientin sich gesund fühlt, die Ängste sich durch die Argumentation der Ärzte beruhigen ließen (psorisch), Energie, Schlaf und Psyche stabil sind, verordne ich **SULFUR C220** (direkt nach den sykotischen Mitteln Thuja und Medorrhinum) um die erste miasmatische Runde abzuschließen.

Beurteilung: Entweder ist der Fall hiermit beendet oder es zeigen sich unter Sulfur sykotische oder tuberkuline Symptome, die dann gezielt behandelt werden können.

Weitere Verordnung: Mensestag und rhythmische Atemübung mit Musik[4].

Beurteilung: Trotz der Krebsdiagnose war der Fallverlauf sehr klar und einfach, da die Patientin ein unglaublich gutes Körpergefühl hat und eine sehr gute Führung durch eine höhere Instanz zu spüren war. Ihre Träume waren reich an Botschaften, die entweder sie selbst oder ich im Kontext des Heilungsverlaufs gut platzieren konnten. Jede Sitzung brachte eine oder mehrere wichtige Erkenntnisse, die Veränderungen in der Lebensführung brachten und somit immer stabilere Gesundheit.

Conium und **CARCINOSINUM** waren sehr wichtige Mittel, nicht nur miasmatisch, sondern auch konstitutionell.

Der kritische Konflikt mit der Mutter entstand, weil sich die Mutter hilfesuchend an mich gewandt und ich ihr zum „heiligen Nein" geraten hatte. Diese wirklich heftige Krise war notwendig, um die Patientin in die eigene Kraft und Initiative zu bringen.

---

[4] siehe CD im Anhang

13.2 Katharina Beiersdörfer, Heilpraktikerin

Michi, Haarwurzel-Pilzbefall nahe am Hinterkopfwirbel mit kreisrundem Haarausfall, eitrig, entzündet, furunkulös, schmerzhaft

Mittelfolge

SYPHILINUM + Calcium muriaticum, MEDORRHINUM + THUJA, Solidago canadensis D6, THUJA + NUX VOMICA, Falco tinnunculus D12, LYCOPODIUM + Agar Agar, Aqua marina + LYCOPODIUM, AFA-Algen als Nahrungsergänzung, Astacus + SCROPHULARIA NODOSA, TUBERCULINUM + PHOSPHORUS, SULFUR

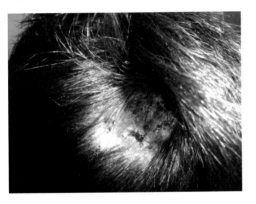

Kopfwunde zu Behandlungsbeginn

Vorgeschichte

Michi, 9 Jahre, ist seit kurzem in einer Montessori-Privatschule, weil er von der Lehrperson an der Staatsschule als sozial nicht tragbar eingestuft wurde. In der neuen Schule ist er glücklich. Allerdings ist er jetzt den ganzen Tag außer Haus und hat einen Schulweg zu bewältigen, der mit Fahrrad, Eisenbahn und Postauto je über eine Stunde dauert.

Nach der Geburt im Geburtshaus hatte er eine Bauchnabel-Entzündung mit Aufenthalt im Kinderspital von 14 Tagen, später auch eine Windel-Dermatitis. Er wurde sieben Monate gestillt. Mit vier Monaten stürzte er von der Treppe auf einen Betonboden und wurde von einem Bruder bewusstlos aufgefunden, Schädelbruch seitlich auf beiden Seiten, mit einem Kinderspital-Aufenthalt von sieben Tagen. Er ist stark mit der Mutter verbunden. Hat von klein auf immer wieder Erkältungen, Fieber, Mittelohrentzündungen und bei jedem Wachstumsschub und bei Zahnwechsel Kopfschmerzen (Bruchnarben am Schädel), die ich jeweils mit der cranioviszeralen Osteopathie behandle.

Michi ist sehr aktiv, ist viel draußen im Freien. Er hat seit der Waldspielgruppe einen guten Freund, mit dem er weiter Kontakt hat, obwohl jetzt beide an unterschiedlichen Schulen sind.

Für Schule und Aufgaben hat er nicht wirklich viel Zeit.

Michi kam mit seiner Mutter aufgrund des Furunkels am Kopf in die Praxis, kurz nach der Abklärung im Kinderspital. Medizinisch bekam er Antibiotika und Antipilzmittel, um zu verhindern, dass sich die Haarwurzeln zerstören, was kaum aufzuhalten wäre, so die Diagnose.

Familienanamnese

Drei ältere Brüder und die Mutter haben häufig Erkältungen und Grippe mit Fieber. Michi, ein weiterer Bruder und der Großvater mütterlicherseits haben eine Grün-Rot-Farbenblindheit. Der Vater hatte häufig Unfälle, sowohl als Kind und Jugendlicher als auch als Erwachsener. Er ist selten krank. Bei den Vorfahren kommt Tuberkulose, Tumor und Leukämie vor. In den Vor-Generationen kommen Todesfälle im Kindes- und Jugendalter vor.

Miasmatische Anamnese

Die syphilitische Ebene ist aktiv, denn bildlich gesprochen stürzt die Psora über die Skrofulose in den Keller. Real stürzte Michi mit vier Monaten eine Treppe auf den Kellerboden hinunter. Entzündung und Ausfall der Haare sagen aus: Ausgrenzung aus der vertrauten Klasse, dem vertrauten Schulweg, seiner vertrauten Umgebung.

Erste Verordnung für vier Wochen

Zu den schulmedizinischen Mitteln kommen hinzu:

Penimykin D6 + Mucomykin D6, dazu Silicea D6 und Kalium mur. D6, diese im täglichen Wechsel jeweils in die Trinkflasche gefüllt und über den Tag getrunken.

Phytotherapeutisch: Morgens und abends Kräuterpillen zur Blutreinigung und Lymphunterstützung. Zur Haarwäsche wurde EM-Shampoo (effektive Mikroorganismen) benutzt.

Reaktionen

Die Fläche wurde nicht größer und spannte etwas weniger. Die Stelle juckt weniger. Das EM-Shampoo mag Michi, weil es nicht brennt und nicht stinkt. Der Darm arbeitet besser (Kräuterpillen).

Zweite Verordnung

Beginn der eigentlichen miasmatischen Behandlung auf der syphilitischen Ebene:

SYPHILINUM + Calcium muriaticum C30 in der Plusmethode

Reaktionen

Die Kopfhaut öffnete sich, wölbte sich nach außen und eitrige dünne Flüssigkeit trat aus. Das allgemeine Befinden ist laut Aussage der Mutter besser.

Das sagt mir, dass der Übergang von der syphilitischen Ebene zur Sykose stattfindet.

Dritte Verordnung

MEDORRHINUM + THUJA in der Plusmethode

Dazu organotrop Solidago canadensis D6 zur Unterstützung der Nieren und Nebennieren und der Ich-Kraft. Für Michi ist es sein Goldmittel, er kennt die Pflanze in ihrer Stattlichkeit mit den goldenen Blütenbögen.

Reaktionen

Der Furunkel wurde nochmals offener und eine gelbe, stinkende, dickliche Masse floss heraus.

Viel Ausfluss auch aus der Nase und den Augen

Michi erzählt, dass er während der Schule aus Streitereien aussteigen konnte.

Er hatte keine Kopfschmerzen mehr in dieser Zeit.

Das sagt mir, dass die Sykose erreicht ist.

Vierte Verordnung

THUJA + NUX VOMICA in der Plusmethode. Falco tinnunculus D12 als Krafttier-Mittel in der Hosentasche und in großer Bedrängnis auch innerlich. Michi kennt alle Falken. Den Turmfalken, der weite Flugreisen macht und immer wieder in seinen Turm zurückfindet, mag er besonders. Das Mittel stellten wir gemeinsam mittels Energieübertragung von einem Foto eines fliegenden Turmfalken her.

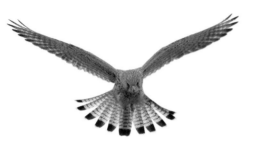

Turmfalke im Flug

Aufgabe

Mutter und Michi bekamen die Aufgabe, sich ein Tier auszuwählen, das sie sich jeweils während der langen Tagesabwesenheit über den Atem zuschicken können. Kontakt und Nähe über Zeit und Raum gibt Sicherheit.

Reaktionen

Der Furunkel hat noch offene Stellen, jedoch kommt kein Ausfluss mehr heraus. Michi hat Herausforderungen in der Schule, im sozialen Miteinander. Es stellt sich die Frage: Ist er an dieser Schule leistungsmäßig unterfordert?

Fünfte Verordnung

LYCOPODIUM + Agar Agar in der Plusmethode

Reaktionen

Die Kopfhaut ist vollständig geschlossen, jedoch (noch) kein Haarwuchs. Ein stark juckender roter Ausschlag zeigte sich großflächig rund um den Bauchnabel und heilte ohne weitere Maßnahmen innerhalb von 10 Tagen ab.

Pause über den Sommer

Sechste Verordnung

Aqua marina + **LYCOPODIUM** in der Plusmethode,

Phytotherapeutisch: AFA-Algen als Nahrungsergänzung

Reaktionen

Feine Haare sprießen auf der vormals kahlen Stelle. Michi erzählt, er könne sich inmitten der lernenden, spielenden und sich bewegenden Kinder viel besser auf seine Aufgaben konzentrieren. Die Mutter erzählt, dass das gegenseitige ständige Herausfordern zum Kräftemessen, das oft in Streit mit den drei älteren Brüdern endete, kaum mehr geschieht, es sei friedlicher im Haus geworden.

Ich erkenne darin die Ebene der Tuberkulinie und Skrofulose.

Siebte Verordnung

Astacus + **SCROPHULARIA NODOSA** in der Plusmethode

Reaktionen

Der Furunkel ist ohne Haarverlust vollständig abgeheilt, die Haare sind noch etwas heller und insgesamt nach dem Sommer im Freien von der Sonne heller gebleicht.

Achte Verordnung

TUBERCULINUM + Bergkristall

Aufgabe

Er soll 25 Talente und Begabungen aufschreiben. (Michi war erst jetzt bereit, Aufgaben zu machen.)

Reaktionen

Michi hatte eine kurze starke Erkältung mit Fieber und meinte, er wolle jetzt herausfinden, was seine Talente wären. Bisher wollte er von mir keine Aufgaben, das gehöre zur Schule.

Neunte Verordnung

Psorische Ebene – SULFUR C 200 als Einmalgabe

Ein Schild mit seinen Talenten in Goldschrift auf Leder entsteht, das er bei sich trägt.

Damit ist die Behandlung abgeschlossen.

Die Behandlungszeit dauerte 11 Monate mit einer langen Sommerpause.

Bemerkungen

Einzig die Nahrungsergänzung der AFA-Algen bekommt er vorläufig noch weiter, auf seinen Wunsch hin. „Damit merke ich früh genug, wann ich mich besser zurückziehe, statt zu streiten und ich kann meine Lernprojekte besser durchziehen."

Sinnvoll ist es auch deshalb, weil die Ernährung von Michi während der Tagesschule eher suboptimal ist.

Nach den acht Terminen bei mir ging Michi jeweils mit meinem Mann auf Fototour in die Natur.

Dies war ein wichtiger Heilimpuls, um seine Begabung der Wahrnehmung mit einer kreativen Tätigkeit auszudrücken.

13.3 Frauke Hammer, Heilpraktikerin

1. Frau B. mit Psoriasis und Haarausfall

Mittelfolge

Mezereum C200 + NITRICUM ACIDUM – MEDORRHINUM + THUJA – Iris-v + LYCOPODIUM – SULFUR

Frau B. ist 43 Jahre alt und kommt wegen einer Schuppenflechte, die sie seit ihrem 17. Lebensjahr hat. Zuerst äußerte sie sich nur an Kopf und Rücken bei Stress, seit drei Jahren besteht sie permanent mit juckenden Kopfschuppen, Haarausfall und Juckreiz und Rötung am Rücken.

Weitere Beschwerden sind Kopfschmerzen (< durch Sonne, Flimmerlicht, Alkohol) und vor den Geburten der Kinder monatlich Migräne. Außerdem leidet sie ab und zu unter Konjunktividen, einseitigen Knieschmerzen und Ödemen an Augenlidern und Extremitäten.

Frau B. arbeitet im eigenen Familienbetrieb im Büro und Verkauf. Sie hat eine sehr freundliche, zugewandte Art und ist sehr gepflegt. Die Schuppen empfindet sie als eklig und schämt sich ein wenig deswegen.

Sie hat drei Kinder, die Schwangerschaften und Geburten verliefen komplikationslos. 2006 hatte sie eine Operation an der Wirbelsäule wegen einer Spinalkanal-Stenose. Danach war der Arm ein halbes Jahr lang gelähmt, ist aber nun beschwerdefrei.

Frau B. schwitzt viel am Kopf, kann aber nicht fiebern.

Die Familienanamnese ist unauffällig.

Ich nehme bei Frau B. eine große Feinfühligkeit, aber auch eine große innere Stärke wahr, gepaart mit viel Humor.

Die Therapie beginne ich auf der syphilitischen Ebene und will den Konflikt erst auf der sykotischen Ebene ansprechen. Die Patientin fragt aber direkt nach der Ursache für ihre Psoriasis und ich spreche vorsichtig das familiensystemische Thema einer plötzlichen Trennung mit daraus folgender Lähmungsreaktion an. Frau B. konnte sofort etwas damit anfangen: Eigentlich hätte sie eine Tante gehabt, das erste Kind ihrer Großeltern, das schon mit zehn Tagen verstarb. Dieses Kind wurde in der Familie nie erwähnt. Die Großeltern waren durch die Kriegswirren schon älter, als die Familienplanung begann, und da bald weitere Kinder kamen, „ging das Leben halt weiter…". Als Frau B. selbst eine Tochter bekam, stellte die mittlerweile demente Großmutter gleich fest, dass ihre Urenkelin ihrer verstorbenen Tochter ähnlich sehe.

1. Verordnung

Mezereum + NITRICUM ACIDUM im wöchentlichen Wechsel

Ausleitungskur mit Pekana-Produkten, Versöhnungsübung für die Tante

Nach fünf Wochen:

Frau B. berichtete, dass sie in der ersten Woche extreme Ödeme an den Augenlidern und den Händen und Füßen bekommen hatte. Die Kopfhaut juckte sehr, der Haarausfall war aber besser geworden. Ihr Gefühl: „Es tut sich etwas!"

In der zweiten Woche gingen die Ödeme weg und kamen auch nicht wieder. Dafür fühlte sie sich stark gebläht und konnte sich nicht riechen.

Nun löste sich die Schuppenflechte in Platten von der Kopfhaut und hing in den Haaren. Ihre Stimmung war gut, sie fühlte sich zufriedener und hatte weiterhin das Gefühl, dass etwas in ihr arbeitete.

Die Versöhnungsübung hatte sie nicht so oft gemacht: „Etwas hält mich noch davon ab!"

2. Verordnung

MEDORRHINUM und *THUJA* im wöchentlichen Wechsel

Frau B. machte die Entsäuerung noch weiter und bekam neben der Versöhnungsübung die Aufgabe, auf ihre Träume zu achten.

Nach sechs Wochen:

Insgesamt empfand Frau B. bei ihren Beschwerden eher einen Rückschritt: Sie war sehr weinerlich (was sie sonst nicht kannte) und unausgeglichen, der Juckreiz war stark und die Verdauung träge, was sie von früher kannte.

Das Weinen erschöpfte sie, sie hatte danach aber auch das Gefühl, dass „etwas ausgestanden ist".

Am Haaransatz lösten sich weiterhin pastöse Schuppen, Haarausfall hatte sie nicht mehr.

Auf die Frage nach der Versöhnungsübung antwortete sie knapp: „Ich bin dabei."

3. Verordnung

Iris-v + LYCOPODIUM im wöchentlichen Wechsel

Nach vier Monaten:

Die Psoriasis war komplett weg, die Kopfhaut und der Rücken beschwerdefrei. Frau B. fühlte sich „rundherum" gut, auch die Blähungen waren kein Thema mehr.

Die Versöhnungsübung klappte besser, als sie sich die Tante als erwachsene Frau und nicht als Säugling vorstellte. „Jetzt ist es stimmig, sie steht hinter mir!"

4. Verordnung:

SULFUR einmalige Gabe zum Abschluss

Ihr trockener Kommentar bei unserem letzten Gespräch: „Guter Ansatz!"

2. Frau M. mit Hashimoto-Syndrom

Mittelfolge

CARCINOSINUM + Caesium metallicum – Natrium muriaticum + Sycoccus Co C200 – THUJA + Astacus – Lanthanum metallicum – MEDORRHINUM + THUJA – Ferrum iodatum – Calcium iodatum – Inachis io – SULFUR

Frau M., 34 Jahre alt, Erzieherin, kommt mit der hausärztlichen Diagnose Morbus Hashimoto. Sie klagt über Stimmungsschwankungen, Müdigkeit, schlechte Wundheilung und Kälteempfindlichkeit.

Frau M. stammt aus einem landwirtschaftlichen Betrieb und hat noch drei Geschwister, die alle im Elternhaus oder in der Nähe des elterlichen Hofes wohnen. Den Zusammenhalt untereinander schildert sie als sehr eng.

Sie ist in ihrem Leben nicht oft krank gewesen, hatte allerdings in der Ausbildung, in der sie sich nicht wohl gefühlt hatte, häufig eitrige Anginen, die antibiotisch behandelt wurden. Ein Abszess und Fußpilz wurden auch konventionell therapiert. Frau M. ernährt sich seit vielen Jahren vegetarisch mit einem Verlangen nach Süßem und ist sehr sportlich. Bewegung tut ihr gut.

Entzündliche Hautunreinheiten und Bruxismus sind weitere Beschwerden. Der Zyklus ist beschwerdefrei und auch das Absetzen der Kontrazeptiva ergab keine Probleme mit dem Eisprung.

Frau M. beschreibt sich selbst als konfliktscheu, d.h. sie möchte immer mit allen gut auskommen und geht Auseinandersetzungen eher aus dem Weg.

Auf meine Frage, was es für ein Ereignis vor dem Beginn ihrer Beschwerden gegeben habe, erzählt sie von der Scheidung von ihrem Ehemann vor zwei Jahren und dessen Auszug aus dem gemeinsamen Haus. Die Trennung fühlt sich für sie richtig an, ihr Exmann ruft aber noch sehr häufig an und hat auch noch persönliche Dinge in ihrem Haus.

Sie ist mit Leib und Seele Erzieherin, aber die großen Veränderungen in der Betreuung von Kleinkindern belasten sie.

Ich nehme eine sehr offene, verantwortungsbewusste und gewissenhafte Persönlichkeit wahr. Für Frau M. ist es selbstverständlich, ihr Gesundwerden aktiv mitzugestalten.

Aufgrund der hohen TPO-Antikörper-Werte und des Autoimmun-Geschehens entscheide ich mich, mit der Therapie auf karzinogener Ebene zu beginnen.

1. Verordnung

CARCINOSINUM + Caesium metallicum im wöchentlichen Wechsel

Schüßler-Salze Nr.15 Kali-i, Nr.13 Kali-ar, Nr.31 Cob, Nr.36 Zinc-s.

Natron- Kur.

Hausaufgabe: Abends wohlgefällig auf die eigenen Werke schauen und darüber reflektieren, was ihr guttut und was nicht.

Nach sechs Wochen

Frau M. berichtet, dass zunächst alles schlechter geworden sei. Sie hatte eine Sinusitis und einen entzündeten Zahnnerv mit starken Schmerzen.

Die Füße waren oft nassgeschwitzt und sie bemerkte Beinödeme. Die Kälteempfindlichkeit ist allerdings deutlich besser.

Frau M. macht sich viele Gedanken darüber, wie ihr Lebensweg jetzt weitergeht und ob der Arbeitsplatz für sie noch richtig ist. Während der vergangenen Wochen war sie deshalb oft verzweifelt. Nach der letzten Einnahme war es aber, „als würde ein Knopf aufgehen".

Ich erkenne die aktivierte Sykose und zeige ihr die Versöhnungsübung für den Ex-Ehemann und eine Integrationsübung für den Verlassenheitskonflikt, zu dem sie sich an ein Ereignis im Jugendalter erinnert.

2. Verordnung

Natrium mur. + Sycoccus Co im wöchentlichen Wechsel

Pause mit den Schüßler-Salzen.

Nach fünf Wochen

Frau M. kommt mit aktuellen Laborergebnissen in die Praxis: Die Schilddrüsen-Werte sind gut, der TPO-Wert ist leicht angestiegen, der Selen-Wert niedrig.

Sie fühlt sich müde und antriebslos. Die unreine Haut ist besser, dafür haben sich kleine Grießkörnchen an Nacken und Hals gebildet, die sie von früher kennt.

Die Versöhnungsübung hat ihr gutgetan, sie hat das Gefühl, dass sich das Verhältnis zum Ex- Ehemann geordnet hat.

Belastend empfindet sie eher ihre Arbeit. Das Einlassen auf etwas Neues kann sie sich aber auch nicht vorstellen, obwohl es Angebote gäbe.

Oft fühlt sich Frau M. unsicher, etwas Falsches gesagt zu haben und es macht ihr viel aus, was andere über sie denken. Sie ärgert sich aber auch über sich selbst, wenn sie es nicht schafft, mal „nein" zu sagen.

3. Verordnung

THUJA + Astacus im wöchentlichen Wechsel

Schüßler-Salze Nr. 26 Selen und Nr. 21 Zinc-m, Vit.-D-Präparat, Paranüsse essen für die Selen- Zufuhr. Abgrenzungsübung: „Bis hierhin und nicht weiter."

Nach acht Wochen

Die Patientin berichtet über Schmerzen im rechten Nierenbereich, die eine Woche anhielten. Sie kennt diesen Schmerz von einer früheren Nierenbecken-Entzündung. Zwischenzeitlich war ihre Stimmung viel besser, im Moment fühlt sie sich sehr unter Druck gesetzt: „Alle wollen etwas von mir." Sie ist sehr unzufrieden, unruhig und macht sich Sorgen um ihre Gesundheit, da die TPO- und TSH-Werte leider stark angestiegen sind.

Sie hatte viele Träume von der Arbeit.

Ich habe das Gefühl, noch mal einen miasmatischen Schritt zurückgehen zu müssen und entscheide mich für folgendes Mittel:

4. Verordnung

Lanthanum metallicum, 1x wöchentlich für vier Wochen

Hausaufgabe: sich künstlerisch betätigen, Abgrenzungsübung weiter. Rhythmische Atemübungen.

Nach einer Woche (telefonisch)

Frau M. hat einen grippalen Infekt mit Fieber. Akutverordnung: Spenglersan Kolloid G.

Nach vier Wochen

Lanthanum met. hat Frau M. sehr gutgetan: „ Ich hatte die beste Zeit seit langem!" Auch die Familie hat die positive Veränderung bemerkt.

Sie hat ihrem Exmann seine restlichen Sachen, die er trotz mehrfacher Aufforderung nie abgeholt hat, einfach vor dessen Tür gestellt. „Das hat sich richtig gut angefühlt!", sagt sie.

Ein alter Herpes labialis ist wieder aufgetaucht und ihr rechtes Knie hat geschmerzt. Auch der rechte Fußballen tat ihr weh in den letzten Wochen. Auf meine Frage nach einem Abhängigkeits-Thema mit der Mutter erzählt sie, dass ihre Mutter sie im Moment sehr beschäftige:

Frau M. hat das Gefühl, den Segen von zu Hause zu brauchen. Sie ist mit konservativen Werte- und Moralvorstellungen aufgewachsen. Die Zeit wurde nutzbringend verbracht und Müßiggang nicht gepflegt. Frau M. spürt, dass es nun für sie Zeit ist, andere Erfahrungen zu machen.

Ich sehe, dass die Skrofulose erwacht, möchte aber die körperlichen Symptome nicht übersehen und entscheide mich, nochmal die Sykose zu beachten:

5. Verordnung

MEDORRHINUM + THUJA im wöchentlichen Wechsel

Hausaufgabe: Versöhnungsübung mit der Mutter

Nach sieben Wochen

Frau M. berichtet mir freudestrahlend, dass sie einen neuen Partner hat. Sie haben sich beim Bergsteigen kennengelernt und sie ist glücklich über dieses völlig unkomplizierte und entspannte Miteinander.

Ihre TPO-Antikörper sind deutlich bis fast in den Normbereich gesunken, die Schilddrüsen- Werte völlig in Ordnung. Der Ferritin-Wert ist eher niedrig und sie klagt auch über Müdigkeit. Ein Brennen wie von einem Vaginalpilz taucht für ein paar Tage auf, verschwindet aber ohne weitere Therapie wieder.

Haare und Haut sind im Moment sehr trocken. Die Wangen sind oft gerötet und heiß, es entstehen dort dann auch eitrige Pickel, immer mehrere beieinander. Der Bruxismus ist viel besser.

Eigentlich ist ihre Stimmung sehr gut, sie ist nur etwas unruhig, wie Mutter und Schwester die neue Situation mit ihrem Partner verkraften.

6. Verordnung

Ferrum iodatum 1 x pro Woche für vier Wochen

Floradix-Eisenpräparat von Salus. Affirmationen zur Selbstliebe

Nach acht Wochen

Die Trockenheit von Haut und Haaren ist besser. Die Verdauung ist gut. Sie träumt im Moment sehr viel und die Frage, wo ihr Platz ist zwischen Familie und neuer Beziehung, ist immer noch ein Thema.

Ich entscheide mich durch dieses Calcium-Thema für das nächste Mittel:

7. Verordnung:

Calcium iodatum 1x pro Woche für vier Wochen

Nach vier Wochen

Die Patientin schildert eine sehr turbulente Zeit. Sie hatte das Gefühl, alles habe nochmal auf dem Prüfstand gestanden. Jetzt ist sie aber viel ruhiger und körperlich geht es ihr gut. Gern würde sie sich noch etwas freier fühlen.

8. Verordnung:

Inachis io einmalig und nach zwei Wochen *SULFUR* einmalig zum Abschluss der Behandlung.

Frau M. hat in meinen Augen einen großen Schritt in die Selbstbestimmung und Freiheit gemacht. Sie ist selbstbewusster, gelassener und fröhlicher geworden. Ihr neuer Partner scheint ihr die Kraft und Rückenstärkung zu geben, die sie braucht, um sich weiter ohne schlechtes Gewissen aus den engen Banden der Großfamilie zu lösen.

3. Samuel mit rezidivierender obstruktiver Bronchitis

Mittelfolge

Arsenicum album LM 6 – MEDORRHI-NUM + THUJA – LYCOPODIUM – Calcium phosphoricum – SULFUR

Da ich eng mit einer Hebammen-Praxis zusammenarbeite, habe ich viele Säuglinge und Kleinkinder in der Praxis. Nach meiner Erfahrung lässt sich auch bei kleinen Kindern schon eine familiäre Belastung mit der miasmatischen Therapie effizient und nachhaltig beruhigen. Oft sind nach der Behandlung deutliche Entwicklungsschübe sichtbar.

So auch bei Samuel, der das erste Mal im Alter von einem halben Jahr von seiner Mutter gebracht wurde wegen nächtlicher Blähungen und Infektanfälligkeit. Hier zeigte sich schon die Tendenz zu hartnäckigem Husten. Mit Lycopodium gingen die nächtlichen Blähungen komplett weg und Kalium bichromicum half ihm, das Sekret zu verflüssigen und besser abhusten zu können.

Eineinhalb Jahre vergehen ohne größere Infekte. Mit Eintritt in die Kinderkrippe ändert sich dies, Samuel ist oft krank und bekommt bei jedem Infekt nach ein paar Tagen eine obstruktive Bronchitis. Der Kinderarzt spricht von Chronizität und verschreibt die üblichen bronchienerweiternden und cortisonhaltigen Inhalationen.

Samuel erscheint in der Praxis sehr aufgeschlossen, neugierig und lebhaft, er kann nach dem Bericht der Mutter aber auch sehr dickköpfig sein. Er räumt gern auf, macht schon Bügelperlen-Bilder (liebt das Detail) und ist musisch begabt. Er mag keinen Schmutz an den Händen und hat Angst vor lauten Geräuschen.

Während der Infekte schwitzt er stark am Kopf, an Händen und Füßen. Er ist dann sehr blass, entwickelt aber kein Fieber. Samuel neigt zu trockener Haut und der Schlaf ist sehr unruhig, besonders in der Mitte der Nacht.

Die motorische Entwicklung ist normal, die Zahnung immer schwierig mit einer Neigung zu Verdauungsbeschwerden. Sonst ist der Stuhlgang zwar täglich, aber eher fest.

Die Familienanamnese ergibt viele Allergien in beiden Familien, Neurodermitis, Zystitiden, Herzinfarkt, Diabetes und Hypertonie.

1. Verordnung

Arsenicum album LM6, dazu bei Bedarf Spenglersan Kolloid G, 3 x 1 Sprühstoß in die Ellenbeuge

Nach vier Wochen

Samuel hat weiterhin viele Infekte: Erkältungen, Magen-Darm-Infekte und Konjunktividen. Die Bronchien waren aber nicht mehr beteiligt. Die Mutter bemerkt während der ersten Zeit eine vermehrte Dickköpfigkeit, seine Stimmung ist aber gut und er gewöhnt sich langsam an die Krippe. Während eines Zahnungsschubes hatte er ein Ekzem am Mund.

Die Konjunktivitis ist stark eitrig. Auch der Vater leidet ab und zu darunter und hat auch einseitige Knieschmerzen. Die

nun sichtbare hereditäre Gonorrhö macht
mir die Mittelwahl leicht:

2. Verordnung

MEDORRHINUM und **THUJA** im wöchentlichen Wechsel

Nach fünf Wochen

Samuel geht es richtig gut, Infekte „nimmt
er nur am Rande mit" und ist sehr stabil.
Es besteht nur noch ein lockerer Husten,
den die Mutter mit Kochsalz-Inhalationen
behandelt, was Samuel auch gut mitmacht.

3. Verordnung:

LYCOPODIUM 1 x 3 Globuli pro Woche,
vier Wochen lang

Nach sechs Wochen:

Samuel hat einen großen Entwicklungs-
schub gemacht: Er ist sehr gewachsen und
selbstständiger geworden. Er geht gern in
die Krippe und will alles selber machen.

Kommentar der Mutter: „Es liegen Welten zwischen jetzt und dem Anfang der
Therapie!"

Die Zahnungszeiten sind noch schwierig
und er schwitzt schnell am Kopf.

4. Verordnung

Calcium phosphoricum – eine Gabe

Nach drei Wochen:

Direkt nach der Mittelgabe bekam Samuel
einen grippalen Infekt mit hohem Fieber!
Er war aber nicht geschwächt und außer
Kochsalz-Inhalationen brauchte es keine
Maßnahmen zur Genesung.

5. Verordnung

SULFUR eine Gabe

Samuel ist seit einem halben Jahr stabil.
Er bekommt zwar hin und wieder einen
leichten Infekt, den er aber gut „wegsteckt".

13.4 Martina Henkelmann, Heilpraktikerin

1. Frau M. mit Fibroadenomen in der Brust

Mittelfolge

CARCINOSINUM + NITRICUM ACIDUM – Causticum + LYCOPODIUM – Lutum felkeanum – THUJA + MEDORRHINUM + Aspidosperma – Rhus toxicodendron + Cinis ligni – PULSATILLA + Aurum metallicum – Bambusa + Naja – TUBERCULINUM – SULFUR

Frau M. war 47 Jahre alt, Krankenschwester, arbeitete seit ca. 20 Jahren mit Unterbrechung in Hospiz- und Palliativdiensten. Sie begann im Herbst 2012 die Therapie aufgrund von Schmerzen bei angeborener Hüftgelenksdysplasie rechts. Die Dysplasie war bereits vor 25 Jahren diagnostiziert worden. Zu diesem Zeitpunkt hatte sie während der Ausbildung zur Krankenschwester leichte Schmerzen bei vielem Stehen im OP. Sie hatte selbst den Verdacht auf eine Hüftdysplasie, da sie auch in der Familie (Mutter und Bruder) vorkam. Der Verdacht bestätigte sich bei der orthopädischen Untersuchung.

Etwa um die gleiche Zeit waren Fibroadenome in der Brust entdeckt worden. Diese bestanden weiterhin. Vor der Menopause wuchsen sie stets bis zu den Menses, nahmen danach stets wieder an Umfang ab. Sie hatte sie anfangs zur Diagnose biopsieren lassen, sich dann aber bewusst von weiterer Diagnostik und Verlaufskontrollen ferngehalten. Es ging ihr gut mit dieser Entscheidung.

Sie hatte nie eine Therapie angestrebt, da die Schmerzen nicht beständig da waren und sich in einem für sie gut zu ertragenden Rahmen bewegten. Zudem hatte sie während der letzten zehn Jahre eine vorwiegend sitzende Tätigkeit in leitenden Positionen.

Aktueller Anlass für eine Therapie war eine starke Verschlimmerung der Schmerzen im rechten Hüftgelenk, neu auch ohne Belastung, vor allem in der Ruhe und in der Nacht.

Sie hatte Druck in der Lebergegend und häufig Einrisse unter den Fersen und an den Fingerkuppen. Auf der Haut zeigten sich unter dem Auge, unter dem rechten Rippenbogen und am rechten Mittelfinger jeweils kleine Erhebungen von etwa 0,5 cm Höhe und Durchmesser, die in den Monaten zuvor erst entstanden waren.

In der Anamnese gab es Tachyarrhythmien unter Stress, die nicht medikamentös behandelt worden waren. Sie besserten sich in Ruhe.

Sie hatte selbst eine Übung gemacht, innerlich zwischen Lebens- und Todestor hin- und herzugehen und spürte deutlich eine Faszination zum Todestor hin.

Fr. M. hatte ein eher carcinosines Wesen, war vor allem am Anfang ihres beruflichen Weges sehr auf andere bezogen. Im Laufe der beruflichen Entwicklung hatte sie gelernt, dass sie selbst genauso wesentlich war wie die anderen, und sie hatte sich viel für sich selbst geleistet, war gereist. Ihr Leben war sehr arbeitsreich und sehr auf Aneignung von Wissen ausgerichtet. Es fehlten Zeiten der Ruhe, der Muße und des Rhythmus.

In der Familie väterlicherseits gab es sowohl Herz- und Kreislauferkrankungen als auch verschiedene Krebserkrankungen. In der Familie der Mutter Blutvergiftung, Suizid und Kriegsgefallene.

Der Vater der Mutter war lange totgeschwiegen worden, erst mit mehr als 30 Jahren erfuhr sie, dass ihr Großvater nicht der wirkliche Vater der Mutter war.

Beim Vater gab es sehr skrofulöse Züge mit der Angst vor Armut, extremer Sparsamkeit und Fleiß. Er hatte depressive Verstimmungen.

Miasma

Die angeborene Verformung des Hüftgelenkes sowie die Einrisse an den Fußsohlen waren ein deutliches Zeichen syphilitischer Aspekte, ebenso die nächtlichen Schmerzen. Die Tumoren der Mamma wiesen auf die sykotische Ebene hin. Das Wesen zeigte die Carcinogenie.

1. Verordnung im Februar 2012

CARCINOSINUM und **NITRICUM ACIDUM**, beide Mittel in der Plusmethode vier Wochen in wöchentlichem Wechsel

Begleitend Carduus marianus und Schafgarbentee

Frisch gepresster Orangensaft

Natronkur

Klyso morgens

Gerstengraskapseln

Ergebnisse

Sie spürte mehr Energie und Freude, was aber auch wieder verging. Sie war beruflich unzufrieden. Sie fühlte sich zum ersten Mal auf ihrem beruflichen Weg nicht geachtet. Zudem arbeitete sie erstmals im Ausland und das Gefühl von Fremdsein und Heimatlosigkeit brachte alte Verhaltensmuster von Selbstabwertung hoch. Einmal bereits gewonnene Freude ging in alter Freudlosigkeit unter. Sie fand sich sehr angestrengt, obschon sie zeitlich in einem geringeren Umfang arbeitete als früher.

Sie hatte das Gefühl, am Scheideweg zu stehen.

Sie war stets viel unterwegs. Neu war die Lust auf Häuslichkeit, an einem Ort sein zu wollen, ohne zu reisen. Sie spürte nur noch wenig Freude. Die Hüftschmerzen waren phasenweise weg, manchmal wie zu Beginn der Therapie.

2. Verordnung im März 2012

Causticum und **LYCOPODIUM**, beide Mittel in der Plusmethode vier Wochen in wöchentlichem Wechsel

Gelblicht (warmes Gelb)

Ergebnisse

Die Hüftschmerzen verschwanden innerhalb von zehn Tagen ganz. Die Einrisse an Fußsohlen und Fingern reduzierten sich wesentlich. Der innere Stress wurde ihr sehr viel spürbarer. Sie empfand den Druck der letzten Jahre körperlich sehr stark. Es wurde ihr sehr klar, dass der fehlende Rhythmus aus Arbeit und Ruhe nicht guttat. Die fehlende Freude und Erfüllung der jetzigen Arbeitssituation traten ins Bewusstsein. Sie hatte bisher anderen gegenüber eher ein schlechtes Gewissen gehabt, weil sie oft eine Lust auf Rückzug hatte. Das schlechte Gewissen legte sich. Sie empfand Kurzatmigkeit. Es trat eine große Erschöpfung zutage, Unlust am Morgen aufzustehen, das Gefühl von geistiger Dumpfheit.

3. Verordnung im Mai 2012

Lutum felkeanum C220 und Lycopodium C40, beide Mittel in der Plusmethode vier Wochen in wöchentlichem Wechsel

Mensestag (Einkehr in die „Menseshütte" einmal pro Monat, um den weiblichen Rhythmus zu erhalten)

Achten auf Rhythmus zwischen Ruhe und Arbeit

Musik hören

Stretching, Tanz, Trommeln

Ergebnisse

Sie bekam etwas mehr Energie. Sie bekam eine attraktive Arbeit angeboten. Diese hatte einen geringeren Umfang, war aber so gut bezahlt, dass sich die Möglichkeit abzeichnete, nun viel mehr freie Zeit genießen zu können. Sie genoss die Arbeit in ihrem Garten, aber erstmals nicht nur die Arbeit, sondern auch die Ruhe darin. Sie saß oder lag jetzt viele Zeiten in Ruhe und genoss die Früchte der Arbeit.

Der Mensestag fiel ihr zunächst sehr schwer, verhalf aber dann dazu, dass sie wirklich spürte, worauf sie gerade Lust hatte, statt einfach streng einer vorhergehenden Planung zu folgen. Der körperliche Druck war weiter spürbar, auch die Kurzatmigkeit.

4. Verordnung im Juni 2012

THUJA und **MEDORRHINUM**, beide Mittel in der Plusmethode vier Wochen in wöchentlichem Wechsel

Begleitend Aspidosperma quebracho

Übung: Ich achte, was ich habe

Übung: Ich achte die Früchte meiner Arbeit im Garten

Übung am Abend: Fünf Dinge aufzählen, die an diesem Tag wundervoll waren

Immer wieder nichts tun, auch mal fernsehen, mal faulenzen, etwas tun, was nicht mit Leistung verbunden ist

Ergebnisse

Es wurde ihr sehr bewusst, dass es in der jetzigen Lebensphase um Freude ging. Sie spürte immer wieder stille Freude. Die Kurzatmigkeit empfand sie nicht mehr. Was blieb, war das Gefühl von großer Anstrengung bei schon geringer körperlicher Betätigung.

Fr. M. wurde sehr bewusst, wie viele materielle Dinge sie angehäuft hatte. Sie begann, dies z. T. als zu viel anzusehen. Sie fühlte, dass sie die Dinge nur achten konnte, wenn sie Raum und Zeit hatte, sie zu würdigen.

Es gab eine Schwellung im Daumengrundgelenk rechts mit Schmerzen und eine Schwellung im linken Knie mit Schmerz beim Treppensteigen.

Sie hatte weiter das Gefühl, an einer Schwelle zu stehen.

5. Verordnung im September 2012

Rhus toxicodendron und Cinis ligni, beide Mittel in der Plusmethode vier Wochen in wöchentlichem Wechsel

Basteln, mit den Händen bewusst die Erde fühlen bei der Gartenarbeit

Übung, zwischen Lebens- und Todestor innerlich hin- und herzugehen und nachzuspüren

Ergebnisse

Die Augen fingen an zu tränen. Sie fühlte die Anstrengung der Augen und das Verlangen, die Augen schweifen zu lassen. Die Arbeit am Computer strengte an. Sie fühlte sich durchlässiger, manchmal hatte sie das Gefühl weinen zu müssen, konnte aber nicht. Oft verspürte sie das Gefühl von Schwere. Sie fühlte sich sehr mit dem Vater verbunden.

Ihren Eltern gegenüber fühlte sie sich versöhnt.

Bei der Übung zwischen Lebens- und Todestor hin- und herzugehen, spürte sie die Faszination des Todestores und auch eine starke Neigung zum Tor des Lebens.

6. Verordnung im Oktober 2012

PULSATILLA und Aurum metallicum, beide Mittel in der Plusmethode vier Wochen in wöchentlichem Wechsel

Augenübungen zur Entspannung der Augen

Ergebnisse

Sie ist guter Stimmung. Sie fühlt sich sehr wohl mit ihrer neuen Arbeit. Sie hat im Rahmen von sehr weiten Wegen zur Arbeit und zurück erhebliche Probleme mit Schmerzen in der Halswirbelsäule. Dadurch fühlt sie sich eingeschränkt und wenig aufgerichtet. Die Bewegung fehlt ihr, auch die Beweglichkeit. Sie fühlt sich steif. Es gibt immer noch eine sehr rasche Erschöpfbarkeit und ein großes Bedürfnis nach körperlicher Ruhe. Die Hauterscheinungen an Auge, rechtem Mittelfinger werden kleiner, die unter dem rechten Rippenbogen verschwinden ganz. Es wird

bewusst, dass Konkurrenz ihr früher immer die Freude genommen hat.

7. Verordnung im November 2012

Bambusa, 2 Tage

Naja naja, 2 Tage

Strengere Einhaltung der Mensestage, achten auf Rhythmus im Alltag

Darauf achten, sich anderen gegenüber klar und offen auszudrücken

Ergebnisse

Es zeigte sich einmal eine kurze hellrote vaginale Blutung über zwei Stunden. Die Stimmung war ausgezeichnet. Sie achtete mehr auf Ruhe, ohne sich über das starke Ruhebedürfnis zu ärgern. Sie trainierte ab und zu jetzt mit dem Heimtrainer, wenn sie viel gesessen hatte. Sie hatte eine leichte Erkältung.

8. Verordnung im Dezember 2012

TUBERKULINUM Koch

Ergebnisse

Sie hatte einen kleinen juckenden Ausschlag am linken Fuß und an der rechten Großzehe, der nach vier Tagen von selbst verschwand.

9. Verordnung im Januar 2013

1 Gabe **SULFUR**

Ergebnisse

Sie fühlt sich sehr wohl, benötigt keine Unterstützung mehr. Sie fühlt sich lebendig, im Leben stehend, beweglich, kann ihre inneren Gefühle gut wahrnehmen. Sie hat dauerhaft keine Hüftschmerzen. Die innere und äußere Beweglichkeit hat zugenommen.

2. Katze Banneux 2013

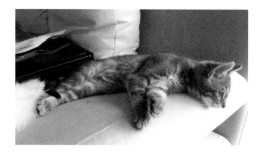

Grund der Behandlung

Banneux hatte sehr starken Befall mit Ohrmilben seit fünf Monaten (bei Behandlungsbeginn war sie elf Monate alt)

Mehrfache Behandlung und ständiges Säubern der Ohren waren nicht erfolgreich bzw. nur sehr vorübergehend

Vorgeschichte

Kam aus dem Tierheim, war gefunden worden

Alter ca. zwölf Wochen bei Vermittlung

Sehr verspielt

Anderen Katzen sehr zugewandt

Als kleine Katze sehr zutraulich zu Menschen

Vorbehandlung: Impfung, mehrfache Entwurmung, Entflohung, Otimectin vet. mehrfach gegen Ohrmilben

Homöopathisch erfolglos mit Sulfur vorbehandelt, auch Lycopodium, einmalig von einer Heilpraktikerin verordnet, war vor der Behandlung erfolglos

War eher nicht so gepflegt für eine Katze, schmuddelig, liebte Schmutz

Putzte sich recht wenig und nicht sehr energisch (Putzen wirkte recht schlaff)

Zungenspitze ist beim Schlafen oft zu sehen

Ist zunächst recht zart gewesen, hat dann mit sechs Monaten sehr schnell so viel Gewicht zugelegt, dass sie fast nicht mehr durch die Katzenklappe passte

1. und einzige Verordnung

Zwei Tage **THUJA**

Zwei Tage **SULFUR**

Ernährungsumstellung auf Frischfleisch und Biofutter mit sehr hohem Fleischanteil ohne Konservierungs- und Zusatzstoffe

Ergebnis

Ohrmilben zwei Wochen später nicht mehr da

Ebenso verlor sie Gewicht, wurde schlank und sehr zart in ihren Bewegungen

Seit zwölf Monaten frei von Ohrmilben

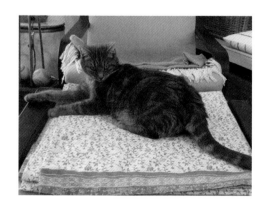

3. Katze Keiko

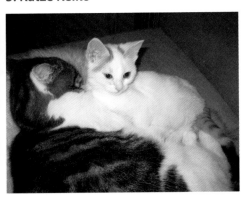

Dieser Fall stellte an mich folgende besondere Herausforderungen:

Die Welt der Tiere

Eigenarten der Katzen

Die Eigenart der Katzenerkrankungen

Das Alter des Tieres: Was ist Entwicklung?

Es war mein eigenes Tier

Meine Erfahrung mit Sterben

Thema Heilung und Sterben

Schnelle Dynamik

Vorinformation

Keiko war ca. acht bis neun Wochen alt.

Er war wegen schlechter Tierhaltung mit anderen Katzen beschlagnahmt worden und kam über das Tierheim in sein Zuhause.

Eines der Geschwister war schwerkrank und isoliert.

Eine Schwester hatte eine Siliceakonstitution.

Er hatte Flöhe und massivsten Ohrmilbenbefall.

Er war sehr mager, die Rippen standen hervor.

Er fraß kaum, trank wenig und auch nur Milch.

Die letzten zwei Tage im Tierheim lebte er unter einer flackernden Neonröhre.

Er schien mir hochsensibel.

Er war geimpft, entfloht, zweimal entwurmt und eine Ohrmilbenbehandlung hatte stattgefunden.

Mein Gefühl war, dass er schwer krank war.

Wesen

Er war neugierig und quirlig.

Er kletterte schnell und gerne an allen Menschen hoch.

Er war sehr zutraulich zu anderen Katzen.

Er war in Zeiten ohne mein Beisein nicht irritiert.

Er miaute aber lautstark, wenn ich mich fortbewegte, miaute sehr ausdauernd, wenn er etwas wollte.

Er schien keine Grenzen zu kennen, wirkte distanz- und grenzenlos.

Er hatte sehr weiches und dichtes Fell.

Fressen war für ihn ein großes Event ohne Bezug zum Futter. Er sprang beim Füttern der anderen aufgeregt umher, ohne selbst etwas zu fressen.

Er zeigte keinen Drang nach draußen zu gehen, suchte die Wärme des Zimmers.

Symptome

Die Krallen griffen beim Klettern nicht, er blieb einfach damit hängen und kam auf diese Weise vorwärts.

Er wirkte grenzen- und substanzlos.

Er zeigte keinerlei Angst.

Er schien nicht bei sich selbst zu sein, immer im Außen.

Das Fell war leicht struppig.

Er war sehr mager, knochig, die Rippen standen hervor.

Er fraß kaum, bekam daher im Tierheim immer Milch.

Er putzte sich nicht.

Er spielte kaum und nur sehr kurz, nicht wirklich spielerisch.

Er wirkte heimat- und wurzellos.

Er zeigte eine sehr starke Unruhe, war immer in Bewegung, wirkte stets sehr aufgeregt.

Er hatte Durchfälle, viel Drücken, kleinere Portionen, sehr flüssig, sehr hell und stark stinkend.

Die Ohrmilben waren trotz mehrfacher und konsequenter Vorbehandlung weiter da.

Er nahm noch weiter ab.

Er kletterte viel. Art des Kletterns: blieb oft hängen. Krallen stets, auch beim Gehen, ausgefahren, Krallen stehen irgendwie.

Er war „spinnig", d. h. bewegte sich rasch und mit kurzem Stehenbleiben dazwischen vorwärts; wenn er an mir hochkletterte, spürte ich ihn kaum.

Miasma

Er wirkte sehr tuberkulin: sehr leicht, sehr luftig, hell, oberflächlich, heimatlos.

Seine Geschichte, seine Art zu klettern, die Tatsache, dass er nicht fraß und kaum spielte, obschon er sehr aufgeweckt war, seine Substanzlosigkeit, das fehlende Gefühl für sich und das Fehlen jeglicher Angst, all das sprach dafür, dass er in die Syphilinie abgerutscht war.

Es handelte sich also um ein Spiegelmiasma.

Es war eine schnelle Dynamik zu erwarten.

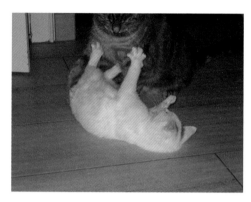

1. Verordnung

Nux vomica über zwei Tage wegen Vorbehandlung, also Impfung, Entwurmung, Entflohung

Carduus marianus täglich zur Leberstärkung

Weitere Entwicklung

Die Durchfälle kamen in größeren Mengen, stark riechend

Er wurde sehr viel ruhiger

Er lag jetzt immer wieder auf dem Schoß oder räkelte sich auf dem Arm

Er fraß fast gar nichts

Er trank weiter kaum etwas und wenn, dann nur etwas Milch

Er spielte für sein Alter weiter wenig und nur kurz

Er schien müde und hatte wenig Energie

Er wirkte trocken (Schleimhäute, Nase)

2. Verordnung

MERCURIUS Plusmethode (Syphilinie)
Alfalfa C6 täglich (zusätzlich zur Stärkung, Appetitanregung)

Weitere Entwicklung

Er begann zu fressen, v.a. Fleisch, liebte menschliches Essen (Tomatensoße, Paprika, fraß jetzt alles).

nach einer Woche

Er fraß mit Lust.

Er setzte Fett zwischen den Rippen an.

Er hatte weiter Durchfall; dieser war nicht mehr flüssig, sondern breiig und stank nicht mehr.

Nach zehn Tagen zeigte sich eine Augenentzündung, die Bindehäute waren rot, die Sekrete zunächst dick und gelb. Er kniff die Augen bei Licht zu.

Das Fell war weniger struppig.

Er schied häufig geringe Urinmengen aus.

Er war viel ruhiger.

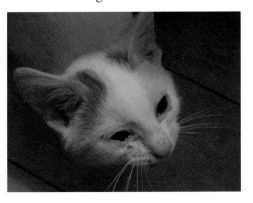

3. Verordnung

Nach zwei Wochen **ACIDUM NITRICUM** in der Plusmethode (Schwellenmittel)

Orange- und Grünlichtbestrahlung abwechselnd

Euphrasia Augentropfen

Sanfte Berührung durch Handauflegen (nicht streicheln)

Nach einer weiteren Woche

Er nahm an Gewicht zu.

Er blieb ruhiger.

Der Durchfall war noch zweimal täglich, stinkend.

Die Augen waren jetzt offen, weniger lichtempfindlich, die Sekrete jetzt gelb-grünlich, mehr Sekret, Blick nicht mehr leer.

Er begann mehr zu spielen.

Das Fell blieb struppig.

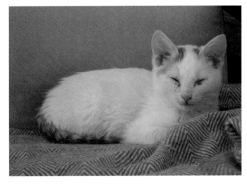

Weitere Entwicklung ab der dritten Woche

Er hatte Blähungen.

Der Bauch war hart.

Der Kot war breiig, ca. dreimal täglich.

Manchmal hatte er Kotdrang ohne Erfolg.

Die Anusschleimhaut stülpte sich nach außen und war gerötet hell, leicht geschwollen, blutete leicht und war schmerzhaft beim Abwischen.

Die Augen waren nicht mehr gerötet.

Er hatte einen Ascites entwickelt.

4. Verordnung

THUJA in der Plusmethode (Sykose)

Darmbehandlung mit Joghurt, darin Heilerde je eine Kapsel morgens und abends aufgelöst

Begleitend Aloe C12

Darmbakterien in Joghurt aufgelöst

Darmmassagen

Weitere Entwicklung

Der Darm stülpte sich weiter nach außen.

Der Kotabgang war schmerzhaft.

Die Berührung beim Abwischen des Kots war schmerzhaft und schwierig.

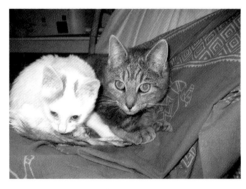

Weitere Entwicklung

Die Anusrötung verschwand, er hatte jetzt einen deutlichen Rektumprolaps.

Der Bauch war weniger hart.

Der Kot war seltener, hell und breiig, stinkend.

Er wirkte entspannt.

Er war nicht sehr agil; er kam immer, wenn ich oder eine der Katzen nach Hause kamen.

Er lag gerne auf dem Schoß oder am Hals.

5. Verordnung

Podophyllum C30

Weiter Joghurt mit Heilerde

Entwicklung

Der Rektumprolaps bildete sich zurück.

Der Bauch war völlig normal: weich und ohne Ascites, ohne Blähungen.

Weitere Entwicklung

Er fraß kein Futter mehr.

Er hatte keine Durchfälle mehr, Kot riecht nicht.

Er schleckte Joghurt abwechselnd mit Birkenkohle und Heilerde und Darmbakterien (Omniflora), als ob es um sein Leben ginge.

Fieber und Schwäche und Apathie, plötzliche Veränderung.

Pneumonie mit einer Atemfrequenz von 60 – 80 Pulsschlägen pro Minute in der Ruhephase und sehr angestrengter Atmung.

6. Verordnung

Belladonna

Weitere Entwicklung

Es rasselt beim Atmen.

Weiter sehr angestrengte Atmung.

7. Verordnung

Antimonium tartaricum

Weitere Entwicklung

Er lag nur noch, schlief meist, apathisch.

Das Rasseln und die angestrengte Atmung verschwanden.

Er zeigte kaum Interesse an der Umgebung.

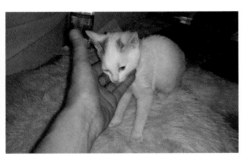

8. Verordnung

Carbo vegetabilis, 2 Gaben

Weitere Entwicklung

Er fraß wieder.

Er spielte ein wenig.

Er zeigte wieder Interesse an der Umgebung, Menschen und anderen Katzen.

Weitere Verordnung

Entscheidung zu pausieren und abzuwarten, wie es sich entwickelt.

Der nächste geplante Schritt war, Blut und Stuhl beim Tierarzt abnehmen zu lassen für das Labor, was wegen Feiertagen warten musste.

Planung einer kinesiologischen Sitzung mit Surrogatperson.

Keiko war außer der Müdigkeit und geringen Energie zufrieden, war gerne mit Menschen und Katzen zusammen und schlief viel.

Er hatte jetzt einmal am Tag normalen, nicht riechenden Kot.

Er fraß und nahm an Gewicht zu.

Ich habe überlegt, die FIP- und FIV-Nosode auszutesten und habe sie bestellt.

Ich habe folgende Mittel erwogen:

Thuja (macht offensichtlich, was verborgen ist; In- oder Exkarnation?) und Medorrhinum, aber zugewartet.

Überlegungen

Er zeigte ein verändertes Energiefeld.

Es gab Zeichen der Auflösung.

Äußeres sykotisches Erscheinungsbild: ruhig, gewichtiger.

Pneumonie war wie ein Zeichen, an der Grenze zwischen In- und Exkarnation zu stehen.

Spiegelmiasma

Konflikt oder Trauma aktiv

Es ging um die Klärung: Entscheidung zur Inkarnation und weitere miasmatische Behandlung oder Exkarnation und symptomatische Behandlung.

Weitere Entwicklung

Er war stabil.

Er spielte und fraß wieder.

Er hatte an Gewicht zugenommen.

Er wirkte alt.

Er hatte gerne Gesellschaft, zog sich aber auch ab und zu alleine ins Körbchen zurück.

Am ca. 90. Tag fand ich ihn tot, als ich vom Einkaufen nach Hause kam. Er war wohl nach Absetzten von Kot im Stehen umgefallen. Es sah nach einer Embolie aus.

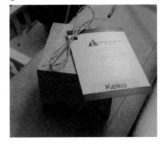

Ich nahm Abschied von Keiko…

13.5 Diana Domokos, Praktische Tierärztin

1. Rottweiler-Mischling „Diego"

Patientendaten
Rasse: Rottweiler-Mischling
Geschlecht: männlich, kastriert
Geboren: 04.04.2006, Deutschland
Hundesport: Agility

12. 02. 2015

Diego wird mir im Rahmen einer osteopathischen Kontrolluntersuchung vorgestellt. Die Besitzerin hat mir berichtet, dass er im November an einer Kiefersperre gelitten hat und zusätzlich eine Toxoplasmoseinfektion vorliegt. Er habe sich von dieser Erkrankung immer noch nicht erholt, sei traurig und ohne jegliche Motivation, obwohl er eigentlich trotz seines Alters ein sehr lebhafter Hund sei, der auch noch mit Freude Hundesport (Agility) gemacht habe.

Beim ersten Mal toleriert Diego die osteopathische Behandlung nicht. Er erträgt es regelrecht nicht und wir brechen die Behandlung ab. Ich spreche die Besitzerin auf die Möglichkeit einer miasmatischen Therapie an und sie willigt ein, da sie ganzheitlichen Therapiemethoden gegenüber sowieso sehr aufgeschlossen ist.

Anamnese

Diego lebt in einer Familie mit zwei Kindern und zwei weiteren Hunden. Er ist schon immer grundentspannt.

Diego ist eigentlich immer ein gesunder Hund gewesen. Impfungen erfolgten gemäß dem gängigen Impfschema des BpT. Alle ein bis eineinhalb Jahre hatte Diego jedoch eine Magen-Darm-Infektion mit blutigem Durchfall und Gastritis, die von der Besitzerin nicht mit den Impfungen in Verbindung gebracht werden.

Die erste schwerwiegende Erkrankung hatte er im November 2011, eine Leberinfektion, die schulmedizinisch behandelt wurde. Es folgte im Januar 2013 eine Prostatahypertrophie mit Kotabsatzbeschwerden, die die Kastration zur Therapie nach sich zog. Im Oktober 2014 litt Diego wieder an einer Gastroenteritis.

Ende November 2014 hatte Diego eine Kaumuskelmyositis und Kiefersperre, die von dem schulmedizinisch arbeitenden Haustierarzt mittels einer Cortisontherapie behandelt wurde.

Nach einer Woche Therapie verbesserte sich die Kiefersperre, jedoch kam es zu einer massiven Muskelatrophie der Kaumuskulatur. Es wurden Anabolika eingesetzt, um den Muskelaufbau anzuregen.

Blutstatus vom 04. 12. 2014

Neospora caninum-AK negative

Toxoplasma gondii-AK igG-IFT 1:256 (-1:32)

T4 und TSH erniedrigt

Geringgradige Anämie bei guter Regeneration

Aufgrund der Toxoplasmoseinfektion wurden die Antibiotika Cotrimoxazol und Clindamycin vom Haustierarzt verordnet, die auch noch zum Zeitpunkt der Vorstellung am 12.02.2015 verabreicht wurden.

Blutstatus vom 20.01.2015

Toxoplasma gondii-AK igG-IFT 1:128 (-1:32)

Anämie hat sich verbessert, ist aber noch immer geringgradig vorhanden bei guter Regeneration

1. Verordnung

CARCINOSINUM + Toxoplasma gondii Nos. in Plus-Methode; Mittel verschütteln und fünf Tage lang dreimal täglich eingeben.

Flankierende Maßnahmen

Antibiotika vor Eingabe auf die Zeichnung „Blume des Lebens" stellen und dadurch entstören

Echinacea D6, 3 x tgl. 5 Globuli

Barockmusik 1 – 2 x tgl., je 15 Minuten

Grün- und Orangelicht, je 2 x tgl. 15 – 20 Minuten

Begründung: Der Körper befindet sich in einer totalen Regulationsstarre. Die Barockmusik und das Carcinosinum sollen diese Starre lösen und die Sykose oder Syphilinie ans Tageslicht bringen. Echinacea zur Stärkung der Immunabwehr und die Farblichttherapie, um das gesamte Drüsensystem und die Abwehr zusätzlich anzuregen.

23.02.2015
Kontrolle Blutbild: Toxoplasma gondii-AK igG-IFT 1:64 (-1:32)

Mail-Feedbacks durch die Besitzerin:

23.02.15

Diego geht es zumindest seit einem Tag vor unserem Treffen unverändert. Er ist etwas anhänglicher, als er normalerweise ist. Dirk (der Ehemann) meint, er sehe traurig aus. Er hat aber halt nun mal so einen Kulleraugen-Blick. Vielleicht schlage ich ihm auch auf das Gemüt, weil ich nicht so fit bin.

Auf seiner Wurst besteht er jedenfalls und erinnert mich auch dran, dass ich es nicht vergesse. Die Sache mit der Spritze (zur Eingabe der verschüttelten Mittel) findet er mysteriös, aber das ist typisch Diego. Besondere Auffälligkeiten gibt es nicht.

24.02.15

Er wird frech! Er hat gerade Jette (einer der beiden anderen Hunde) das letzte Stück von ihrem Ochsenziemer abgenommen...

25.02.15

Diego genießt die Sonne im Hof. Ich habe das Gefühl, dass ihm das richtig guttut!

03.03.15

Kurzer Zwischenbericht: „Diego wird fitter. Er hat mich mal Samstag schön angebellt, weil ich ihm zu langsam bin. Und er hat „wachere Augen". Als wir gestern im Garten waren, ist er eine ganze Zeit lang um mich rumgetänzelt und wollte ganz dringend was arbeiten oder spielen. Ab morgen gibt's dann nochmal sechs Tage die Toxoplasmosenosode.

Die Antibiotika wurden vom Haustierarzt abgesetzt. Diego mag die Barockmusik und das Farblicht."

2. Verordnung

LUESINUM + MERCURIUS in der Plus-Methode; Mittel sechs Tage lang verschütteln und dreimal täglich eingeben.

Flankierende Maßnahmen
Weiterhin Barockmusik 1 – 2 x tgl. je 15 Minuten

Weiterhin Grün- und Orangelicht, je 2 x tgl. 15 – 20 Minuten

Echinacea absetzen

Schüßler-Salze Nr. 6 (Kalium sulfuricum D6, Ausscheidung von Giftstoffen) und Nr. 11 (Silicea D12, Stärkung von Substanz und Immunsystem) je 3 x tgl. 2 Tabletten.

Begründung: Das Carcinosinum hat seinen Zweck erfüllt und die Starre der Karzinogenie gelöst. Diego befindet sich jetzt in der Syphilinie, da er keine sykotischen Zeichen zeigt.

24.03.2015

Kontrolle Blutbild und Verhalten

Toxoplasma gondii-AK igG-IFT 1:128 (-1:32)

Diego ist laut Besitzerin vom Verhalten wieder ganz der Alte! Allerdings sehr verfressen. Ansonsten keine Auffälligkeiten.

02.04.2015

3. Verordnung

NITRICUM ACIDUM + Penicillinum in der Plus-Methode; Mittel 7 Tage lang verschütteln und dreimal täglich eingeben.

Flankierende Maßnahmen

Weiterhin Barockmusik 1 – 2 x tgl. je 15 Minuten

Weiterhin Grün- und Orangelicht, je 2 x tgl. 15 – 20 Minuten

Schüßler-Salze noch vier weitere Wochen

Begründung: Mit Miasmentest ausgetestet

06.04.2015

Diego haart stark und hat extrem viele Schuppen.

14.04.2015

Diego ist wieder total fit und fordert zum Spielen auf, bringt Stöckchen.

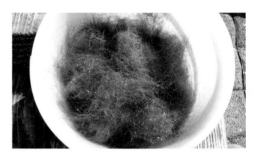

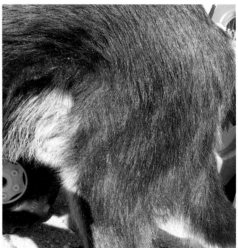

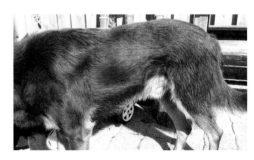

24.04.2015

Diego schuppt und haart immer noch sehr stark.

Er soll jetzt zusätzlich Omega 3-6-9-Öl von Rapunzel ins Futter bekommen.

28.04.2015

4. Verordnung:

NITRICUM ACIDUM + Cortisonum in der Plus-Methode; Mittel 7 Tage lang verschütteln und dreimal täglich eingeben.

Begründung: Laut Miasmentest befindet sich Diego in der Tuberkulinie, dem Entsprechungsmiasma der Syphilinie. Die Sykose ist noch nicht aktiviert, daher geht es in eine neue Runde mit Nitricum acidum.

Anmerkung: Die Tuberkulinie hat eine direkte Beziehung zur Syphilinie. Das bedeutet, relativ harmlose tuberkuline Symptome können, unter Umgehung der verlangsamenden Sykose, direkt und rasant in die destruktive Schicht der Syphilinie abgleiten. Dann muss der Prozess noch einmal in der Syphilinie beginnen und anschließend die Sykose aktiviert werden.

Flankierende Maßnahmen

Schüßler Salze absetzen

Barockmusik absetzen („können Hund und Besitzerin nicht mehr hören")

Farblicht weiter wie bisher

15. 05. 15

Feedback: Diego schuppt sich noch, allerdings nicht mehr ganz so stark. Haare verliert er weiterhin sehr viele. Zitat Besitzerin: „Er ist schmal geworden von dem gesamten Körperbau her. Im Moment sieht er so ein bisschen wie ein junger Hund aus, der sich noch ausformen muss. Ansonsten geht's ihm weiterhin hervorragend."

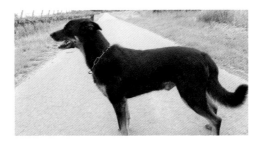

18.05.15

5. Verordnung

CALCIUM CARBONICUM + Silicea in der Plus-Methode; Mittel 5 Tage lang verschütteln und dreimal täglich eingeben.

Begründung: Laut Miasmentest ist Diego jetzt in der primären Sykose.

31.05.2015 Feedback der Besitzerin

„Hier mal wieder ein kurzer Zwischenbericht von Diego: Wenn ich ihm das graue Bärtchen färben würde, könnte ich ihn als Jungspund verkaufen. Seine Fellstruktur hat sich total verändert und er hat kuschelweiches Welpenfell. Schuppen hat er noch, aber es werden immer weniger. Das allgemeine Wohlbefinden ist auch weiterhin gut. Etwas auffällig ist, dass er ständig „Kotknödelchen" absetzt. Wenn er drinnen ist, kann er es ohne Probleme halten, aber sobald er draußen im Hof und Garten ist, verliert er den Kot.

08.06.2015

Diego hat etwas klaren, wässrigen Nasenausfluss.

11.06.2015

6. Verordnung:

SULFUR C200

Begründung: Diego ist in der Psora angekommen. Abschluss der Therapie.

2. Französische Bulldogge „Selma"

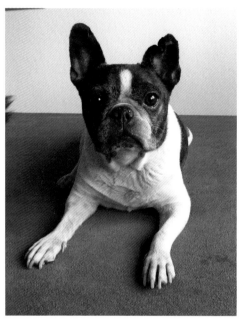

Patientendaten

Rasse: Französische Bulldogge

Geschlecht: weiblich, kastriert vom Vorbesitzer

Geboren: Dezember 2005

Selma wird von mir im Mai 2012 aufgrund von Beschwerden im Bewegungsapparat osteopathisch behandelt.

2010: Lahmheit hinten rechts ausgehend vom Knie, welches geschwollen ist.

Diagnose: Gonarthrose beidseits, rechts stärker als links

2011: Lahmheit hinten links

Diagnose: Hüftgelenksdysplasie beidseits, rechts stärker als links jedoch ohne Coxarthrose

Selma wurde aus schlechter Haltung übernommen und stammt nicht von einem seriösen Züchter, sondern von einem sogenannten Vermehrer. Außerdem leidet sie unter dem brachycephalen Syndrom (Kurz- bzw. Rundköpfigkeit) und zeigt einen Stridor laryngealis schon in Ruhe.

Oktober 2012

Trotz der osteopathischen Behandlung verschlechtert sich das Allgemeinbefinden, die Kondition nimmt ab und trotz Analgetikum (Carprofen) sind Gassigänge von maximal nur 30 Minuten möglich.

Februar 2013

Carprofen wurde abgesetzt, Selma läuft weiterhin schlecht sowohl vorne als auch hinten. Sie bekommt ein Othämatom links.

April 2013

Selmas Zustand ist wechselhaft. V. a. das linke Knie ist schmerzhaft. Zudem entwickelt sie Atembeschwerden, die vermutlich allergisch bedingt sind.

Mai 2013

Einstellung auf Prednisolon. Damit sind sowohl die Beschwerden beim Laufen als auch die Atmung deutlich besser.

November 2013

Selma bekommt alle 36 Stunden 2,5 mg Prednisolon verabreicht und kommt damit gut klar.

Januar 2014

Die Schleimhäute sind generalisiert sehr blass, das Haar auf der Stirn schütter. Es wird geraten, das Prednisolon abzusetzen. Der linke Tarsus (Fußwurzel) ist verdickt und dolent.

März 2014

Das Prednisolon ist abgesetzt und das Fell hat sich deutlich erholt. Der linke Tarsus ist noch verdickt. Sie bekommt wieder Carprofen.

Mai 2014 – Beginn der miasmatischen Therapie

Selma hat wieder massive Allergieprobleme, bekommt kaum Luft. Vorschlag der miasmatischen Therapie.

1. Verordnung

MERCURIUS + ACIDUM NITRICUM je eine Gabe im Abstand von 5 Tagen im Wechsel, insgesamt zwei Zyklen je Mittel.

Begründung:

Selma befindet sich aufgrund der Familienproblematik (Züchter = Vermehrer), der Hüftgelenksdysplasie und der Wirbelanomalien in einer hereditären Syphilinie.

Mercurius: Schubkraft ins Leben, Affinität zu Schleimhäuten und Gelenken, schlechter bei Kälte und Nässe.

Acidum nitricum: Säure zur Trennung von Syphilinie und Sykose, schlechter bei Wetterwechsel, besser bei mildem Wetter.

Juni 2014

Keine Besserung.

2. Verordnung

MERCURIUS + LUESINUM je eine Gabe im Abstand von 5 Tagen im Wechsel, insgesamt zwei Zyklen je Mittel.

Begründung:

Da die Sykose durch die Säure nicht aktiviert wurde, entscheide ich mich noch tiefer in die Syphilinie zu gehen, Luesinum einzusetzen und Mercurius noch einmal zu verabreichen.

Juli 2014

Die Nase ist öfter verstopft, aber auch phasenweise wieder frei. V. a. nachts ist die Nase nicht durchgängig, tagsüber ist sie freier.

Sie hat Schleim aus Mund und Nase produziert und abgesondert. Die Nase ist generell feuchter.

Bei den Gassigängen ist sie deutlich agiler, obwohl es sehr warm ist, und sie fängt wieder an zu spielen.

3. Verordnung

MEDORRHINUM + Proteus je eine Gabe im Abstand von 5 Tagen im Wechsel, insgesamt zwei Zyklen je Mittel.

Begründung:

Die Absonderung von Schleim zeigt die Aktivierung der Sykose. Medorrhinum als Regent der Sykose war für mich jetzt angezeigt, um die Tripperbelastung anzugehen. Dazu die Darmnosode Proteus, da sie zur klinischen Syptomatik und zum Gemüt (reizbar, plötzliche Wutausbrüche) von Selma passt.

August 2014

Während der Behandlung ging es Selma zunächst sehr gut, dann traten plötzlich mit Gabe von Proteus Asthmaanfälle nach dem Essen und Trinken auf, obwohl das Wetter nur mäßig warm war.

Die Augen sind deutlich feuchter und Selma hat fauligen Mundgeruch.

4. Verordnung

Bryonia + THUJA je Mittel drei Gaben in einer Woche im Wechsel, insgesamt zwei Zyklen je Mittel.

Begründung:

Verschlechterung der Symptome bei Anstrengung, Essen und Trinken, sowie die Affinität zu den serösen Häuten und Lymphsystem sprechen für Bryonia. Thuja als Regent der Sykose soll die Lebenskräfte und -freude anregen.

September 2014

Es geht mit den neuen Mitteln prima! Selma läuft viel besser, der Geruch aus dem Hals ist tageweise wechselnd laut Besitzerin, bei Vorstellung stinkt sie extrem faulig. Die Atmung ist besser trotz der Asthmaanfälle und Niesattacken. Außerdem hat sie abgenommen.

5. Verordnung

NUX VOMICA + LYCOPODIUM je Mittel drei Gaben in einer Woche im Wechsel, insgesamt zwei Zyklen je Mittel.

Begründung:

Die Gesundung scheint für mich zu stagnieren, daher setze ich in der Parasitose an, die aufgrund der langen Medikamentengabe ansteht.

November 2014

Selma niest immer noch, jetzt kommt jedoch zäher gelber Schleim aus dem rechten Nasenloch, einmal auch blutig. Sie hat regelrechte Niesattacken v. a. nachts, aber keine Atemnot mehr.

Außerdem läuft sie gut nur mit Rimadyl und Weihrauch.

Sie riecht wesentlich weniger unangenehm, die Augen sind viel weniger verquollen und schleimig, der Blick ist wacher.

Die Besitzerin hat Sorge, dass evtl. ein Fremdkörper in der Nase sein könnte, weil Selma so häufig niest. Das glaube ich jedoch nicht.

6. Verordnung

Causticum + SILICEA je Mittel drei Gaben in einer Woche im Wechsel, insgesamt zwei Zyklen je Mittel.

Begründung:

Zum ersten Mal haben wir gelbe Absonderungen vorliegen, also die Sykose 1.

Causticum hat Affinität zu Atmung, Kehlkopf und Nervensystem. Silicea hat im Arzneimittelbild die Affinität zu Bindegewebe, Knorpel, Drüsen, Schleimhäuten und die Tendenz zu schneller Erschöpfung.

Dezember 2014

Nach der Gabe von Silicea hat sich das Niesen gelegt und Selma fing an zu husten, was aber auch wieder verebbt ist. Der Nasenausfluss hat sich von gelb zu weiß gewandelt, die Atmung ist gut.

Sie hat Schmerzen beim Laufen trotz Carprofen, sie verträgt Metamizol nicht und hat keine Lust, sich zu bewegen, ist abwesend.

03.12.14

7. Verordnung

Lachesis + Sycotic Co je Mittel drei Gaben in einer Woche im Wechsel, insgesamt zwei Zyklen je Mittel.

MSM (Methylsulfonylmethan)-Pulver testen, ob es Linderung bringt.

Begründung

Lachesis habe ich aus dem Gefühl heraus gegeben.

Sycotic Co als „Lumpensammler" der Sykose, bei ausgeprägter Schleimansammlung, Heuschnupfen, Asthma.

Nach dem Miasmenkurs „Karzinogenie" wurde mir klar, dass sich der Organismus in einer Regulationsstarre befand, somit kam es zum Wechsel der Mittel.

14.12.14

8. Verordnung

CARCINOSINUM + Manganum sulfuricum je Mittel drei Gaben in einer Woche im Wechsel, insgesamt zwei Zyklen je Mittel.

Begründung: Aufhebung der Starre der Karzinogenie durch Carcinosinum. Manganum sulfuricum zum Aufbau von Knochen und Knorpel und besserer Durchlässigkeit der Kapillaren.

Feedbacks per Mail

18.12.14

Selma hat Demodex-Milben bekommen, was ich als parasitäre Heilreaktion in der Syphilinie interpretiere. Die Besitzerin soll die homöopathischen Mittel erstmal absetzen und die Therapie des Haustierarztes durchführen. Advocate Spot on, 3 x im Abstand von einer Woche.

9. Verordnung

Kur mit Effektiven Mikroorganismen, um Immunsystem und Darm zu stärken.

In dieser Woche zeigt Selma plötzlich Laufunwilligkeit, möchte nach 100 Metern Gassigehen nicht mehr laufen. Beim Haustierarzt wurde sie von Carprofen auf Robenacoxibum umgestellt. Keine Wirkung nach 10 Tagen. Daraufhin wurde wieder 2,5 mg Prednisolon pro Tag verabreicht, woraufhin sich das Gangbild gebessert hat.

Am 24.12.14 ist sie vom Bett gesprungen und ist daraufhin progressiv schlechter gelaufen. In der Tierklinik zeigen sich verzögerte Stellreaktionen und Reflexe. Daraufhin in der Klinik Sedation und Gabe von Buprenovet und Metacam. Prednisolon erhöht auf 5 mg/Tag für drei Tage, danach wieder 2,5 mg/Tag. Am Folgetag wieder stehfähig.

Außerdem wurde am 24.12.14 gemäß dem Therapieplan vom Haustierarzt die zweite Gabe von Advocate verabreicht. Daraufhin am 26.12.14 Kurzatmigkeit, Erbrechen und Gabe von Antibiotika in der Klinik. Mein Rat: Keine Gabe mehr von Advocate.

Januar 2015

Die Demodex-Milben sind nicht wieder aufgetreten, die EM-Kur bekommt Selma gut. Der Rücken ist immer noch akut.

10. Verordnung

Hypericum C1000 drei Tage lang je drei Globuli morgens und Hypericum C200 drei Tage lang je drei Globuli abends.

Danach Arsen + Acidum muriaticum in Plus-Methode; Mittel im wöchentlichen Wechsel verschütteln und dreimal täglich eingeben.

Begründung:

Durch die Gabe von Carcinosinum wieder Rückschritt in die Syphilinie. Arsen hat Affinität zu Atmung, Schleimhäuten, Ausschlägen und Kurzatmigkeit. Acidum muriaticum hat im Mittelbild Affinität zu Schleimhäuten, beim Gehen Verschlechterung, Verschlechterung bei nassem Wetter, Stöhnen und blaue Zunge.

Februar 2015

Prednisolon wurde reduziert auf 2,5 mg alle 48 Stunden. Weniger geht leider noch nicht. Damit läuft sie aber gut.

Sie ist sehr verfressen, hält aber ihr Gewicht.

11. Verordnung

NITRICUM ACIDUM + Rhus toxicodendron in Plus-Methode; Mittel im wöchentlichen Wechsel verschütteln und dreimal täglich eingeben.

Begründung

Nitricum acidum wird gegeben, um nochmal die Trennung zwischen Sykose und Syphilinie zu klären. Rhus toxicodendron zur Behandlung der Wirbelsäulenbeschwerden.

März 2015

Selma ist fit. Sie bekommt jetzt alle 24 Stunden 2,5 mg Prednisolon und kann damit eine Stunde laufen. Steigungen sind erschwert, aber sie kann mittlerweile sogar traben. Zwischendurch hat sie zweimal geniest, zeigt aber kein Rückwärtsniesen mehr. Außerdem hatte sie sonst um diese Jahreszeit schon Probleme mit Pollenflug und Atmung gehabt. Sie hat keinen Stridor mehr, wenn sie in der Praxis ist!

Beim Liegen streckt sie immer nur die rechte Hintergliedmaße nach hinten aus, links geht leider nicht.

12. Verordnung

Acidum phosphoricum + Causticum in Plus-Methode; Mittel im wöchentlichen Wechsel verschütteln und dreimal täglich eingeben.

Begründung:

Die Mittel wurden per Miasmentest ermittelt. Acidum phosphoricum als Treppenmittel von Sykose zu Tuberkulinie. Causticum soll das Nervensystem im Bereich der Wirbelsäule ansprechen.

April 2015

Es fällt auf, dass Selma zwar bei den sehr warmen Temperaturen nicht ganz so munter ist, aber sie hat keine Atemnot mehr. Außerdem hat sie weiterhin keinen Stridor. Sie bekommt 2,5 mg Prednisolon am Tag.

13. Verordnung:

TUBERCULINUM + Hypericum in Plus-Methode; Mittel im wöchentlichen Wechsel verschütteln und dreimal täglich eingeben.

Begründung

Die Mittel wurden durch den Miasmentest ermittelt. Selma befindet sich mittlerweile in der Tuberkulinie. Tuberculinum als Regent ist jetzt angezeigt. Hypericum soll, wie schon im Januar, eine Wirkung auf das Nervensystem haben.

Juni 2015

Es geht Selma trotz der hohen Außentemperaturen gut. Sie leckt sich an der linken Vorderpfote, ist ansonsten unauffällig.

14. Verordnung

SULFUR C200

Begründung:

Ich teste Selma mit dem Miasmentest. Dieser besagt, dass das System nun alleine klarkommt und ich schließe mit Sulfur C200 ab.

3. Kelpie „Tess"

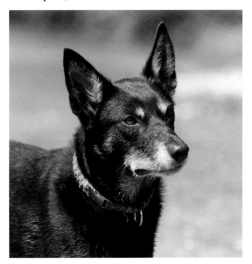

Patientendaten

Rasse: Kelpie

Geschlecht: weiblich, kastriert

Geboren: 16. 10. 2006 in Budapest, Ungarn

Am 12. 04. 14 wird bei Tess eine veränderte Vulva festgestellt. Sie ist knotig-derb, mit Eiterherden und scheint in sich eingezogen zu sein. Die knotige Veränderung zieht sich 1 cm in die Tiefe. Außerdem zeigt sie seit längerem schmierigen, z. T. eitrigen Augenausfluss beidseits.

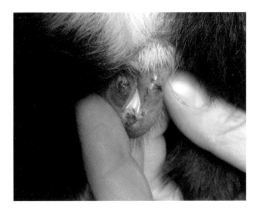

Anamnese:

- Von Züchter aus Ungarn, dort Infektion mit Giardien (Dünndarmparasiten), wurde behandelt
- Mit vier Monaten Fraktur der 3. Zehe hinten rechts durch Trauma
- Mit sechs Monaten Uveitis anterior nach Trauma
- Tess ist immer ein gesunder, extrem cleverer Hund gewesen.
- Obwohl sie ein Hütehund ist, ist sie eher bequem und berechnend. Strengt sich nur an, wenn es sich lohnt.
- Macht Hundesport (Agility), Tricks und gelegentlich Hütearbeit an Schafen.
- Wurde bis 2013 nach Impfempfehlung des BpT (Bundesverband praktizierender Tierärzte) geimpft.
- 2011: Ein Rüde hatte im Alter von 12 Jahren noch nie gedeckt, war zwar extrem interessiert, aber es war nicht zur Bedeckung gekommen. Daher Belegung durch künstliche Besamung (Direktübertragung). 1. Wurf von sechs Welpen.
- 2012 und Anfang 2013: Versuch der erneuten Bedeckung (KB) mit diesem Rüden schlägt fehl.

Dezember 2013:

Mit einem anderen Rüden gelingt die ganz normale Bedeckung, Tess wird trächtig. Die Geburt von vier Welpen erfolgt mittels Kaiserschnitt, da zwei Welpen viel zu groß sind und ein Welpe intrauterin mindestens 24 Stunden lang schon tot ist. Er ist völlig normal entwickelt, geht nicht in die Sektion.

Es erfolgt die Kastration im Rahmen des Kaiserschnittes, da die Plazenta des toten Welpen nicht abzulösen ist.

Tess hat große Schmerzen nach der Operation und nimmt ihre Welpen für 48 Stunden nicht an. Die komplette zwei- und vierbeinige Familie ist völlig durch den Wind und in Sorge, ob die Welpen überleben. Sie werden stündlich gefüttert, nehmen trotzdem ab und schreien. Tess möchte zu den Welpen, hat aber irgendwie nicht verstanden, dass es ihre sind. Nach zwei Tagen kann sie überredet werden, dass die Welpen zu ihr gehören, und sie ist nun wieder eine äußerst fürsorgliche Mutter.

Im Alter von einer Woche entwickeln die Welpen eine massive Dermatitis im Anogenitalbereich, der Rutenregion und an den Zehen mit Abszessen und Fisteln. Sie bauen massiv ab, erholen sich jedoch durch Gabe von Antibiotika und kinesiologischer Unterstützung und entwickeln sich wunderbar.

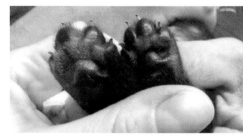

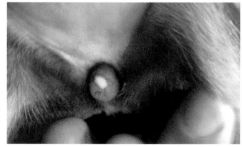

Zurück zu Tess.

Zunächst erfolgte eine Behandlung mit Staphylococcinum, Silicea und Calendula äußerlich. Es kommt zu einer geringgradigen Verbesserung der Symptomatik, aber zu keiner Ausheilung.

Entscheidung für eine miasmatische Therapie.

Falls keine andere Potenz genannt wird, erfolgt die Gabe in C30.

12.05.2014

Massiv schmierig-eitriger Augenausfluss.

1. Verordnung

LUESINUM 1 Gabe

Begründung:

Tess befindet sich in der Syphilinie aufgrund der destruktiven Vorgeschichte mit den künstlichen Besamungen, dem Kaiserschnitt mit verstorbenem Welpen. Die Vulva sieht fast tumorös verändert, klein und verschrumpelt aus.

14.05.2015

Die Vulva zeigt deutlich mehr Eiterbildung, der Zustand der Augen verbessert sich.

2. Verordnung

MEDORRHINUM + THUJA, 1 Gabe wöchentlich trocken im Wechsel, insgesamt vier Wochen lang.

Begründung:

Die Sykose ist durch die Gabe von Luesinum aktiviert worden. Daher jetzt der Einsatz der Regenten Medorrhinum und Thuja.

24.05.2014

Der Zustand bessert sich, die Vulva ist stärker durchsaftet, rechts ödematös geschwollen. Es wird nur wenig Eiter gebildet. Der Augenausfluss wird flüssiger.

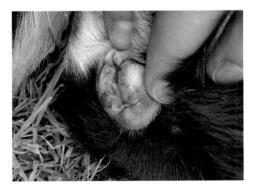

28.05.2014

Die Vulva schwillt weiter an, es entwickelt sich mehr Eiter.

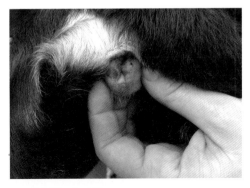

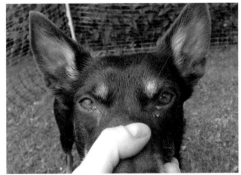

07.06.2014

Die rechte Seite der Vulva schwillt weiter an, es geht Eiter ab. Die Fistelöffnung geht weiter nach ventral.

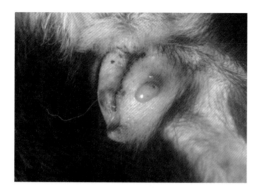

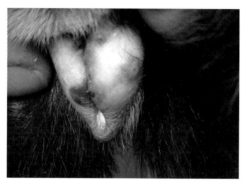

11.06.2014

Das Ödem der Vulva besteht weiterhin. Jetzt ist rechts an der Rima vulvae eine Abszessbildung zu sehen. Die Augen sind fast symptomfrei.

3. Verordnung

Apis + Proteus 1 Gabe wöchentlich trocken im Wechsel, insgesamt vier Wochen lang.

Begründung:

Apis wegen Dominanz der rechten Seite, Beschaffenheit der Haut. Proteus hat

im Mittelbild ödematöse Schwellungen, Pigmentierung und Ausschläge an Haut-Schleimhautgrenzen.

07.07.2014

Die Augen werden wieder eitrig, diesmal ist der Eiter aber flüssiger. An der Rima vulvae ist nur noch rechts eine erhabene Schwellung vorhanden und kein Eiter mehr.

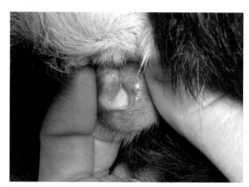

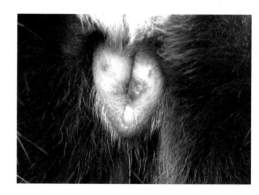

09.07.2014

4. Verordnung

Pulsatilla + LYCOPODIUM 1 Gabe wöchentlich trocken im Wechsel, insgesamt vier Wochen lang.

Begründung:

Pulsatilla hat Affinität zu den Geschlechtsorganen und zu den Augenveränderungen. Lycopodium als Regent der Sykose mit Affinität zur rechten Seite und zeigt gelbliches Gesicht im Mittelbild (Tess hat gelbliche Ohren).

21.07.2014

Die Vulva schwillt wieder rechts mehr an und ist oberflächlich eitrig.

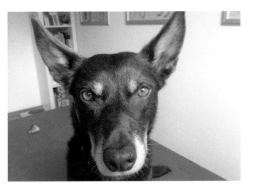

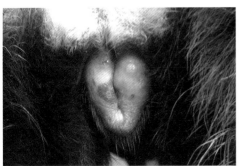

07.08.2014

5. Verordnung

Silicea + CALCIUM CARBONICUM 1 Gabe wöchentlich trocken im Wechsel, insgesamt vier Wochen lang.

Begründung:

Silicea bei hartnäckigen, unvollendeten Prozessen, hartnäckigen Eiterungen und schlaffem Bindegewebe.

Calcium carbonicum als Regent der Sykose.

09.08.2014

Pusteln bilden sich an der Vulva, die Augen sind o.B.

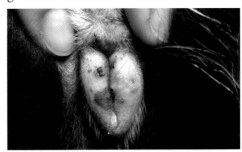

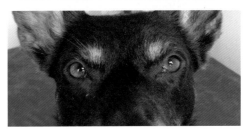

15.08.2014

Der Heilungsprozess wandert in Richtung Peripherie = Haut und Schleimhaut, Eiter beginnt zu fließen.

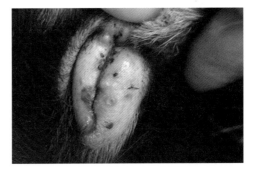

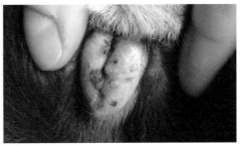

05.09.2014

Es sind nur noch oberflächliche Pusteln an der Rima vulvae zu sehen, der Eiter scheint versiegt zu sein.

6. Verordnung

Hepar sulfuris + ACIDUM PHOSPHORICUM 1 Gabe wöchentlich trocken im Wechsel, insgesamt vier Wochen lang.

Begründung:

Hepar sulfuris hat eine Affinität zu weiblichen Geschlechtsorganen und soll den Eiter zum Fließen bringen. Acidum phosphoricum als Treppenmittel zur Tuberkulinie.

16.09.2014

Die Eiterbläschen werden flacher. Die Knötchen sind nur noch ca. 3 mm tief.

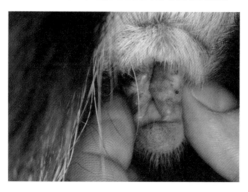

26.09.2014

Es bilden sich dicke Wülste und wieder ein wenig Eiter an der Vulva.

03.10.2014

7. Verordnung

SILICEA, 4 x wöchentlich eine Gabe

Begründung:

Der Eiter muss weiter zum Abfließen bewegt werden. Silicea als Mittel, das alle Miasmen bedient.

05.10.2014

Erhabene, oberflächliche Pusteln mit wenig Eiterbildung zeigen sich.

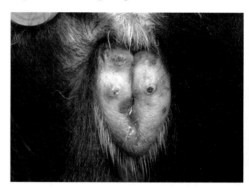

22.10.2014

Die Vulva ist fast ausgeheilt. Noch eine Gabe Silicea steht aus.

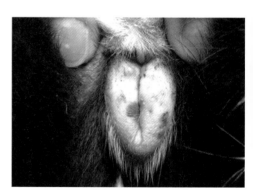

01.11.2014

Die Vulva ist wieder normal.

8. Verordnung

PSORINUM C30, 3 x 1 Gabe im Abstand von drei Tagen

03.12.2014

Vulva und Augen sind o.B. Abschluss der Behandlung.

9. Verordnung

SULFUR C200, einmalig

21.12.2014

Rezidiv der Befunde: Augenausfluss und Schwellung der rechten Vulvaseite mit Eiterbildung am Jahrestag des Kaiserschnittes!!!!

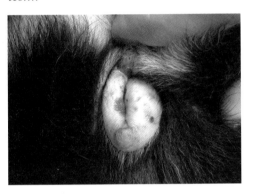

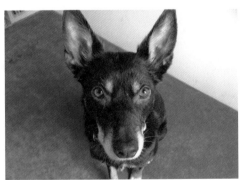

01.01.2015

10. Verordnung

Sepia, 2 Gaben im Abstand von drei Tagen (nach Repertorisierung)

Besserung, aber keine zufriedenstellende Heilung.

13.02.2015

Neue Behandlungsrunde in der Miasmatik, wieder in der Sykose beginnend.

11. Verordnung

MEDORRHINUM + THUJA, 3 Gaben pro Woche je Mittel, Mittel werden wöchentlich gewechselt und jedes Mittel wird zwei Mal gegeben.

Begründung:

Die Regenten der Sykose, Thuja soll Verborgenes in Erscheinung treten lassen.

02.04.2015

Miasmentest: Organismus ist in Resonanz und möchte keine Therapie.

20.04.2015

Befunde verschlechtern sich, daher erneutes Anfragen per Miasmentest. Therapie gestattet.

Ab sofort teste ich die Mittel per Miasmentest aus.

Miasmentest: Stressanzeige in Sykose 1 und Tuberkulinie.

12. Verordnung

Silicea + Calcium carbonicum, 3 Gaben pro Woche je Mittel, Mittel werden wöchentlich gewechselt und jedes Mittel wird zwei Mal gegeben.

28.04.2015

Wieder Eiterbildung rechts an der Vulva, aber diesmal nur dezent.

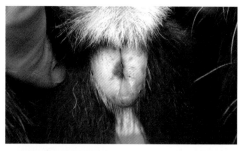

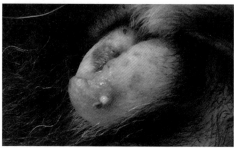

06.05.2015

Im ventralen Winkel der Vulva geringgradige Eiterbildung auf einer Pustel. Die Augen sind leicht schmierig.

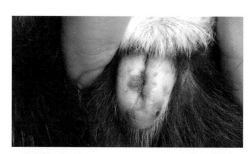

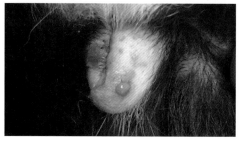

18.05.2015

Noch immer schleimiger Augenausfluss, die Fisteln sind jedoch abgeheilt. Es sind nur noch kleine Grießkörnchen sichtbar.

Miasmentest: Stressanzeige im Übergang Sykose-Tuberkulinie

13. Verordnung

Acidum lacticum + Sepia, Intervalllänge je Mittel 5 Tage, danach wird das Mittel gewechselt. Jedes Mittel wird zwei Intervalle lang gegeben. Im Intervall 2 – 3 Gaben trocken.

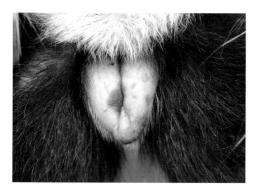

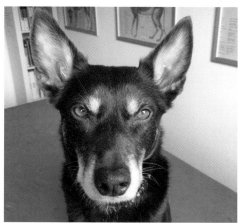

20.05.2015

Der Augenausfluss ist deutlich flüssiger und kaum noch schleimig.

Zum ersten Mal seit sechs Wochen läuft Tess wieder beim Gassigehen vorneweg und ist viel agiler und spielt wieder mit den anderen Hunden.

28.05.2015

Der Augenausfluss ist wieder schleimig, in der Rima vulvae befinden sich winzig kleine Pusteln.

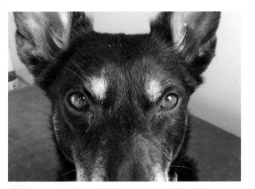

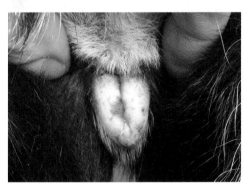

10.06.2015

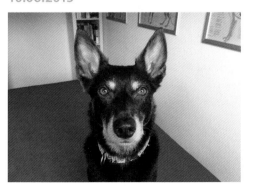

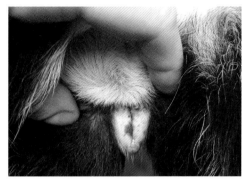

12.06.2015

Tess befindet sich laut Miasmentest in der Sykose 1, mein Gefühl sagt mir aber, dass die Tuberkulinie jetzt behandelt werden soll. Der radionische „Optimumtest" bestätigt dies.

14. Verordnung:

Acidum phosphoricum + TUBERCU-LINUM: Intervalllänge je Mittel 5 Tage, danach wird das Mittel gewechselt. Jedes Mittel wird zwei Intervalle lang gegeben. Im Intervall 2 – 3 Gaben trocken.

29.06.2015

Der Augenausfluss wird unter den Mitteln immer flüssiger und klarer, nur noch dezente Auflagerungen auf der Vulvaschleimhaut sind vorhanden.

Miasmentest: Stressanzeige in der Parasitose und der Tuberkulinie.

Da für mich jedoch alle Krankheitszeichen auf die Tuberkulinie hindeuten, behandele ich diese weiter.

15. Verordnung

PHOSPHOR + Bacillus Morgan Gärtner, Intervalllänge je Mittel 4 Tage, danach wird das Mittel gewechselt. Jedes Mittel wird zwei Intervalle lang gegeben. Im Intervall 2 Gaben trocken.

07.07.2015

Der Augenausfluss ist nur noch geringgradig vorhanden, klar und klebrig.

Seit heute besteht wieder eine Vulvaschwellung. Die Vulva ist insgesamt geringgradig ödematös geschwollen und im ventralen Winkel gerötet und mittelgradig geschwollen.

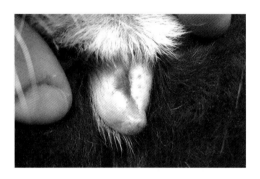

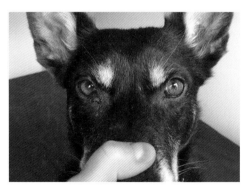

11.07.2015

Der Vulvawinkel ist immer noch geschwollen. Mein erster Eindruck ist Silicea, da ich an einen Fremdkörper denken muss.

16. Verordnung

Silicea C200 Einmalgabe, trocken

19.07.2015

Die Vulva ist noch geringgradig derb verändert im linken Vulvawinkel. Die Rima vulvae ist schief.

Die Augen sind o.B.

Miasmentest: System ist in Resonanz.

17. Verordnung:

SULFUR C200

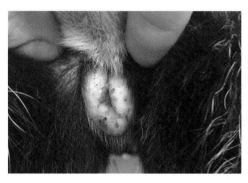

14.09.2015

Seit 14 Tagen erneut tränende Augen. Der Augenausfluss ist klar, aber wundmachend. Keine Besserung durch organotrope Gabe von Euphrasia. V. a. das rechte Auge ist betroffen, z. T. mit verkrustetem Ausfluss um das Auge. Die Vulva zeigt wieder leichte Veränderungen. Eine Kruste auf der rechten Seite der Rima vulvae mittig im oberen Drittel und hochdorsal eine eitrige Pustel.

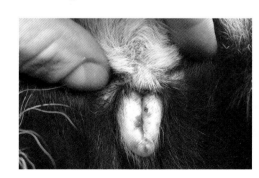

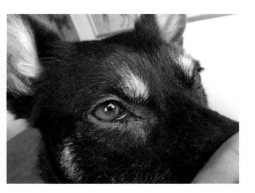

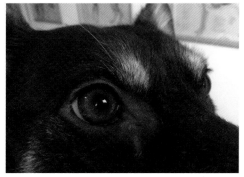

Plan: 3. Runde der Miasmatik

Miasmentest: Stressanzeige bei Skrofulose und Übergang Tuberkulinie-Psora.

18. Verordnung

Aqua marina + SILICEA: Intervalllänge je Mittel 4 Tage, danach wird das Mittel gewechselt. Jedes Mittel wird zwei Intervalle lang gegeben. Im Intervall 2 Gaben trocken.

23.09.2015

Es zeigt sich nur noch geringgradig schleimiger Augenausfluss, rechts mehr als links. Die Vulva ist wieder o.B.

01.10.2015

Die Augen zeigen mittelgradig schleimigen Ausfluss. An der Vulva zeigt sich rechts eine kleine Pustel mit Kruste und links ein Talgknötchen.

Miasmentest: Stressanzeige in der Tuberkulinie und Psora

19. Verordnung

Aceticum acidum + PSORINUM: Intervalllänge je Mittel 6 Tage, danach wird das Mittel gewechselt. Jedes Mittel wird zwei Intervalle lang gegeben. Im Intervall 2 – 3 Gaben trocken.

24.10.2015

Keine klinischen Befunde mehr.

Miasmentest: Stressanzeige in der Psora

20. Verordnung

SULFUR C200 Einmalgabe zum Abschluss

4. Australian Kelpie „E.T."

Patientendaten

Rasse: Australian Kelpie

Geschlecht: männlich

Geboren: 22.06.2013

20.07.2015

E.T.s Besitzerin ist an mich heran getreten, weil bei ihm im Rahmen eines Ultraschallseminares für Tierärzte, bei dem er Proband war, eine verdickte Blasenwand festgestellt wurde. Er zeigt jedoch keinerlei klinische Symptome. Zudem leidet er häufiger an einem Präputialkatarrh. Ansonsten war er immer ein gesunder Hund.

Die Ermittlung der Mittel erfolgte mittels Miasmentest. Die Mittel werden nach der Plus-Methode verabreicht. Das Mittel wird vor jeder Gabe wie üblich 10-mal aufgeschüttelt und 3-mal täglich eingegeben. Falls nicht anders erwähnt, habe ich die Potenz C30 genutzt. Die Mittel werden abwechselnd über die Länge des Intervalls gegeben, jedes Mittel insgesamt zweimal.

Miasmentest: Stressanzeige bei Sykose 1, Übergang Tuberkulinie – Psora und Psora

1. Verordnung

Calcium carbonicum + PULSATILLA; Intervalllänge = 6 Tage

29.08.2015

E. T. war zur Ultraschallkontrolle. Die Befunde sind nicht mehr vorhanden. Eine Urinuntersuchung via Teststreifen war ebenfalls ohne besonderen Befund. Ich rate der Besitzerin, die miasmatische Therapie fortzuführen, um das System auszuheilen.

Miasmentest: Stressanzeige Übergang Sykose – Tuberkulinie, Skrofulose, Übergang Tuberkulinie – Psora

2. Verordnung

Lac acidum + PHOSPHORUS; Intervalllänge = 6 Tage

31.10.2015

E. T. ist weiterhin beschwerdefrei.

Miasmentest: Stressanzeige Psora

3. Verordnung

SULFUR C200 als Einmalgabe

Abschluss der Behandlung.

5. Collie „Penny"

Patientendaten

Rasse: Collie

Geschlecht: weiblich

Geboren: 18.12.2014

20.12.2014

Penny wurde zwei Tage vor dem Termin per vias naturalis geboren. Sie hat vier vitale Geschwister, die normal entwickelt sind, ein weiterer Welpe wurde tot geboren. Sie ist mit Abstand der leichteste Welpe und wiegt nur 105 g bei der Geburt. Ihre Mutter beachtet Penny nicht, sondern sortiert sie regelrecht aus und beleckt ihren Welpen nur, wenn er ihr hingehalten wird.

Sie trinkt etwas an der Zitze der Mutter und wiegt nach zwei Tagen 110 g, also hat sie viel zu wenig zugenommen.

Die Homöopathika werden in der Potenz C30 verabreicht, falls es nicht anders erwähnt ist.

1. Verordnung:

SYPHILINUM + MERCURIUS im täglichen Wechsel je ein Globulus

Begründung: Der totgeborene Welpe und das Verstoßen durch die Mutter sind syphilitische Zeichen. Die Dynamik von Mercurius soll Penny die Möglichkeit geben, sich vom Todestor abzuwenden und voll ins Leben zu treten.

30.12.2014

Es geht Penny deutlich besser. Ihre Mutter akzeptiert sie jetzt bei sich. Sie hat am 27. 12. 14 ihr Geburtsgewicht verdoppelt.

Laut Faustformel sollte eine Verdopplung des Geburtsgewichts nach 10 Tagen erfolgt sein. Ich empfehle der Züchterin, dass wir eine miasmatische Therapie durchführen.

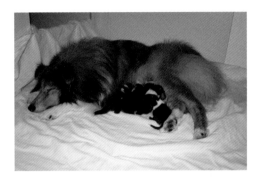

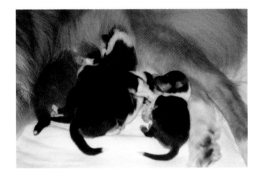

2. Verordnung

MEDORRHINUM + THUJA je ein Globulus im täglichen Wechsel

Begründung: Penny ist für mich in der Sykose, die es jetzt auszuheilen gilt.

14.01.15

E-Mail von der Züchterin: „Die Kleine wiegt mittlerweile knapp 700g und ist eine sehr lebhafte und mutige Maus. Zu süß, wenn sie knurrend den dicken braunen Welpen im Nacken packt. Beim Tartar wird sie zum Piranha."

3. Verordnung

SULFUR C200 einmalig 1 Globulus zum Abschluss der Therapie

26.03.2015

Mail-Feedback von der Züchterin: „Hallo Diana, ich muss Dir doch mal zeigen, was aus unserem Minimäuschen geworden ist. Beim letzten Impfen im Alter von 12,5 Wochen wog sie 6 kg, 200 g weniger als ihre Schwester. Penny hat super aufgeholt und sich völlig normal entwickelt. Ein Unterschied ist praktisch nicht mehr zu sehen.“

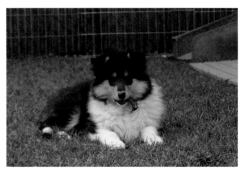

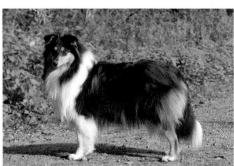

Anmerkungen Rosina Sonnenschmidt

Alle hier vorgestellten Kolleginnen haben sich zertifiziert, indem sie drei abgeschlossene Heilungsberichte einreichten, die ich gründlich durchgearbeitet und mit einem schriftlichen Feedback versehen habe. Ein Heilungsbericht wird „live" vorgestellt in Anwesenheit des Patienten und vor der Kollegengruppe. Das hat den unschätzbaren Vorteil, dass wir direkt vom Patienten erfahren, wie es ihm oder ihr in der miasmatischen Therapie ergangen ist, und wir erleben, wie die Kollegin mit dem Patienten umgegangen ist. Es wird grundsätzlich nicht diskutiert, welche Mittel und Wege man sonst noch hätte wählen können, sondern das gewürdigt, was getan wurde. Es ist ein Geschenk für die Erweiterung des Horizontes, wenn den Kollegen auch Tierpatienten vorgestellt werden, weil hier die miasmatische Therapie noch direkter zu beobachten ist. Tiere mischen sich nicht gedanklich ein, sie reagieren einfach und daran ist die Wirksamkeit der logischen Behandlungsmethode gut zu lernen.

Die Tierärztin Diana Domokos war bereit, ihre Erfahrungen in der Miasmatik kurz zu beschreiben:

Diana Domokos-Wie ich zur Miasmatischen Homöopathie kam

Meine Laufbahn als Tierärztin begann ich klassisch mit dem Studium der Veterinärmedizin und hatte geplant, mich auf orthopädische Chirurgie beim Kleintier zu spezialisieren. Somit habe ich schon während des Studiums, wann immer möglich, in der entsprechenden Uniklinik in Gießen gearbeitet. Während meiner Assistenzzeit in der Klinik wurde mir jedoch bewusst, dass mir der tiefergehende, persönliche Kontakt zum Patienten und seinem Besitzer in dieser spezialisierten Sparte der Tiermedizin gefehlt hat. Die Orthopädie hat mich aber trotzdem weiter begeistert und ich schloss eine Ausbildung zur Hundephysiotherapeutin ab. Parallel arbeitete ich in verschiedenen Praxen und Kliniken als freie Mitarbeiterin und als Urlaubsvertretung.

2011 lernte ich die Osteopathie kennen und mit ihr den Geist der Ganzheitlichkeit auf allen Ebenen in der Therapie. Seit 2012 bin ich in meiner eigenen Praxis für Osteopathie beim Kleintier tätig. Im Laufe der Osteopathiebehandlungen lernt man Patient und Besitzer immer besser kennen und somit wurde es mir ein Bedürfnis, auch denjenigen meiner Patienten mit chronischen Krankheiten (die nicht durch die Osteopathie therapierbar sind) durch eine weitere Heilmethode helfen zu können. Ich war schon immer an der Homöopathie interessiert und eine Kollegin hat mich auf die Kurse in miasmatischer Homöopathie bei Frau Dr. Rosina Sonnenschmidt aufmerksam gemacht. Diese Art der Therapie hat mir sofort zugesagt, weil die Behandlung nach logischen Gesetzmäßigkeiten erfolgt und bei Bedarf verschiedene Therapieformen mit der Homöopathie kombiniert werden. In meiner Praxis behandle ich Tiere aller Altersklassen mit mehr oder weniger lange bestehenden chronischen, aber auch akuten Krankheiten. Hiermit bediene ich mich der Osteopathie, Homöopathie und *Wings*®-Tierkinesiologie.

13.6 Angela Kehl, Heilpraktikerin

1. Frau D. mit Brustkrebs

Mittelfolge (alles in C30):

Arsenicum album + NITRICUM ACIDUM - CARCINOSINUM + Staphisagria - CARCINOSINUM + MEDORRHINUM - Arnica + PULSATILLA - LYCOPODIUM + SULFUR

Behandlungsdauer: 6 Monate (Mai bis Oktober 2013)

Ausgangssituation: Frau D., 62 Jahre alt, hat drei Kinder aus erster Ehe. Sie ist seit November 2010 in zweiter Ehe verheiratet. Ihre Ehe ist nicht so gut. Seit Juli 2011 ist sie in Rente.

Im August 2011 wurde bei ihr Brustkrebs entdeckt (Angst-Sorge-Streit-Konflikt). Anschließend wurde ihr die rechte Brust entfernt (mit Sentinel-Lymphonodektomie). Es war ein ganz aggressiver Tumor, der drei Monate vorher noch nicht da war. Nach der Diagnose hatte man ihr keine Zeit zum Überlegen gegeben. Man überrumpelte sie mit der Aufforderung einer sofortigen Operation.

Sie wehrte sich aber anschließend gegen die angesetzte Bestrahlung und machte stattdessen eine Breuß-Kur.

Bis heute kann sie sich immer noch nicht nackt im Spiegel sehen. Sie ist jeden Tag traurig wegen ihrer verlorenen Brust. Ihr Mann darf sie auch nicht an der Brust berühren oder diese sehen (Hässlichkeitskonflikt).

Frau D. berichtet, dass sie ihre Arbeit vermisst. Ihr jetziger Mann ist 20 Jahre älter als sie und möchte, dass sie immer für ihn da ist. Ursprünglich war geplant, dass sie ihn pflegt. Sie hat deshalb ihre Arbeit aufgegeben. Erst später war von Heirat die Rede.

Sie fühlt sich unter dauernder Beobachtung durch ihn. Es gibt Probleme, wenn sie länger als geplant außer Haus ist. Er mag auch nicht, dass sie engen Kontakt zu ihren Geschwistern und ihren Kindern hat. Ihr Mann kommt auch nicht mit ihrem Sohn klar. Sie sagt, dass sie immer in Kampfstellung sei und alles und jeden beschützen müsse.

Wenn sie mit ihrem Ehemann zusammen ist, zanken sie immer. Bei ihr brennt in letzter Zeit immer öfter die Sicherung durch. Die Erstanamnese war stark geprägt von dem Schimpfen über ihren Ehemann.

Zu früheren Beschwerden gibt die Patientin an, dass sie über mehrere Wochen einen roten juckenden Hautausschlag mit Pickeln im ganzen unteren Beckenbereich hatte. Es gab damals viel Ärger und Stress auf der Arbeit.

Während der Scheidung von ihrem ersten Mann hatte sie Blasen an den Füßen wie nach einer Verbrennung. Vor sechs Jahren hatten bei ihr die unteren Schneidezähne gewackelt.

Schon längere Zeit hat sie weiße, juckende Kopfschuppen. Auch ihre Ohren jucken innerlich. Sie hat wie eine Art Schuppen im Ohr. Vom Arzt hat sie eine Salbe dafür bekommen. Sie beschreibt auch ein Jucken an After und Damm. Insbesondere abends, wenn sie zur Ruhe kommt.

Die Patientin erzählt, dass sie zurzeit in psychologischer Behandlung sei. Sie spricht auch davon, dass sie nicht so viel esse, weil sie Angst habe, zu dick zu werden. Meines Erachtens ist Frau D. eher eine sehr schlanke Persönlichkeit.

Folgende Mittel wurden in letzter Zeit genommen:

- Mistel
- eine Zeitlang Homöopathie
- Selen (seit 1,5 Jahren)
- Basenmittel (seit 1,5 Jahren)
- Vit. D (seit 1,5 Jahren)
- Enzyme, abwechselnde (seit 1,5 Jahren)

Mir fällt auf, dass sie beim Erzählen mit den Zeiten ziemlich durcheinander ist (Hochzeit /Rente/Erkrankung).

In ihrem Familiensystem gibt es folgende Erkrankungen: Krebs, Asthma, Tuberkulose sowie Diabetes.

1. Sitzung mit Verordnung am 08.05.13

▶ 1. und 3. Woche *Arsenicum album* in der Plus-Methode

▶ 2. und 4. Woche **NITRICUM ACIDUM** in der Plus-Methode

Für Arsenicum album habe ich mich entschieden, weil ich die Patientin vom Gesamteindruck in die syphilitische Ebene einordne. Auch der radionische Miasmentest zeigt neben der Karzinogenie die Syphilinie an. Wie wir wissen, beginnen wir immer unterhalb der angezeigten miasmatischen Schicht, und da die Syphilinie die unterste Ebene ist, beginne ich dort die Therapie. Arsenicum ist ein großes Krebsmittel, das auch bei Brustkrebs angezeigt ist. In der Materia medica von Boger finde ich auch die weißen Schuppen im Arzneimittelbild.

Mit dem Arzneimittel Nitricum acidum will ich die Trennung von der Syphilinie zur Sykose anregen. Das Symptom des Afterjuckens finde ich auch wieder im Arzneimittelbild.

Mit Selen, dem Basenmittel, Vitamin D und den Enzymen soll die Patientin im Moment pausieren. Auch die besten Präparate sollten nur einer gewisse Zeit eingenommen werden. Der Körper hat ansonsten einen Gewöhnungseffekt.

Die Patientin soll Frischsäfte in ihre Ernährung einbauen. Die Frischsäfte führen dem Körper schnell Energie zu, ohne dass er Verdauungsarbeit leisten muss.

Um einen gesunden Abstand zu ihrem Ehemann zu bekommen, beschreibe ich ihr die „Abgrenzungsübung" nach R. Sonnenschmidt. Dazu soll sie sich alleine in einen ruhigen Raum zurückziehen und sich ihren Ehemann mental vorstellen. Im Stehen werden die Arme nach vorne ausgestreckt (Handflächen nach vorne) und dann wird mit den Armen ein Halbkreis gebildet. Dabei wird laut ausgesprochen „Bis hierhin und nicht weiter". Dies wird 10- bis 15-mal ausgeführt. Diese Übung soll sie die nächsten Tage täglich durchführen.

Eine weitere Übung besteht darin, mindestens zwei Minuten am Tag Atemzüge zu zählen. Diese Übung aus der Zen-Meditation soll ihr helfen, „wieder zu sich

zu kommen", da die Patientin regelrecht atemlos ist.

2. Sitzung ohne Verordnung am 07.06.13

Reaktionen

Frau D. berichtet, dass After und Ohren nicht mehr jucken.

Bezüglich ihrer Emotionen hat sie das Gefühl, dass sie wegen ihres Ehemannes immer wilder wird. Sie hat sich von ihrem Geld einen Schrebergarten mit Haus gekauft, damit sie von zu Hause weggehen kann, wenn sie das möchte. Ihr Mann weiß nicht, wo dies ist. Sie hat nur wenig monatliches Einkommen. Ihr Mann sagt, dass sie nicht von ihm weg könne, weil sie kein Geld habe. Sie überlegt, ob sie sich von ihm trennt. Es gibt täglich Streit und sie fühlt sich in die in Enge getrieben. Sie hat auch schon an Suizid gedacht, hat aber „keinen Mumm" dazu. Das Leben macht ihr zurzeit keinen Spaß.

Zum Ausgleich male ich für sie ein kleines Auragraph und gebe ihr eine kurze Lesung. Ein Auragraph ist ein intuitiv gemaltes Bild. In der Medial- und Heilerschulung bei Rosina Sonnenschmidt und Harald Knauss habe ich gelernt, mit meinen inneren Sinnen auf die positiven Gaben und Fähigkeiten eines Patienten zu schauen. Dazu nutze ich in dem Fall das gemalte Bild.

3. Sitzung mit Verordnung

▶ 1. und 3. Woche CARCINOSINUM in der Plus-Methode

▶ 2. und 4. Woche Staphisagria in der Plus-Methode

Carcinosinum verordne ich, um miasmatisch die Syphilinie von der Sykose zu trennen. Die Themen „streiten/streitsüchtig/Beschwerden nach Kränkung" sowie die emotionale Unterdrückung werden durch dieses Mittel abgedeckt. Im Arzneimittelbild wird auch Brustkrebs aufgeführt.

Staphisagria setze ich ein wegen der Unterdrückung und Kränkung durch ihren Ehemann. Und auch die Brust-Operation möchte ich damit abfangen, da die Patientin täglich wegen des Verlusts ihrer Brust weint.

Als weiteren Heilungsimpuls lasse ich Frau D. eine tägliche Brustmassage durchführen. (20 ml Calendulaöl mit je 1 Tropfen ätherischem Rosenöl und 1 Tropfen Vanilleöl). Diese Brustmassage mit Rosenöl setze ich zum Annehmen des verletzten Körpers ein. Es musste von meinem Gefühl her unbedingt Rose sein! Im „Handbuch Aromatherapie" von Edeltraud Lubinic steht, dass die Rose verletzte Gefühle lindert und psychische Überreaktionen beruhigt. Von der Vanille weiß ich, dass man sie als regelrechtes Psychopharmakon einsetzen kann.

Die Patientin geht jetzt in eine Reha und schaut, wie sie meine Verordnungen in ihr dortiges Programm einbauen kann.

4. Sitzung ohne Verordnung am 09.08.13

Reaktionen

Frau D. berichtet, dass sie während der Kur die homöopathischen Mittel ganz gut einnehmen konnte – zeitlich etwas abgeändert wegen ihrer anderen Termine. Die Durchführung der Brustmassage mit Rosenöl ging auch gut. Dies hatte sie während der Kur viel gemacht.

Am Damm (Perineum) hat sie im Moment einen Schmerz „wie aufgerissen/aufgeschnitten" nach dem Waschen des Genitalbereichs bzw. beim Abputzen. Calendulasalbe hilft ihr dabei.

Bei der Einnahme von Staphisagria bekam sie einen Genital-Ausfluss – stinkend wie faule Eier. Sie spürte es regelrecht fließen. Im Moment hat sie dies nicht mehr. Vor der Geburt ihrer Kinder hatte sie einmal einen grünen Ausfluss. Im Fragebogen hatte die Patientin mehrmals Blasenentzündung angegeben. Im Zusammenhang mit dem Ausfluss habe ich deshalb den Gedanken an eine vererbte Gonorrhö.

Die weißen Kopfschuppen sind wieder da. Die Kopfhaut ist etwas krustig/schorfig. Das Jucken am Ohr hat sie ab und zu. Die Abgrenzungsübung hat sie vergessen.

Frau D. erzählt, dass sie nach ihrer Reha nicht direkt heimging. Sie ging zuerst in ihren Schrebergarten. Anschließend machte sie eine Woche Urlaub mit ihrem Ehemann. Weiter erzählt sie, dass es in seinem Haus zwei Wohnungen gibt. Ihr Mann schläft jetzt in der einen Wohnung und sie in der anderen. Sie frühstücken dann zusammen. Der Altersunterschied macht sich bemerkbar. Sie will etwas unternehmen in ihrer Rentenzeit. Er möchte viel Ruhe haben.

Für sie ist es immer noch ein großes Thema, dass er bei seiner ersten Frau beerdigt sein will. Bei dieser seiner Äußerung weinte sie damals sehr.

5. Sitzung mit Verordnung

- ▸ 1. und 3. Woche CARCINOSINUM C200, aufgelöst an drei aufeinanderfolgenden Tagen dreimal täglich
- ▸ 2. und 4. Woche MEDORRHINUM, Plus-Methode

Carcinosinum setze ich ein, um die Karzinogenie zu beenden. Ich habe das Gefühl, dass es davon nochmals eine Gabe braucht. Medorrhinum verordne ich, um das System der Patientin in die tertiäre Sykose zu schieben. Weiter soll es die hereditäre Gonorrhö ausheilen (Fluor unter Staphisagria/mehrere Blasenentzündungen).

6. Sitzung mit Verordnung am 18.09.13

Reaktionen

Nach Aussage der Patientin hat sie „die Krätze". Die Kopfschuppen jucken. Beim Nachsehen sieht man Krusten von Lymphsekret nach dem Kratzen. Sie sehen aus wie kleine Glaskrümel. Das Jucken kommt, wenn sie in Ruhe ist/wenn sie nichts tut. Außerdem hat sie das Gefühl, als ob ihre Haarspitzen wund sind bei Berührung der Haare (= empfindlich). Sie hat Jucken am Damm.

Vom Emotionalen her sagt Frau D., dass sie sich nicht mehr so oft über ihren Mann aufrege. Sie hat nicht mehr so viel Druck (Zorn) im Bauch. Sie geht allerdings immer noch nicht in die Wohnung ihres Mannes. Dort ist alles noch unverändert seit dem Tod seiner Frau. Ursprünglich war vereinbart, dass sie zusammen woanders hinziehen und nicht in diesem Haus bleiben.

Im Moment ist in der Kniekehle eine Ader geplatzt. Sie hat dort ein Hämatom. Wenn sie etwas fest anpackt, platzen Äderchen in ihrer Hand und es gibt einen Bluterguss. Sie hatte das auch früher. Es passierte auch, wenn sie ihre Kinder geschlagen hatte. Sie bekam als Kind selbst auch viele Schläge.

7. Sitzung mit Verordnung

- ▸ 1. und 3. Woche → Arnica trocken, 3 Globuli an einem Tag in der Woche
- ▸ 2. und 4. Woche → PULSATILLA, Plus-Methode, eine Woche lang alle halbe Stunde.

Arnica ist mein allererster Impuls, als ich höre, dass die Haarspitzen so empfindlich sind. Ich hatte dies selbst bei einer leichten Gehirnerschütterung erlebt. Außerdem habe ich das Gefühl, dass dies ein ausgezeichnetes Mittel zum Abfangen des Schocks/Traumas durch die überstürzte Brust-Entfernung ist.

Pulsatilla setze ich ein, weil ich den Eindruck habe, dass das System der Patientin in der primären Sykose ist. Dies zeigt sich für mich in der Schwellung der Blutgefäße. Auch das Jucken der Kopfhaut wird durch das Mittel abgedeckt. Und Pulsatilla hilft, wenn eine Berührung der Haare verschlechtert.

Weiter verordne ich der Patientin noch das Kuhnsche Reibesitzbad für den juckenden Damm. Sie soll auch eine Rizol-Kur beginnen. Ein Krebs entsteht in einem sauerstoffarmen Gewebe. Rizol besteht aus

Rizinus- und Olivenöl, das mit Ozon angereichert ist. Bei der Einnahme versorgt es den Körper über acht Stunden mit Sauerstoff. Durch eine dreimalige Einnahme pro Tag erhält der Körper über 24 Stunden eine Sauerstoffversorgung.

Um auch die Kreativität anzuregen, bekommt Frau D. von mir die Aufgabe, einen Kalender für das kommende Jahr zu gestalten.

8. Sitzung ohne Verordnung am 30.10.13

Reaktionen

Ihre „Krätze" am Kopf ist besser. Sie hat nicht mehr so viele Schuppen und das Jucken am Kopf ist weg. Ihre Ohren jucken etwas morgens und abends.

Die Patientin sagt, dass es ihr ansonsten gut gehe – wenn nur der Ärger mit ihrem Mann nicht wäre.

9. Sitzung mit Verordnung

- ▶ 1. und 3. Woche LYCOPODIUM trocken, drei Globuli an einem Tag in der Woche
- ▶ 2. und 4. Woche SULFUR trocken, drei Globuli an einem Tag in der Woche

Mit Lycopodium arbeite ich, um miasmatisch nochmals die Mitte der Patientin zu stärken. Konstitutionell setze ich es ein, weil es immer noch Beschwerden durch die Bevormundung durch ihren Ehemann gibt, sie dadurch reizbar ist und Zorn auf ihren Mann hat.

Mit Sulfur will ich miasmatisch diese Behandlungsrunde abschließen.

Ich habe aber den Eindruck gewonnen, dass Frau D. generell eine starke Patientin ist, die sich nicht unbedingt etwas gefallen lässt, und dass wir jetzt die Behandlung abschließen können, da sie zurzeit genug gestärkt ist, um ihren Weg alleine zu gehen. Sie macht noch ihre Rizol-Kur zu Ende, welche insgesamt über zehn Wochen geht.

Zu den Konflikten ist zu sagen, dass der Hässlichkeits-Konflikt durch die verlorene Brust von der Patientin gelöst wurde. Der Streit-Konflikt mit ihrem Ehemann schwelt allerdings immer noch und wurde nur abgemildert.

2. Frau W. mit Glaukom und Hypertonie

Mittelfolge

Lachesis + SYPHILINUM + Carduus marianus – THUJA + NUX VOMICA – Arsenicum album + Carduus marianus – PHOSPHORICUM ACIDUM – SULFUR

Behandlungsdauer

Acht Monate (Oktober 2013 bis Juni 2014)

Ausgangssituation

Die schlanke und drahtige Patientin kommt zu mir in die Praxis wegen diverser Beschwerden.

Sie leidet unter hohem Augeninnendruck (Glaukom), der mit entsprechenden Augentropfen schulmedizinisch behandelt wird. Der Beginn könnte mit den Wechseljahren in Zusammenhang stehen. Wenn der Augendruck steigt, verschlechtert sich das Sehen. Die Sicht wird dann neblig wie durch einen Schleier und sie kann Geschriebenes nicht gut lesen.

Ungefähr drei Jahre nach der Glaukomdiagnose kommt noch ein hoher Blutdruck dazu. Wenn der Blutdruck hoch ist, spürt sie ein Stechen am Herzen. Wegen der Hypertonie ist sie auch in allopathischer Behandlung.

Mein erster Gedanke zum Bluthochdruck und dem erhöhten Augendruck ist: „Wo hat die Patientin Druck in ihrem Leben?" Im Gespräch stellt sich dann heraus, dass ihr Mann massive Herzprobleme hatte und es wirklich sehr kritische Zeiten in der Vergangenheit gab. An dem Verhalten der Patientin kann ich spüren, dass dies für sie damals ein sehr intensives Thema war und noch immer ist.

Zusätzlich gibt es noch erheblichen Stress auf der Arbeit und auch mit dem Vorgesetzten. Da muss es einen nicht wundern, wenn sich der emotionale Druck auch auf den Körper auswirkt.

Familiär ist die Patientin stark eingebunden in die Betreuung der Schwiegermutter. Nach dem Tod des Schwiegervaters betreute sie diese ein Jahr lang täglich. Jetzt ist dies reduziert auf zweimal wöchentlich. Auch der Tod des Vaters fiel in diese letzten Jahre.

Zusätzlich ist die Patientin von menopausalen Hitzewallungen betroffen. Es wird ihr dann ganz heiß und Rücken sowie Stirn sind voller Schweiß. Sie hat das Empfinden, dass die Hitzewallung von unten nach oben steigt. Ausgelöst wird sie durch Wärme (warmes Trinken, warmer Raum, warmes Bett). Allerdings hält sich dieses Problem im Moment in Grenzen. Auch erzählt sie mir, dass sie vor den Wechseljahren manchmal Kopfschmerzen nach Stress hatte.

Neben den schulmedizinischen Arzneimitteln nimmt sie noch ab und zu Magnesium und Calcium als Nahrungsmittelergänzung ein. Frau W. macht seit drei Jahren Yoga und ist täglich mit ihrem Hund draußen.

Mein Eindruck ist, dass die lebensbedrohliche Erkrankung ihres Ehemanns und der Tod ihres Vaters im Moment im Vordergrund stehen. Bei einer kurzen kraniosakralen Behandlung bestätigt sich nochmals der Eindruck, dass das „emotionale" Herz betroffen ist.

Erstverschreibung 31.10.13

Die Plus-Methode nach Ramakrishnan habe ich nach meinem Empfinden wie folgt abgewandelt:

▸ 1. und 3. Woche Lachesis auflösen in einer Glasflasche mit Wasser. Die Patientin hat die Aufgabe, die Flasche dreimal täglich zu schütteln und dann jeweils einen Schluck davon zu trinken. Am anderen Morgen wird das Wasser in der Flasche so aufgefüllt wie am Tag zuvor. Es wird aber keine neue Arznei dazu gegeben. Dies soll die Patientin über die Dauer von drei aufeinander folgenden Tagen durchführen.

▸ 2. und 4. Woche an drei aufeinander folgenden Tagen soll die Patientin jeweils sechs Tropfen der Bachblüten-Mischung „Rescue" in ein Glas Wasser geben und dies am gleichen Tag leer trinken.

Für Lachesis habe ich mich entschieden, weil ich den Eindruck hatte, dass die Menopause in diesem Fall eine große Rolle spielt. Da sind einmal die Hitzewallungen, welche von unten nach oben steigen. Und zum anderen, dass das Glaukom wahrscheinlich mit Beginn der Wechseljahre auftrat.

Wie wir wissen, hat Lachesis das Symptom, dass Absonderungen bessern (wie zum Beispiel die Menstruation). Und wenn bei uns Frauen die Periode beendet ist, kann uns diese „Absonderung" auch fehlen. Deshalb findet man das Mittel hochwertig in der Rubrik „Beschwerden durch Menopause".

Die Bachblüten-Mischung „Rescue" habe ich ausgewählt, um den bei der Patientin wahrgenommenen Schreck/Schock über die Krankheit des Ehemanns abzufangen.

Frau W. ist eine sehr disziplinierte Patientin, die sich von Anfang an aktiv und dynamisch an allem beteiligt.

Zweitkonsultation 03.12.13

Reaktionen

Die Patientin erzählt, dass sie nach Beginn der homöopathischen Mittel ihre Betablocker reduziert hat. Weiter berichtet sie, dass sie ihr Medikament Amlodipin abgesetzt hat und ihr Blutdruck trotzdem in Ordnung sei. Ich erkläre der Patientin, dass mich dies zwar freut, aber eine Reduzierung bzw. Absetzung ihrer allopathischen Arznei in Absprache mit ihrem Arzt erfolgen sollte.

Im Gespräch berichtet Frau W. aber auch, dass ihre Mutter akut erkrankt war. Dies verpasste ihr einen gehörigen Schreck und sie hatte deshalb viel Aufregung in der letzten Zeit.

Verschreibung

Da die Patientin mit den Mitteln aus der Erstverschreibung erst später mit der Einnahme begonnen hat, entscheide ich mich, noch weiter mit Lachesis zu arbeiten. Diese Woche und die nächste nochmals dreimal täglich nach der zuvor beschriebenen Plus-Methode. Und zwar mit dem gleichen Wasser, das deshalb auch zwischendrin in den Kühlschrank muss.

Die Rescue-Tropfen sollen so oft, wie die Patientin sie braucht, genommen werden. Ich will damit die Aufregung und den Schreck um die Erkrankung der Mutter abfangen.

Dann zeige ich der Patientin die Übung „Die Klärung". Dabei geht es um das Klären des emotionalen Energiefeldes, welches bei einem solch emotionalen Geschehen betroffen ist. Es ist eine langsame Bewegungsabfolge ähnlich dem Qi Gong.

Weiterhin gebe ich als Hausaufgabe eine Atemübung mit. Bei den „Energietoren" beatmet die Person ganz bewusst ein Chakra nach dem anderen. Da die feinstofflichen Energiezentren einen direkten Zugang zu den körperlichen Nervengeflechten haben, verwundert es nicht, dass auch die entsprechenden Drüsen damit angesprochen werden können. Im Falle von Frau W. will ich unter anderem die Nebennieren ansprechen.

Folgekonsultation 13.12.13

Reaktionen

Zu Beginn der Woche ging es ihr nicht so gut. Sie hat ihre Betablocker wieder erhöht. Eine Erkältung hat sie eigenständig mit Hausmitteln behandelt.

Sie berichtet, dass sie kaum noch Hitzewallungen habe. Neu ist, dass sie eine kleine Warze am linken Fuß bekommen hat. Dies notiere ich mir als sykotisches Zeichen. Ansonsten ist ihre Energie gut.

In diesem Gespräch bekomme ich aber zusätzlich neue Informationen:

Im Juli 1989 bekam die Patientin hoch dosiert Kortison wegen eines Infekts. Sie hatte ein bis zwei Wochen eine halbseitige Gesichtslähmung. Die Ärzte dachten, dass die Bakterien eine Schwellung verursacht und auf die Nerven gedrückt hätten.

Frau W. erzählt mir während der Anamnese, dass ihre Familie von einer Erbkrankheit betroffen sei. Die Lebersche Optikusatrophie (LHON) wurde erst 1988 als Erbkrankheit definiert. Die Erkrankung betrifft den Sehnerv und führt zur Erblindung. Die Erbkrankheit wird von den Frauen weitergetragen.

In der Familie gibt es viele Erblindete: Urgroßmutter mütterlicherseits, zwei von vier Onkeln, zwei von sieben Neffen. Ihre eigenen Kinder sind aber gesund.

Für mich sind dies ganz neue Erkenntnisse. Meine Behandlung war bis zu diesem Zeitpunkt eine Konstitutions-Behandlung. Mit der Schilderung der beiden obigen Punkte gibt es für mich eine Wandlung in der Therapie. Es ist mir klar, dass die Gesichtslähmung und insbesondere die Optikusatrophie syphilitische Symptome sind. Aus diesem Grund entscheide ich mich für eine miasmatische Therapie und beginne auch in der tiefsten Ebene, in der Syphilinie.

Verschreibung

▶ 1. und 3. Woche SYPHILINUM C30, jeweils 1 Gabe trocken pro Woche

▶ 2. und 4. Woche Carduus marianus D6, täglich 3 Globuli

▶ rhythmische Atemübungen:
  ● Energietore
  ● Yogi-Atmung

Für Syphilinum entscheide ich mich, weil mit LHON eine syphilitische Belastung in der Familie ist. Und auch ein Glaukom kann in eine zerstörerische (syphilitische) Phase kommen. Ein zusätzliches Testen mit dem Miasmentest zeigt intensiv die syphilitische Ebene an. Im Phatak finde ich noch folgenden Hinweis: „Reaktionsmangel – sorgfältig gewählte Mittel bringen nur partielle Linderung."

Carduus marianus wähle ich aus, weil die Augen in der TCM die Öffner der Leber sind. So möchte ich mit der Tiefpotenz der Mariendistel die Augen von diesem Gesichtspunkt her unterstützen. Außerdem kann die Chemiefabrik Leber auch wegen der Medikamenteneinnahme eine Unterstützung gebrauchen.

Die Yogi-Atmung soll dazu dienen, um über die Atmung wieder etwas „runterzukommen".

Folgekonsultation 14.01.14

Reaktionen

Die Patientin fühlt sich mit diesem Mittel wesentlich besser. Sie hat ihre Betablocker auf die Hälfte reduziert und die ASS weggelassen. Der Blutdruck ist leicht über dem Grenzwert. Die Augen sind besser. Die Warze am Fuß ist noch da.

Frau W. hatte ein Gespräch mit ihrer Schwiegermutter. Auf ihren Wunsch hin wird der Pflegedienst weitere Aufgaben übernehmen, welche sie die ganze Zeit wahrgenommen hat.

Verschreibung

Ich wiederhole nochmals die Mittel vom letzten Mal, da ich das Gefühl habe, es sollte noch eine Runde eingenommen werden. Auch die Patientin denkt, es würde ihr nochmals guttun.

- ▷ 1. und 3. Woche SYPHILINUM, jeweils 1 Gabe trocken pro Woche

- ▷ 2. und 4. Woche Carduus marianus D6, täglich 3 Globuli

Die Patientin soll sich ein Büchlein zulegen und ein „Gesundheitsbuch" führen, in dem Veränderungen, aber auch Träume notiert werden.

Folgekonsultation 11.02.14

Reaktionen

Ihr Blutdruck hat sich wieder erhöht (morgens 130 / tagsüber unter 160). Frau W. berichtet aber auch, dass sie zwei Wochen „volles Programm" mit der Familie und auf der Arbeit hatte. Wenn der Blutdruck höher war, hatte sie Kopfschmerzen. Allerdings hat sie die Betablocker abgesetzt und nimmt die ACE-Hemmer nur noch morgens. Abends hat sie diese auch abgesetzt.

Ihre Hitzewallungen nehmen wieder zu. Sie überlegt, ob diese durch die Menopause oder den erhöhten Blutdruck kommen. Auch die Augen sind nicht so, wie sie sein sollten. Ich erfahre, dass die Warze am Fuß eine Dornwarze an der Fußsohle ist.

Sie fühlt sich „zappelig" und nicht in sich ruhend sowie aus dem Gleichgewicht geworfen und hat im Moment ein trübes Weltbild.

Vergangene Nacht hatte sie Druck auf dem Herzen. Sie fühlt sich unter Druck, weil sie so viele Aufgaben hat bei der Betreuung der Schwiegermutter.

Verschreibung

- ▷ Für die akute Situation verabreiche ich der Patientin eine Bachblüten-Mischung aus Olive und Hornbeam (dreimal täglich 6 Tropfen).

Die Olive steht für das Thema „ausgelaugt und erschöpft; alles ist zu viel". Der Hornbeam-Bedürftige glaubt zu schwach zu sein, um seine Pflichten zu erfüllen. Er hat eine Überforderung durch Alltagsdinge.

Parallel dazu verschreibe ich für die miasmatische Behandlung Folgendes:

- ▶ 1. und 3. Woche THUJA, Plus-Methode alle 30 Min. bis 14.00 Uhr
- ▶ 2. und 4. Woche NUX VOMICA, Plus-Methode alle 30 Min. bis 14.00 Uhr

Thuja wähle ich aus, weil beim Radionik-Test „Entsprechung Tuberkulinie – Syphilinie" anzeigt wird und ich die Patientin in Richtung Sykose bringen möchte. Auch habe ich das Symptom der letzten Nacht „Herzschmerz drückend" in der Materia medica bei Thuja gefunden.

Für Nux vomica entscheide ich mich, weil dadurch die Arzneikrankheit (Parasitose) durch den langen Einsatz der Medikamente abgedeckt wird. Und das Thema der Überarbeitung wird damit auch gut abgefangen.

Anruf 21.02.14

Die Patientin meldet sich telefonisch. Es gibt familiäre Probleme. Unter anderem wegen der Schwiegermutter.

Verschreibung

Die Patientin bekommt die Anweisung, die Bachblüten-Mischung nach Bedarf zu nehmen. Das heißt, sie kann diese auch öfter als dreimal täglich einnehmen.

Dann beschreibe ich ihr die „Abgrenzungsübung" nach R. Sonnenschmidt.

Dazu soll sie sich alleine in einen ruhigen Raum zurückziehen und sich die Person, zu welcher sie einen gesunden Abstand benötigt, mental vorstellen. Im Stehen werden die Arme nach vorne ausgestreckt (Handflächen nach vorne) und dann wird mit den Armen ein Halbkreis gebildet. Dabei wird laut ausgesprochen: „Bis hierhin und nicht weiter." Dies wird 10- bis 15-mal ausgeführt.

Diese Übung soll sie die nächsten Tage täglich durchführen.

Folgekonsultation 15.03.14

Reaktionen

Die Patientin berichtet von einem metallischen Geschmack bei der Einnahme von Thuja. Außerdem hatte sie bei Beginn der Einnahme den ganzen Tag Stuhlgang. Sie hatte sich aber wohl und ruhig gefühlt dabei. Außerdem seien Nase und Ohren freier geworden.

Bei der Einnahme von Nux vomica bekam Frau W. ein pelziges Kribbeln auf der Zunge und das Geschmacksempfinden war anders. Sobald sie mit der Zunge an den Gaumen kam bzw. beim Essen und Trinken, war die Missempfindung weg.

In unserem Gespräch berichtet sie sehr emotional, dass es ein internes Gespräch in ihrer angeheirateten Familie gegeben habe. Es ging um ihre Schwiegermutter und man hatte sie zu dem Gespräch nicht dazu gebeten. Dies führte an diesem Tag zu einer solch starken Erregung bei ihr, dass sie nachts Kopfschmerzen und Erbrechen hatte. Auch der Blutdruck war wieder hoch.

Sie hat für sich dann eine Lösung gefunden, um mit der familiären Situation umzugehen.

Verschreibung

▶ Ich bleibe bei meiner Verordnung der Bachblüten Olive und Hornbeam dreimal täglich 6 Tropfen bzw. nach Bedarf.

▶ Als Hausaufgabe bekommt die Patientin die Übung nach R. Sonnenschmidt „Versöhnung mit dem familiensystemischen Feld". Sie dient dazu, Ordnung in das Feld der lebenden und verstorbenen Familienmitglieder zu bringen.

Homöopathische Mittel verordne ich im Moment nicht. Die Geschmacksveränderung und die Missempfindungen will ich allerdings im Fokus behalten.

Folgekonsultation 01.04.14

Reaktionen

Frau W. berichtet, dass ihr Blutdruck „Kapriolen schlägt". Sie hat deshalb wieder mit der Einnahme der ACE-Hemmer begonnen. Das Sehen war durch den erhöhten Blutdruck wieder schlechter. Der Augeninnendruck war laut Augenarzt in Ordnung. Sie spricht auch über Kopfschmerzen durch Wetterfühligkeit.

Bei unserem Gespräch erzählt die Patientin, dass sie sich selbst viel unter Druck setze. Sie bemerkt, dass ihr Blutdruck steigt, sobald sie Anforderungen an sich stellt. Sie sagt von sich, dass sie eine Perfektionistin sei.

Sie hatte heute Morgen wieder den „komischen Geschmack" auf der Zunge. Bei der Berührung des Gaumens beim Essen und

Trinken war er wieder weg. Allerdings ist er später dann wiedergekommen.

Weiter spricht die Patientin davon, dass ihr nachts Absonderungen aus der Nase in den Rachen laufen. Sie benötigt immer einen Schal um den Hals, weil sie sonst Halsweh haben würde. Manchmal hat sie eine heisere Stimme. Sie ist im Moment etwas erkältet.

Blähungen, die sie früher immer hatte, sind seit der homöopathischen Behandlung kaum noch da. Auch ihre Hitzewallungen sind nicht mehr so schlimm.

Verschreibung

Ich arbeite wieder mit der Plus-Methode:

▶ 1. und 3. Woche Arsenicum album, dreimal täglich an 3 aufeinander folgenden Tagen

▶ 2. und 4. Woche Carduus marianus D6, täglich 3 Globuli

Arsenicum verschreibe ich wegen des metallischen Geschmacks der Patientin. Auch das Glaukom und der Perfektionismus werden durch das Mittel abgedeckt.

Carduus marianus setze ich zur Leberunterstützung ein, auch wieder mit dem Gedanken, dass die Augen die Öffner der Leber sind.

▶ Eine Natronkur zur Entsäuerung verordne ich, um der Absonderung aus der Nase in den Hals entgegenzuwirken.

▶ Ihr Yoga soll die Patientin täglich oder zumindest alle zwei Tage machen.

Folgekonsultation 06.05.14

Reaktionen

Frau W. berichtet von Kopfschmerzen, wenn das Wetter von gutem zu schlechtem wechselt. Es verkrampft sich dann etwas in ihr.

Die Natronkur führte bei ihr zu Ausscheidungsreaktionen über den Darm. Die Absonderung aus der Nase ist weniger geworden. Sie sagt, dass ihre Energie nach der ersten Verordnung besser gewesen sei.

Die Patientin erzählt, dass beim ersten Tag der Einnahme von Arsenicum der Geschmack zuerst bitter gewesen sei und dann zu sauer gewechselt habe. Dies war so bis Anfang letzter Woche. Beim zweiten Tag der Arsenicum-Einnahme sei ihr ein Stein vom Herzen gefallen. Sie setze sich nicht mehr so unter Druck und sei jetzt viel gelassener.

Die Warze am Fuß drückt. Weiterhin hatte sie eine kleine Aphthe im Mund, welche nach vier Tagen wegging. Sie hatte dies auch in der Vergangenheit, wenn sie erkältet gewesen war.

Verschreibung

▶ 1. und 3. Woche PHOSPHORICUM ACIDUM, jeweils einmal 3 Globuli. Ich setze diese Säure ein, weil die Energie von Frau W. schlechter als im November ist = Schwäche. In meinen Aufzeichnungen finde ich, dass die Phosphorsäure die höchste Schwäche der Säuren hat. Es deckt sich auch mit dem radionischen Test, der besagt, dass die Patientin am Übergang von der Sykose zur Tuberkulinie steht.

▶ Die „heiße Sieben" bei Kopfschmerzen, um die Verkrampfung abzufangen. Dazu werden 10 Tabletten des Schüssler-Salzes Nr. 7 (Magnesium phosphoricum) in einer Tasse heißen Wassers aufgelöst und dies schluckweise getrunken.

▶ Die Patientin bekommt die Aufgabe, zu Hause ein Auragraph für ihren momentanen Ist-Zustand zu malen. Ein Auragraph ist ein Bild, welches ganz spontan und intuitiv gemalt wird. Ich will damit die Kreativität bei ihr anregen. Alle zwei bis drei Wochen soll sie ihren Gesundungsprozess bildhaft festhalten.

Folgekonsultation 02.06.14

Reaktionen

Nach Phosphoricum acidum hatte die Patientin Zahnfleischbluten beim Zähneputzen. Eindeutig ein tuberkulines Zeichen! Sie berichtet, dass ihre Energie erheblich besser geworden sei. Ihre Reaktion auf das Wetter sei nicht mehr so intensiv.

Die Augentropfen und Blutdruckmittel sind abgesetzt.

Für sie ist das Ergebnis der Behandlung so in Ordnung.

Verschreibung

Ich beende die miasmatische Behandlung mit einer Einmalgabe SULFUR zum Abschluss dieser Behandlungsrunde. Eine weitere war bisher nicht notwendig.

13.7 Gisela Will-Jung, Heilpraktikerin

1. Herr P. mit Diabetes mellitus

Herr P., 40 Jahre alt, kam zu mir mit beginnendem Diabetes. Er hatte hohe Werte von 190 mg/dl nach dem Essen, oft untertags Unterzuckerkrisen mit Schwindel und zweimal einen Beinahe-Kollaps.

Auch ein Ohr-Rauschen plagte ihn seit kurzem, er schlief sehr schlecht mit Aufwachen zur Leberzeit und war psychisch down, antriebslos und gleichzeitig innerlich unruhig, ständig angespannt und nervös, vor allem im Beruf. (Er arbeitet als Monteur bei einer Elektro-Firma).

1. Verordnung

Als Konstitutions-Mittel gab ich ihm Argentum nitricum in der C200. Dazu Chakrablüten-Essenzen für die Leber und den Solarplexus und eine Essenz, die hilft, den Blutzucker wieder zu regulieren.

4 Hormon-Komplexmittel: Hypophyse, Cortisonotrop, Corticotrop und Pankreas.

Wir besprachen ausführlich die Umstellung der Ernährung (er holte sich mittags vom Bäcker immer Kaffee und ein süßes Teilchen) und er verstand, dass er moderaten Sport treiben sollte. (Früher hatte er exzessiv trainiert, nun gar nicht mehr – eben antriebslos.)

Nach drei Wochen berichtet er:

Er habe deutlich die Wirkung der Blütentropfen und des Arg-n. gespürt. Es gehe ihm schon viel besser, kein Schwindel mehr, kein Ohrgeräusch mehr. Er fühle sich fitter, weniger müde und schlapp. Die Ernährung habe er mit Hilfe seiner Frau gut umgestellt und nach anfänglichen Hunger-Unterzucker-Attacken fühlt er sich nun richtig wohl und angenehm satt und gesund.

Als er mit der Hormontherapie begann, habe er sehr deutlich gespürt, dass es noch mehr aufwärts gehe und er sich richtig wohl und in der Mitte fühle. (Die Mittel kamen erst nach einer Woche mit der Post.)

Nach weiteren fünf Wochen strahlt er vor Energie und Lebenslust. Er hat nach wie vor die gesunde Ernährung beibehalten und kocht zusammen mit der Frau regional und saisonal. Er hat sich für einen ayurvedischen Kochkurs angemeldet. Sehr interessiert stellt er mir noch Fragen zu verschiedenen Ernährungs-Themen, um die Sache ganz zu verstehen.

Den Sport (Jogging) empfindet er als wunderbare Möglichkeit, loszulassen und den Stress abzubauen.

Durch Arg-n. fühlt er sich angenehm kraftvoll im Beruf, nicht mehr so schnell unsicher und auch die Magen-Darm-Beschwerden sind weg! (Vorher hatte er oft Oesophagus-Krämpfe.)

Die Blutzuckerwerte sind im Normbereich, auch der Langzeitwert!

Die Hormontherapie möchte er wiederholen – er hat sie als deutlich wohltuend empfunden. Interessant ist, dass ich beim Nachtesten das Cortisonotrop-Mittel für die nächste Kurphase in vier Wochen aussortiert habe. Daraufhin erzählte er mir, dass er das Cortisonotrop-Mittel in den letzten Tagen als unangenehmer empfunden habe – der Körper braucht es anscheinend nicht mehr, er hat ja auch viel in Sachen Stressabbau getan!

Wir haben also vereinbart, dass er Argn. in LM 30 noch einige Wochen nimmt. Die Essenzen haben wir umgestellt und dabei erarbeitet, dass er mit dem Solarplexus-Thema noch Bedarf hat. Ich habe als Hausaufgabe die Erstellung seiner Solarplexus-Visitenkarte aufgegeben.

Die Hormonkur mit Hypophyse, Corticotrop und Pankreas wiederholte er noch vier Wochen lang.

2. Nadja mit Mukoviszidose

24.2.2014

Nadja, eine zarte hübsche Silicea-Persönlichkeit von 25 Jahren, stellt sich bei mir nach einer durchgemachten Unterleibs-Infektion vor, die antibiotisch behandelt wurde. Jetzt plagt sie ein Scheidenpilz. Insgesamt ist sie psychisch belastet nach der Trennung von ihrem Partner. Sie ist traumatisiert nach verbaler und sogar körperlicher Gewalt in der Partnerschaft. Ihr Wunsch ist, mehr Kraft zu haben und wieder Lebensfreude zu bekommen.

Dass sie seit der Kindheit unter einer auf die Lunge beschränkten Mukoviszidose leidet und jedes Jahr einige Wochen in der Lungen-Fachklinik verbringen muss, täglich Cortison einnimmt und auch inhaliert, erzählt sie fast nebenbei. Seit Jahren trägt sie den Keim Pseudomonas in ihren Bronchiektasen (Aussackungen der Lungenwege). Sie kann nicht glauben, dass diese Krankheit geheilt werden kann. Außerdem plagen sie im Sommer starke Heuschnupfen-Phasen mit Asthma. Des Weiteren bestehen häufige vom Nacken ausgehende Kopfschmerzen.

In der Familienanamnese finden sich mehrere Krebs-Erkrankungen – das karzinogene Miasma erkenne ich auch an ihrer Erklärung, dass sie nicht NEIN sagen kann! „Ich gehe auch krank zur Arbeit, bis ich dann wieder in der Lungenfachklinik lande!" Sie erzählt mir von vielen Otitiden als Kind – „ich war ständig krank!" – also ist auch die Skrofulose erkennbar. Sie ist durchgeimpft, auch Hepatitis B, nach der letzten Grippeimpfung vor fünf Jahren war sie lange Zeit sehr krank und geschwächt.

Wir beginnen mit Arsenicum iodatum C200 für die akuten Allergie-Symptome, dazu Aconit C200 alle 3 Wochen zur Heilung der schockartigen Erlebnisse in der Partnerschaft. Hinzu kommt die Pseudomonas-Nosode in der C200. Dazu Darmkur mit Aloe und Probiotischen Darmbakterien und Vitamine. Mit den Chakrablüten-Essenzen erarbeiten wir einen stabileren Solarplexus und ich ermuntere sie, gut für sich zu sorgen.

11.3.2014

Zwei Wochen später berichtet sie mir, dass sie sehr überrascht sei, wie schnell die Heuschnupfen-Symptome sich gebessert haben. Sie habe keinerlei Allergiebeschwerden mehr. Damit gibt sie sich zufrieden.

19.11.2014

Sie meldet sich wieder nach einem erneuten Krankenhausaufenthalt. Sie hatte wieder furchtbar viel zähen Schleim, der nicht abgehustet werden konnte, dazu Stimmlosigkeit. Sie fühlt sich schlecht und möchte nun die miasmatische Therapie beginnen. „Ich möchte gesund werden!"

Sputum gelb-grünlich, sie kann nur im Sitzen schlafen, nächtliche Verschlimmerung der Beschwerden, viel Schwitzen.

Sie erzählt, dass sie nachts oft lange mit Freunden weggehe, obwohl es ihr schlecht gehe – „ich schütze mich nicht selbst!"

Wir erarbeiten mit den Essenzen mehr Schutz über das Wurzelchakra, denn sie

ist in meiner Wahrnehmung wie eine zarte Feder. Dieses Bild als Hausaufgabe macht es ihr leichter, besser für ihren zarten, kranken Organismus zu sorgen.

Verordnung

MERCURIUS in der Plus-Methode abwechselnd mit Kalium bichromicum, dazu wieder die Pseudomonas-Nosode und Essenzen für Schutz und Immunsystem.

17.12.2014

Sie ist überrascht, dass durch die Therapie viel weniger Schleim da ist! Stimme noch sehr schlecht, sie spürt deutlich, dass die Pseudomonas-Nosode erleichtert. Sputum nach wie vor gelbgrün und zäh.

Sie fühlt sich geschützter und auch das Bild der Feder hilft ihr sehr, besser für sich zu sorgen. Doch es fällt ihr nach wie vor schwer, NEIN zu sagen, sie lässt sich ausnutzen, ärgert sich über ihr großes Pflichtbewusstsein im Beruf als Arzthelferin.

Es hat sich viel Scheidenausfluss gezeigt und sie hat Angst vor dem nächsten akuten Krankheitsschub. Außerdem spürt sie, dass die tägliche Cortison-Inhalation nicht mehr guttut. Wir besprechen das vorsichtige Reduzieren der Dosis für die nächsten Wochen.

Mit den Chakrablüten-Essenzen üben wir das NEIN-Sagen und unterstützend wird sie das Hals-Chakra mit den Essenzen versorgen. Außerdem zeige ich ihr Atemübungen, die Abgrenzungs-Übung und wie sie die Solar-Plexus-Blume visualisiert.

Verordnung

CARCINOSINUM LM 18 abwechselnd mit Cortisonum, weiterhin Pseudomonas-Nosode und wir besprechen das Vorgehen im akuten Krankheitsfall.

13.2.2015

Sie strahlt! „Mir geht's gut, kein Schleim!!! Stimme viel besser, die Heiserkeit ist fast weg!"

Sie hat deutlich die Wirkung von Carcinosinum und Cortisonum gespürt. Und es gibt noch eine große Freude: Sie hat einen liebevollen Partner gefunden, die große Liebe!

Bei der täglichen Inhalation lösen sich dicke grüne Klumpen, die Atemübungen tun ihr gut, am häufigsten hat sie das NEIN-Sagen geübt! Sie freut sich, dass sie keine akute Erkältung hatte! Leichte Besorgnis, wie sich die Allergiezeit (Frühling) gestalten wird.

Verordnung

Wir arbeiten in der Sykose weiter: Kalium bichromicum C200 in der Plus-Methode abwechselnd mit THUJA, Cortisonum C200 weiter und Pseudomonas-Nosode C1000. Wir besprechen die akute Allergie-Behandlung mit Ars. i. bei Bedarf. Die Atemübungen bauen wir aus. Dazu Moorfee-Salbe täglich äußerlich auf die Brust (diese Salbe löst Impfblockaden).

25.03.15

Insgesamt fast kein Schleim mehr! Die Allergie beginnt sehr sanft. Die neuesten Befunde der Fachklinik bestätigen nur noch einen minimalen Pseudomonas-Befall! Sie konnte das Cortison-Spray stark reduzieren, nimmt es nun jeden zweiten Tag in minimaler Dosis.

Atemübungen tun sehr gut, sie hat wieder mit leichtem Sport begonnen. Freut sich, dass sie so gesund durch den Winter gekommen ist. NEIN-Sagen fällt ihr leichter – sie hat sich sogar zwei Tage krankschreiben lassen bei beginnender Erkältung, die sich dann auch sofort wieder verabschiedet hat.

Stress zeigt sich an den Stimmbändern, so spürt sie, wann es zu viel wird. Sie spürt dass die Moorfee-Salbe stark arbeitet (Impfbelastung).

Mit einer speziellen Traumatherapie helfe ich der Patientin, ihre Konflikte aus der alten Partnerschaft und aus der Kindheit zu lösen, so dass sie frei ihren Weg gehen kann.

Verordnung

Wir arbeiten weiter in der Parasitose: NUX VOMICA C200 in der Plusmethode abwechselnd mit Cortisonum C200, weiterhin Pseudomonas Nosode C1000 und Pulsatilla C12 für die Stimme. Dazu Impfstoff-Nosode der Grippeimpfung 1x wöchentlich.

19.5.2015

Der Körper reagiert mit akutem grippalem Infekt, Husten, Halsweh, Schwitzen, hellem Sekret. Pulsatilla hilft anfangs, es löst sich. Der Hausarzt überweist sie vorsorglich in die Lungenfachklinik, aus der sie schnell wieder entlassen werden kann. Mit Darmsanierung reagieren wir auf die Antibiotika-Gaben. Weiterhin nimmt sie

Aloe-Vera-Gel innerlich. Dazu Kalium bichromicum, um die Reste zu lösen.

1.7.2015

Sie freut sich, dass der akute Infekt so schnell wieder abgeheilt ist. Stimme noch belegt, körperlich recht fit, sie besucht ein Fitness-Studio. Immer mehr belastet sie die Unzufriedenheit an ihrem Arbeitsplatz; sie merkt immer mehr, dass sie sich beruflich verändern möchte.

Sie spürt deutlich, dass die Impfnosode arbeitet und ihrem Körper hilft, sich zu befreien.

Verordnung: Pulsatilla LM 6 abwechselnd mit Acidum carbolicum C200, weiterhin Impfausleitung mit der Nosode und dazu Moorfee-Essenz zur Unterstützung.

17.8.2015

Sie fühlt sich so gut wie lange nicht – Gesundheit zu 90%! Sie war im Urlaub, ist glücklich und strahlt! Wenig Schleim, Stimme besser. Sie sucht aktiv nach einem neuen Arbeitgeber – geht in die Freiheit.

Immer mehr kommt ihr altes frösteliges Wesen zum Vorschein – von Anfang an habe ich Silicea in ihr erkannt, nun können wir in der Skrofulose-Stufe ihr Mittel wirken lassen.

Verordnung: SILICEA LM 6 2x wöchentlich, dazu die Schüßlersalze Nr.12 Calcium sulfuricum, Nr.6 Kalium sulfuricum und Nr.4 Kalium chloratum, um noch alte Reste gut zu lösen.

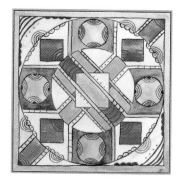

Schüßler - Salze

Kalium chloratum

Nr. 4

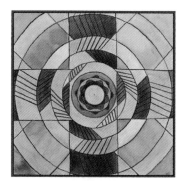

Schüßler - Salze

Kalium sulfuricum

Nr. 6

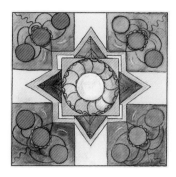

Schüßler - Salze

Calcium sulfuricum

Nr. 12

Abb. 7, 8, 9 Schüßler-Salze

Weiter Impfausleitung und wir besprechen, wie sie ihr Immunsystem für den Herbst gut unterstützen kann.

12.10.15

Sie fühlt sich prima! Gesundheit jetzt 95%! Stimme noch besser, Silicea hat ihr insgesamt gutgetan. Die Lunge hat sich nochmal gereinigt, befreit. Und ihre Laune ist prima! Außerdem hat sie einen neuen Arbeitsplatz gefunden und freut sich auf die neue Herausforderung.

Bei der Essenzen-Sitzung arbeiten wir an der vollständigen Befreiung und sie visualisiert sich auf dem Gipfel eines Berges: „Ich bin frei!"

Verordnung: TUBERCULINUM LM30 und BACILLINUM, weiter Impfnosode und Essenzen, die die Befreiung unterstützen.

23.11.2015

Sie fühlt sich zu 100% gesund.

Sie hat ihre Beschäftigung im alten Beruf gut abgeschlossen – es war ihr wichtig, alle Aufgaben gut zu übergeben. „Ich habe es sauber abgeschlossen und wurde sehr nett verabschiedet!" Nun freut sie sich auf ihr neues Aufgabenfeld.

Auch die Impfausleitung hat sie gut abgeschlossen.

Mit Tuberculinum lösten sich von tief unten dunkle alte Beläge, sie hat diese Reinigung begrüßt und ihrem Körper gedankt für die tolle Mitarbeit.

SULFUR als Abschluss!

Sie kennt für alle Fälle ja jetzt ihre Akutmittel und weiß, wie sie ihr Immunsystem fit halten kann.

Für mich war es die reine Freude, diese lebensfrohe junge Frau zu begleiten. Sie hat ihrem Körper und der Homöopathie vertraut und die vollständige Heilung in den Fokus gerückt! DANKE Rosina und Hahnemann!

13.8 Rosina Sonnenschmidt, Heilpraktikerin

Dies Buch handelt ja von der Psora und zeigt am Beispiel eines meiner Ansicht nach sehr psorischen Krankheitsbildes, dass wir mitunter neue Mittel brauchen, um Krankheiten zu verstehen, aber auch manchmal unterhalb der Psora mit der Therapie beginnen müssen, um im Hahnemannschen Sinne die „Krankheit unter der Krankheit" zu erfassen.

Ich möchte abschließend ein psorisches Phänomen vorstellen, das mir im Laufe der Jahre öfter begegnet ist und das ich nur bedingt als Krankheit bezeichnen kann. Daher vorab ein Kapitel dazu:

Spirituelle Depression – Krankheitsbild und Heilung mit Homöopathie

Auf den ersten Blick möchte man meinen, dieses Thema gehöre zur Esoterikszene: Menschen auf der Suche nach Erleuchtung, nach dem besten Guru, der ihnen den Weg weise, oder nach Überwindung des Alltags. Ich habe jedoch dieses Krankheitsbild dort kennengelernt, wo man es zunächst nicht erwartet: bei Intellektuellen. Als Harald Knauss und ich noch in der Praxis für Geistiges Heilen von Tom Johanson in London hospitierten, gab uns Tom etliche Beispiele für Spirituelle Depression und schulte unseren „Blick" dafür.

Bevor ich detailliert auf das Krankheitsbild eingehe, möchte ich erst meine Terminologie klären: Ich unterscheide zwischen Krise und Problem. Probleme oder Konflikte können jederzeit im menschlichen Zusammenleben auftreten. Sind wir noch einigermaßen reaktionsfähig, suchen und finden wir eine Lösung für das Problem. Das Leben stellt uns sozusagen eine Aufgabe, die wir dann mehr oder weniger intelligent oder auch biologisch bzw. archaisch zu lösen versuchen. Zweifellos gehört das zur Lebenserfahrung und Reife einer Persönlichkeit. Je mehr wir lösungsorientiert denken und handeln, umso kreativer sind wir auch. Probleme und Konflikte sind das Wellengekräusel unseres Ego-Bewusstseins, unseres dualistischen Denkens und Handelns in Raum- und Zeitbegrenzung, weshalb wir den Eindruck haben, eine Situation folge der anderen, alles laufe linear ab. Befangen in dieser Art, unser Leben zu gestalten, merken wir meistens nicht, dass es Lebensrhythmen und Reifestationen im Leben gibt. Wir wissen zwar aus allen möglichen Weisheitsbüchern, Naturheilverfahren und Kalendern aller Art, dass es da einen jahreszeitlichen Verlauf, einen Entwicklungsrhythmus alle sieben Jahre und einen Mondrhythmus gibt, aber in der Regel bleibt es bei dem intellektuellen Wissen und nähren wir die Hybris, wir könnten uns als moderner Mensch darüber hinwegsetzen. Was wir aber noch viel weniger bewusst wahrnehmen, ist das, was seit Jahrtausenden aus spirituellen Bewusstseinsschulungen, ganz besonders durch die Entwicklung der Yoga-Wege und des Zen-Buddhismus, bekannt ist: Es gibt Lebensstationen, die einen Menschen innehalten lassen, weil der Ruf der Seele oder des „Höheren Bewusstseins" spürbar und hörbar wird und wir nennen das „Spirituelle Krise". Sie wird als etwas Notwendiges und Heilsames angesehen.

Einer Statistik zufolge, die in Japan, Amerika und Europa von führenden Zen-Meistern und Yogis in den siebziger Jahren erhoben wurde („Wann begeben sich westliche Menschen in eine spirituelle Schulung?"), bestätigte sich das uralte Wissen: Das erste große Innehalten und Hinterfragen des Lebenssinns geschieht etwa zwischen 26 und 30 Jahren und dann wieder ungefähr zwischen 45 und 50 Jahren. Natürlich können zu allen Zeiten Menschen den Entschluss fassen, hinter die Welt der Phänomene zu schauen, die geistige Welt und die innere Freiheit zu suchen. Aber das geschieht aus einem bereits aktivierten Interesse. Die besagten Lebensalter sind jedoch markante Phasen in der Entwicklung des menschlichen Bewusstseins.

Wenn ein Mensch nicht von Natur aus sein Leben spirituell ausrichtet, geschieht etwas in dieser ersten kurzen Lebensspanne bis etwa zum 30. Lebensjahr, das sehr häufig als Lebenskrise empfunden wird: Man hat Familie, Haus, Auto und Beruf. Eigentlich müsste man glücklich und zufrieden sein. Ausgerechnet jetzt taucht der Zweifel an dem äußeren Glück auf. Der Ruf der Seele wird lauter und intensiver. Der Mensch hält inne und schaut nach innen, ob es da einen Halt, einen „Schatz" in Gestalt ethischer oder spiritueller Werte gibt oder ob da eine große Leere gähnt. Die Krise entwickelt sich, wenn außen die Fülle ist und innen eine Leere empfunden wird. Gibt es einen höheren Sinn in meinem Tun? Ist mein Schaffen an etwas Höheres angebunden? Arbeite ich nur, um zu arbeiten?

Der Mensch geht instinktiv und intuitiv auf die Suche nach einem inneren Halt, beginnt vielleicht wieder zu beten, sitzt einmal still in einer Kapelle, ergeht sich in der Natur oder sucht sich sonst einen Weg, der ihn aus dem Alltagsgetriebe mehr nach innen zu sich selbst führt. Das Mindeste, was in dieser Spirituellen Krise geschieht, ist Verunsicherung. Bezeichnend ist auch, dass selten das Bedürfnis nach verbalem Austausch besteht. Er/sie fühlt sich nicht missverstanden von der Um-Welt, man versteht die Welt nicht mehr. Was sicher, klar und logisch, selbstverständlich und beständig erschien, wird durchsichtig, durchschaubar und fragwürdig. Je länger die Krise andauert, ohne dass der Mensch dem Seelenruf folgt, umso mehr neigt der westliche Mensch dazu, sich vom Leidvollen des Lebens anziehen und vereinnahmen zu lassen. Schließlich kann es so weit kommen, dass körperliche Schwächen auftauchen und das Alltagsleben beschwerlich wird. Es zeichnen sich depressive Zustände ab. Die Fälle von Spiritueller Depression, die ich bis jetzt behandelt habe, betrafen Menschen, die durchaus erfolgreich im Beruf sind und wo die äußeren Lebensumstände keinen Mangel aufweisen. Im Gegenteil meinten die Patienten, sie seien undankbar, da es ihnen doch augenscheinlich gut gehe und sie dennoch todunglücklich seien. Das ist auch der Grund, warum sie weder das Gespräch mit anderen suchen noch Verständnis erwarten.

Es wird wohl jedem einleuchten, dass man einer Spirituellen Depression nicht allein mit einer Arznei begegnen kann. Sie ist im Grunde keine Krankheit, sondern etwas sehr Natürliches. In den asiatischen Ländern buddhistischer Prägung war es viele Jahrhunderte lang üblich, dass ein Mensch, wenn er in sich eine Sehnsucht nach innerem Frieden oder innerer Sammlung spürte, die Erlaubnis bekam, für zwei bis vier Wochen in ein Kloster zu gehen. Heute ist ein solcher Rückzug noch in Birma und Japan für Berufstätige eingerichtet. Wenn dies vielleicht auch nicht jedes Jahr möglich ist, so sind dennoch die Zeitabstände so gering, dass ein Mensch nicht sehr tief in eine Spirituelle Depression gerät.

Bei uns wird das Phänomen als solches noch zu wenig ernst genommen und erkannt, so dass wir Menschen begegnen, die meinen psychotisch zu sein oder an einer pathologischen Form der Depression zu leiden. Aber, wie gesagt, es handelt sich nicht im eigentlichen Sinne um eine Krankheit, auch wenn es zu Körpersymptomen kommt. Der gesamte Zustand des Menschen zeigt, dass intuitiv eine Disharmonie zwischen Seelennahrung und materiellem Dasein wahrgenommen wird.

Wie kommt man aus dieser Situation heraus?

Auch hier geben uns die alten spirituellen Schulungswege Asiens gute Auskunft:

Als Erstes wird erklärt, dass es sich um einen Zustand oder eine Krise handelt, die der geistigen Weiterentwicklung dient und deshalb ein Grund zur Freude ist. Denn der Mensch hat den Ruf des Höhe-ren Selbst vernommen und beachtet.

Als Zweites wird erwartet, dass der Mensch nun seinen WEG findet. Der Ruf der Seele bedeutet ja: „Schau nach innen, lerne andere Realitäten kennen, erkenne dich selbst." Nun bedarf es einer Wegweisung, WIE es zu dieser Erkenntnis oder „Selbst-Wesensschau" kommen kann. Man erwartet, dass der Suchende ein untrügliches Gespür dafür hat, was ihm gemäß ist, welche Art der Meditation, welche Lebens-Philosophie, welche Rituale, welche Einbindung in eine Gemeinschaft usw. die besten Voraussetzungen bietet, die Seelenkräfte zu aktivieren. Das impliziert relativ regelmäßiges Üben und ein gewisses Maß an Disziplin. In den alten Bewusstseinsschulungen Asiens, die nicht der Dekadenz zum Opfer gefallen sind, gab und gibt es immer eine Balance zwischen passiver und aktiver Meditation sowie einen Kanal, in den sich die frei werdenden schöpferischen Energien ergießen. Das heißt, es gibt Zeiten der Stille, der inneren Sammlung – die „passive Meditation". Es gibt Zeiten, in denen in der Bewegung meditiert wird, sei es durch Spaziergang in der Natur, Gartenarbeit, Haushaltspflege oder Küchenarbeit.

Dieser „aktiven Meditation" wird große Bedeutung beigemessen, weil sie die Anbindung an das irdische Leben bewahrt. Durch die passive und die aktive Meditation wird Energie frei, die schöpferisch genutzt werden sollte, damit kein Stau entsteht. Die Energie muss frei fließen, aber sie soll dem Ausdruck des Höheren Selbst dienen. Deshalb drückt sie sich am besten in kreativem Gestalten aus. Ob jemand einen Garten gestaltet, malt, kalligraphiert, schnitzt, dichtet oder sonst etwas zum Ausdruck bringt, das aus dem Innern strömt, alles wird gefördert, damit sich das Nutz- und Leistungsdenken des Egos nicht so stark einmischen kann und der Mensch es nur für sich selbst zur Stärkung seiner Seelenkräfte tut. Es heißt, dass auf diese Weise die Tugend des „absichtslosen Tuns" heranreift.

Wenn wir das hören oder jetzt hier lesen, stellen wir schnell fest, dass wir es nicht so leicht haben mit dem Einmündenlassen der Spirituellen Depression in einen spirituellen WEG. Was tut mir gut? Was ist mir gemäß? Das ist schon der erste große Stolperstein, weil die meisten Menschen allem und jedem trauen, nur nicht sich selbst. Unser vermeintlich Kranker sieht sich einer Fülle verlockender Angebote auf dem Esoterikmarkt gegenüber, die meistens das schnelle Glück, die Erlangung innerer Freiheit, das Sehen der Aura, die Entfaltung medialer Kräfte, schamanische Reisen und dergleichen mehr im Schnellverfahren verheißen. Es ist in der Tat nicht einfach, sich in diesem Dschungel zurechtzufinden. Es gibt nur einen Weg: auf sein Bauchhirn zu lauschen, hineinzufühlen und seinen gesunden Menschenverstand einzusetzen. Im Buddhismus heißt es: Vertraue niemandem, dessen Seelenkräfte du nicht geprüft hast. Diesen Rat gebe ich auch meinen Patienten. Die Überprüfung ist sehr einfach, denn es geht darum, sich einen Eindruck zu verschaffen, wie jemand sein Leben lebt, wie er/sie den Alltag meistert, wie jemand mit der Umwelt und den Mitmenschen umgeht und wie beziehungsfähig jemand ist. Der Lebensalltag ist der Maßstab, nicht, wie gut jemand im Lotussitz verweilen kann, wie lange jemand meditiert, vegetarisch lebt und welche Räucherstäbchen die besten sind. Bevor man jemandem die dringlichen Seelenfragen stellt: „Wer bin ich, was sind Leben und Tod?", ist es sinnvoll, den Beweis zu erleben, welche Antworten ein Lehrer für sein/ihr Leben bereits verwirklicht hat. Es geht nicht um Perfektion, sondern darum, das Sein jenseits der Worte und Belehrungen zu prüfen. Es ist keine Kunst, weise Sprüche, Mantras und Weisheiten zu zitieren. Was davon im Alltag verwirklicht ist, ist das Einzige, das zählt.

Einem Menschen mit Spiritueller Depression gebe ich daher als Erstes die Aufgabe, sich kundig zu machen, was ihr/ihm einen guten Eindruck macht, was sie/ihn anspricht und den künftigen geistigen Lehrer auf Herz und Nieren zu prüfen. Wie das geschieht, überlasse ich dem Klienten. Eine Echtheitsprüfung ist sehr heilsam, denn es hat auch etwas mit dem eigenen Qualitätsbewusstsein, mit der eigenen Echtheit, Authentizität zu tun. Einem Suchenden etwas vorzumachen, ist leicht, weil er in der Krise labil ist und sich deshalb von einer autoritären Ausstrahlung beeindrucken lässt.

Zu diesem Thema möchte ich eine kleine, wahre Begebenheit erzählen:

Als ich 1978 wieder mal in Indien war, gab es im Kreis der Forscher einen Mann von 30 Jahren, der Schüler eines bedeutenden Yogis werden wollte. Er hatte sein ganzes Leben geändert, wollte nicht mehr forschen, nur noch meditieren, lebte deshalb streng vegetarisch und übte sich jeden Tag darin, im vollen Lotussitz 45 Minuten zu meditieren. Er war so erfüllt von der Sehnsucht nach Erleuchtung, dass er alle Schmerzen und Beschwernisse des heißen Klimas erduldete. Eines Tages reisten wir mit einer kleinen Delegation zirka 230 km von Kalkutta entfernt zu einem Tempel der Theosophischen Gesellschaft, wo ich ein Treffen mit verschiedenen Vertretern der Gesellschaft hatte. Der Zufall wollte es, dass der junge Mann mitreiste, weil er ausgekundschaftet hatte, ein berühmter Yogi weile dort an einem See. Bis dahin war es ihm nie gelungen, eine Audienz bei dem Yogi bzw. von dessen kleinem Ashram zu bekommen. Er war schon ganz verzweifelt und kasteite sich deshalb immer strenger. Nun war es soweit. Ein Inder hatte ein Treffen arrangiert. Ich werde die Reise nicht vergessen, weil der junge Mann außer sich vor Erwartungsfreude war und uns erzählte, was er alles bereit sei zu tun, um Schüler dieses Yogis zu werden. Wir kamen an den Ort, nahe dem See gelegen, und waren nun selbst gespannt, wie wohl das Treffen der beiden ausgehen würde. Der junge Mann fragte, wo denn der Meister sei. Ein Inder wies mit der Hand zu einem Mann am Seeufer. Der war völlig verdreckt, hatte einen schmutzigen Lungi (Wickelrock) an und nahm gerade einen kleinen Eimer in Empfang, aus dem er etwas nahm und aß. Der junge Mann ging zu dem Alten und sah, dass in dem Eimer ungewaschene, blutige Fischköpfe waren, die er bedächtig verzehrte. Der junge Mann war total scho-

ckiert. Es verschlug ihm die Sprache. Entsetzt schaute er auf das Jammerbild eines Menschen und fragte schließlich, ob er der Yogi sei. Zwei strahlende Augen musterten den Fremden. Dann sagte er in einem Dialekt, den der befreundete Inder übersetzte: „Solange du noch an Vorstellungen haftest, bist du nicht frei. Komm, nimm ein wenig von der köstlichen Speise, die meine Jünger für mich gesammelt haben" und reichte dem jungen Mann einen vergammelten Fischkopf. Der sprang angeekelt auf, rannte zu uns und erbrach sich. Er war vollkommen schockiert, seine Vorstellung von dem berühmten Yogi zersprang in tausend Splitter. Es blieb nichts mehr übrig von dem Wunsch nach Erleuchtung. Er konnte die Klippe, die ihm dieser Meister stellte, nicht umschiffen, denn hier war es der Meister, der den Schüler prüfte. Ein echter Meister läuft niemals hinter Schülern her, er prüft sie, ehe er ihre spirituelle Schulung verantwortungsvoll übernimmt.

Dieser junge Mann tat etwas sehr Kluges. Er hatte erkannt, dass dies nicht sein WEG war und widmete sich mit großer Hingabe seiner Forschungsarbeit. Wie ich später erfuhr, hatte die drastische Begegnung in ihm eine tiefe Dankbarkeit für sein Leben ausgelöst. Das war ein angemessener Weg aus der Spirituellen Depression heraus. Zu wissen, was einem nicht gemäß ist, ist häufig der wichtigste Schritt. Sagt man aus vollem Herzen Ja zu einem WEG, dann spielen äußere Faktoren auch keine Rolle mehr, dann hätte jemand den Fischkopf des Yogis angenommen und die ganze Szene sogar durchschaut. Wenn die Seelenverwandtschaft stimmig ist, entsteht ein riesiges Resonanzfeld, das uns Situationen wie diese durchschauen hilft.

Angesichts der Tatsache, dass bei uns echte Schulungswege fernab vom esoterischen Markt stattfinden, ist es nicht leicht, sich kundig zu machen. Aber ich vertraue auf den inneren Drang des Suchenden, der vom Höheren Selbst geführt wird, so er/sie sich denn führen lässt. Das ist der einfachste Weg, das Richtige zu finden.

Gleichwohl vermittle ich dem spirituell Depressiven eine Basisübung, die so alt wie die Bewusstseinsschulung und ohne Anbindung an einen religionsphilosophischen Überbau gültig ist. Sie ist sehr einfach und heißt zum Beispiel im Buddhismus „Bonpu-Zen", das einfache Gesundheits-Zen (Sitzen). Es muss offen bleiben, welche geistige Richtung der Suchende wählt, aber er braucht etwas geistige Wegzehrung. Die Übung ist folgende:

- Setzen Sie sich täglich erst für fünf, später für zehn Minuten vor eine leere Wand, entweder auf einen Hocker ohne Rückenlehne oder im Schneidersitz, wobei eine Sitzstütze (Kissen) sinnvoll ist, denn die Wirbelsäule muss bequem aufrecht gehalten werden.
- Die Hände legen Sie in den Schoß, die linke Hand ruht in der rechten Handfläche, die Daumen berühren sich ganz sanft.
- Die Augen sind offen, aber gesenkt.
- Nun zählen Sie die Ausatemzüge immer von Eins bis Zehn.
- Kommen Gedanken oder Gefühle, lassen Sie sie wie Wolkenschiffchen

oder Segelboote vorbeiziehen und erinnern sich an die Übung, immer von 1 bis 10 die Ausatemzüge zu zählen.

- Die ständige Rückbesinnung auf die Zählübung ist die Meditation.

Das ist alles – und hat dennoch eine tiefgreifende Wirkung auf das Bewusstsein. Alle Vorstellungen von Meditation, Meistern, Erleuchtung, Heiligem und Spirituellem zerschellen schließlich an dieser uralten Übung. Sie war und ist der Prüfstein und heißt „Gesundheits-Zen", weil sie die Konzentration fördert, die körperlichen Funktionen in Einklang bringt und die wesentlichste Voraussetzung für das Beschreiten eines spirituellen WEGES erschafft: einen tiefen, langen Atem.

Meine Patienten nehmen die Übung gerne an, weil sie nicht in eine Religionsphilosophie eingebettet ist und sie durch diese Basisübung ein gutes Fundament legen, um bei der Wahl eines umfassenden traditionellen Weges kritisch zu bleiben. Die meisten Angebote locken mit der Erweckung des „Scheitel-Chakras", denn das ist spektakulär und nicht so unscheinbar wie das langweilig anmutende Zählen der Atemzüge, das erst einmal im „Basis-Chakra" Ordnung schafft.

Kommen wir zur Hilfe durch Homöopathie.

Natürlich können wir auch die Spirituelle Depression wie jede andere Symptomanhäufung ordnen, repertorisieren und zum Simile streben. Ich habe die besten Erfahrungen mit zwei Mitteln gemacht,

Adler und Quetzal[5], die ich mit einer Gruppe erst verrieben, dann über Monate hinweg in verschiedenen Potenzen geprüft habe.

---

5 Quetzal (Pharomachrus pavoninus auriceps = Goldkopfquetzal)

Ich fasse die wichtigsten Symptome als Tabelle zusammen, die in den Prüfungen drei- bis vierwertig waren, und lasse viele andere Symptome einmal beiseite, die auch durch andere Mittel abgedeckt werden.

Die Körpersymptome im Kopf-zu-Fuß-Schema

Kopf	Sinnesorgane	Hals	Brust
Druck	Taubheit	Enge	Enge
Stirndruck	Augen schwer	< Schlucken	G. v. schmal
	trocken	lang, dünn	Trichterbrust
			weit, offen

Schultern	Arme	Hände/Finger	Lunge
Gefühl von Schwere	schwer	dick, geschwollen	stark
tragen keine Last	G. v. Längerwerden	Kribbeln	großes Atemvolumen
leicht	schlaff, lahm		gut durchlüftet

Herz	Rücken	Magen/Solarplexus	Dünndarm	Dickdarm
G. v. Ausfüllen des	extrem be-	< Druck, Last	Vorstellung von	degeneriert
ganzen Körpers	weglich	G. v. Leere	gelbgrünen Plaques	
starker Herzschlag			im Dünndarm	

Leber	Nieren	Blase	Genitalien
Stau, Fülle	gute Durchblutung	geschrumpft	wund, gereizt
		klein, hart, schwach	atrophiert

Beine		Füße/Zehen	
dünn, zart		kalt, abgestorben	
Lymphstau		Kribbeln	
		kein Gefühl	

Emotionale Symptome

- Ich will wegfliegen, nie mehr zurück-kommen. G. v. Leichtigkeit
- Zufriedenheit und Ruhe in mir. Ich habe es geschafft, aus der Krise zu kommen.
- Vertrauen
- G. v. Haare stehen mir zu Berge. Hilflosigkeit, Trauer

Mentale Symptome

- Erstaunlich wenig Gedanken, Weitsicht und Klarheit, Änderung der Perspektive
- Freiheit, weg von hier! Ins Universum, ins Weltall, in kosmische Gefilde
- Es ist lösbar!

Spirituelle Symptome

- Loslassen irdischer Verhaftung, dennoch fester Stand auf der Erde
- Mut zum Leben. Das höchste Selbst ist frei.

- Gelassenheit, Dinge geschehen lassen
- Ich bin genau am richtigen Platz
- Die Natur gibt mir Mut
- Seelische Reife
- Mitgefühl, Mitmenschen nicht werten. Die geistige Welt will mich prüfen und mich auf dieses Thema besonders aufmerksam machen

Aus diesem steckbriefartigen Überblick über das neue Mittel ist zu ersehen, dass die geistigen Aspekte und der Kopfbereich und Atemtrakt bzw. die Brust im Vordergrund stehen.

Schauen wir auf das Adler-Mittel.

Die Unterschiede zwischen den Prüfungsergebnissen des Steinadlers, Seeadlers und Rotschwanzadlers sind nicht sehr auffällig, weshalb ich eine zusammenfassende Darstellung anbiete, in der ebenfalls nur die Kernsymptome berücksichtigt werden:

Körpersymptome

Kopf	Gesicht	Hals	Abdomen	Genitalien w.	Extremitäten
Kopfschmerz Schmerz im „Dritten Auge"	Schmerz zwischen den Augenbrauen	Entzündung	Schmerz	Krämpfe, besonders vor den Menses, PMS	ziehende Schmerzen, Spannung

Emotionale und mentale Symptome

- G. v. Ausgestoßensein aus der Familie
- Aversion, mit Menschen zu kommunizieren, will allein sein
- Wunsch nach Ungebundenheit, will keine Verantwortung mehr

- Unbändiger Freiheitsdrang
- Großes Kraftgefühl
- Großes Aggressionspotenzial
- G. v. innerer Leere
- G. v. Traurigkeit ohne erkennbaren Grund

- Hoffnungslosigkeit angesichts des Leidens

Spirituelle Symptome
- Suche nach der Einheit
- Suche nach einem erhöhten Standort
- Der Wunsch, über den Dingen zu stehen
- Seelenschmerz
- Andere Realitäten erleben

Auch beim Adler dominieren die spirituellen Themen und körperlich die Kopfsymptome.

Obgleich die Mittel überschaubar sind und in die Klasse der „Kleinen Mittel" eingereiht werden, besitzen sie aber eine zielgerichtete Kraft, wenn es um die Spirituelle Depression geht.

Ich möchte die Behandlung anhand von drei Fallbeispielen illustrieren.

1. Heilungsbericht: Diabetis mellitus, Migräne

Ein junger Mann von 24 Jahren kam wegen seines schwer kontrollierbaren Diabetes sowie wegen seiner Migräne, Erschöpfung und einem Gefühl, etwas stimme nicht mehr in seinem Leben. Er hatte Sprachen studiert und von heute auf morgen plötzlich sein ganzes Leben in Frage gestellt. Er sah keinen Sinn mehr in seinem Studium, obgleich alles sehr gut lief. Er war todunglücklich, obgleich im äußeren Leben kein Grund erkennbar war. Er mied die Kommilitonen, wollte allein sein und teilte sich auch seinen Eltern nicht mit, obgleich er ein gutes Verhältnis zu ihnen hatte. Seit diesem Mo-

ment gab es keine stabilen Zuckerwerte mehr, egal was er aß. Sein ganzes System spielte verrückt.

Vor mir saß ein zart gebauter junger Mann mit großen fragenden Augen. Auf meine Frage, was denn sein innerer Halt sei, antwortete er, er sei aus der Kirche ausgetreten und sei sehr skeptisch esoterischen Dingen gegenüber. Er war über meine Frage erstaunt, denn er kam wegen einer miasmatischen Behandlung und wollte den Konflikt hinter seiner Erkrankung verstehen und, wenn möglich, lösen. Er hatte jetzt schon in jungen Jahren immer wieder Retinaeinblutungen, Gefühllosigkeit in den Beinen, einen starken Pilzbefall an den Füßen und sehr schlechte Leberwerte, gemessen an den Labor-Normalwerten.

Für mich war klar, dass dieser Diabetes destruktive Züge hatte und deshalb die Behandlung auf der syphilitischen Ebene ansetzen musste. Ich gab ihm MERCURIUS SOLUBILIS im Wechsel mit LUESINUM. Nach vier Wochen schilderte er ein Wechselspiel zwischen „totaler Gleichgültigkeit" und einer „unbändigen Wut" gegen die Eltern. Nachdem nun die Gefühle deutlicher zum Ausdruck kamen, begann die Arbeit am Konflikt. Es entspann sich folgender aufschlussreicher Dialog:

Gibt es ein spezielles Thema des Diabetes?

Ja, es ist das Misstrauen dem Leben gegenüber. Misstrauen auch den nettesten Menschen gegenüber. Kennen Sie das Gefühl?

Und ob! Ich trau keinem.

Warum nicht?

Weiß ich nicht, hab ich mich oft gefragt. Das Misstrauen, es könnte doch eine Freude am Ende nicht halten oder sich als was Negatives entpuppen, das kenne ich schon lange.

Trauen Sie sich denn?

Nachdenklich: *Tja, ich habe eine ganz gute Intuition, ich trau mir auch was zu. Aber ich frage mich, wozu?*

Hinter Diabetes steht als zweites Thema, keine Lebensperspektive zu haben, nicht zu wissen, wozu man was erreichen soll. Kennen Sie das Gefühl?

Ja, so ist das bei mir. Ich sehe keinen Sinn in meinem Leben, nicht nur wegen der Krankheit, nein, überhaupt.

Was kommt Ihnen denn besonders sinnlos vor?

Leben und sterben zu müssen. Dann all das Leid, meins inbegriffen. Wozu soll das alles gut sein, wenn man doch am Ende im Sarg liegt?!

Sie beschreiben jetzt nur <u>eine</u> Art von Realität, die man wahrnehmen kann. Gibt es für Sie eine andere?

Ja, da wo die Ahnen sind.

Haben Sie Zugang dazu?

Hab ich mal bei einer Familienstellung erlebt. Da wurden die Toten lebendig.

Hat Sie das geängstigt?

Nein, ganz und gar nicht.

Sie sagten, Sie hätten keinen inneren

Halt. Suchen Sie denn einen?

Ich hab schon ein paar Sachen ausprobiert, aber da steht mir immer mein akademischer Verstand im Weg.

Der darf ja bleiben. Dennoch stellt sich die Frage, in wessen Dienst Sie Ihre Arbeit, Ihr berufliches Leben stellen.

Ich möchte mich an was Höheres anbinden, das spür ich. Aber ich habe keine Idee, wie so was gehen soll.

Das weiß ich auch nicht. Wenn Sie es wirklich von Herzen wollen, öffnet sich auch ein Weg und Sie finden genau das Richtige.

Ich verordnete miasmatisch THUJA und CARCINOSINUM in der Plus-Methode im wöchentlichen Wechsel, dazu gab ich eine Einzelgabe Quetzal C1300 sowie die Bonpu-Zen-Übung. Der Patient reagierte ausgezeichnet insofern, als er psychisch-mental zur Ruhe kam, zuversichtlich in sein Leben schaute und stabile Zuckerwerte bekam. Als sykotische Heilungsreaktion bildete er am ganzen Körper Ödeme. Sie wiesen auf einen Verlassenheitskonflikt, der sich bestätigte, denn der junge Mann hatte als Kleinkind mehrmals das Gefühl gehabt, seine Eltern fänden ihn nicht mehr oder kämen nicht mehr zurück, wenn sie ausgegangen waren. Die Eltern bekamen die Anweisung zu einem kleinen Ritual, die Hand des Sohnes zu halten und ihm zu versichern, dass er gefunden worden sei und nun sicher sein könne, nicht mehr verlassen zu werden. Der Patient erhielt China, das Parasitosemittel auf der sykotischen Ebene, da die vielen antibiotischen Unterdrückungen wieder auftauchten und er ja noch einige Mittel (Blutdrucksenker, Blutverdünner, Insulin usw.) einnahm.

Das Ritual plus sykotischer „Entwässerung" führte zum Abbau der Ödeme. Ein Glück, dass der Patient nicht im Krankenhaus lag, wo man das Wasser abgesaugt hätte. Doch dadurch hätte man einer heftigen Entzündung (häufig Lungenentzündung) Vorschub geleistet und das Wasser wäre wieder nachgeflossen.

In dieser Phase wurde der Patient immer sicherer und lebensmutiger. Er meditierte regelmäßig morgens und abends 10 Minuten aus freien Stücken und verlor seinen Lebenspessimismus und Weltschmerz. Die Behandlung des Diabetes brauchte zwar noch ein paar Monate, bis er mit einem Minimum an Insulin auskam und die Diabetes-Folgesymptome aufhörten, aber entscheidend war, dass der junge Mann einen Sinn in seinem Leben fand und einen spirituellen Halt fand – auch ohne Religionsphilosophie. Nach zwei Monaten wiederholte ich das Mittel Quetzal C1300. Er empfand die Energie wie einen immer stärker werdenden roten Faden und meinte, die allgemeine Schmerzbereitschaft sei durch „diesen Vogel" zurückgegangen.

2. Heilungsbericht: Depression

Ein Kollege von 48 Jahren kam zu mir in die Praxis wegen depressiver Zustände ohne ersichtlichen Grund sowie wegen Migräne und Schwindelanfällen. Er hatte sich schon mit vielen spirituellen Schulungswegen befasst, war aber immer wieder von den menschlichen Schwächen

der Lehrerinnen und Lehrer enttäuscht worden. Er hatte zu nichts und niemandem mehr Vertrauen. Er bezeichnete seinen nunmehr vier Jahre andauernden, kraftlosen Zustand als hoffnungslos. Er erhoffte auch von mir keine Spontanheilung, sondern hatte das Bedürfnis, jemandem seine seltsame Situation zu beschreiben. Seine Praxis lief, er lebte eine erfüllte Beziehung, hatte zwei entzückende Kinder, und dennoch war er zutiefst traurig und weinte. Er hatte sich bereits Pulsatilla verordnet, weil ihn „Zeichen von Menschlichkeit so sehr anrühren und in Tränen ausbrechen lassen". Auf meine Frage, welche Meditationsarten er bisher ausgeübt habe, erfuhr ich, dass es allesamt höchst komplizierte Übungen waren, die sozusagen den vierten Schritt vor dem ersten bedeuteten. Der Patient kam sich schwach und disziplinlos vor und brach dann auch bald die Verbindung zum jeweiligen „Meister" ab. Ich stellte die Diagnose „Spirituelle Depression", woraufhin sich sofort das Gesicht aufhellte und der Patient sagte, er fühle sich verstanden. Ich verordnete Weißkopfadler C200 und bat den Patienten, zum einen auf seine Traumthemen zu achten und zum andern wachsam zu sein für Zeichen und Situationen in seinem Alltag.

Es waren noch keine sechs Tage nach der Mitteleinnahme vergangen, als der Patient das dringende Bedürfnis verspürte, eine Greifvogelwarte aufzusuchen. Es gab eine Flugschau mit verschiedenen Adlern, Geiern und Falken. Er unterhielt sich mit dem Falkner und erfuhr, dass die Adler wie alle Greife höchste energetische Ökonomie betreiben, indem sie nur vom Horst wegfliegen oder auf Nahrungssuche gehen, wenn es unbedingt sein muss. Ansonsten sparen sie ihre Kräfte. Der Patient erkannte darin eine Botschaft, nämlich sorgfältiger zu prüfen, was in seinem Leben wichtig ist, wo es sich lohnt, Energie einzugeben und wo es sinnvoll ist, Kräfte zu sparen. Er organisierte seine Praxiszeiten um, so dass er mehr Zeit hatte, sich in der Natur zu ergehen, mehr zu schauen als anzuschauen.

Das Mittel wirkte gut, aber der Schwindel blieb als einziges Symptom erhalten. So gab ich ihm, da zum Schwindel auch Bluthochdruck kam, Veratrum viride C200. Das behob den Schwindel und „machte den Kopf frei für neue Ideen", wie der Patient es formulierte. Er bekam Weißkopfadler C1000 als Einzelgabe. Nach fünf Wochen meldete er sich:

„Ich glaube, ich habe meinen Weg gefunden. War gut, dass ich mir mal den Adler als Vogel angeschaut hatte. Ich bin jetzt in einer kleinen Gruppe von Menschen, die alle zwei Wochen gemeinsam meditieren und christliche Texte rezitieren. Es herrscht dort eine offene, tolerante Atmosphäre. Ich fühle mich wohl und bin wieder richtig im Lot. Erst jetzt weiß ich, wie ein Gefühl von Gesundsein ist."

3. Heilungsbericht: Schlafstörungen, depressive Verstimmung

Eine Akademikerin, 42 Jahre alt, litt unter Schlafstörungen, depressiven Zuständen ohne ersichtlichen Grund, Wechsel von Durchfall und Verstopfung und unter frühen Anzeichen des Klimakteriums.

Sie wirkte sehr männlich und bestimmend, war erfolgreich in der Forschung tätig und konnte sich keinen Reim darauf machen, warum es ihr von Jahr zu Jahr immer schlechter ging. Sie hatte bereits eine homöopathische Behandlung durchlaufen, die hilfreich bei den Körpersymptomen war, aber ihr psychisch-mentaler Zustand hatte sich nicht geändert.

Ich kann darüber zu keinem sprechen, denn man hält mich für undankbar und verrückt, wo es mir doch beruflich so gut geht und ich ein schönes Leben habe.

Und doch sind Sie unglücklich?

Ja, es ist mehr eine Trauer, die ich mir überhaupt nicht erklären kann.

Was macht Sie denn traurig?

Lachen Sie mich bitte nicht aus, aber ich finde das ganze Leben traurig. Ich hatte schon mal so eine Krise mit 27 Jahren. Damals ging ich zu so einer Osho-Gruppe. Das hat mir gutgetan. Aber dann ging alles auseinander und ich arbeitete im Ausland für eine Weile.

Gibt es eine Ähnlichkeit zwischen der Krise damals und jetzt?

Ja, unbedingt! Krise ist das richtige Wort. Osho ist aber jetzt nicht mehr dran. Ich suche etwas und bin vielleicht zu anspruchsvoll.

Inwiefern?

Na ja, die Esoszene ist mir zu seicht…

Was zieht Sie denn an?

Ich will auf der einen Seite zur inneren Ruhe kommen, gelassen werden. Auf der anderen

Seite will ich aber auch mein Leben genießen. Ist das krank, dass ich beides will?

Nein, sicher nicht. Die Kunst besteht ja gerade darin, einen Ausgleich im Leben zu finden.

Na, das beruhigt mich, ich bin nämlich nicht der Typ, der jeden Tag meditiert.

Haben Sie mal ein Musikinstrument erlernt?

Ja, ich hatte mal acht Jahre Klavierunterricht, spiele aber jetzt nicht mehr.

Sie können sich aber erinnern, dass der Fortschritt auf dem Instrument maßgeblich durch relativ regelmäßiges Üben voranging, oder?

Ja, stimmt.

Nun, ohne Üben geht es auch auf geistigem und spirituellem Gebiet nicht. Ihre Seele ruft nach Nahrung. Da wäre es vielleicht hilfreich, Sie würden mal für eine Weile eine einfache Meditation ausüben, um zur Ruhe zu kommen und Zeit zu gewinnen, Ihren optimalen WEG zu finden.

Okay, das hört sich gut an.

Ich erklärte die Bonpu-Zenübung und verordnete Quetzal C220. Die Patientin wollte wissen, wofür der Quetzal steht und war entzückt von der Botschaft, dass es sich um die „Gefiederte Schlange" der alten mexikanischen Kulturen handelt. Es durchdrang sie ein Gefühl von Ehrfurcht und innerer Kraft, als sie das Mittel eingenommen hatte. Es war sicher ihre Gabe der Vorstellungskraft, die es ihr ermöglichte, soviel vom heilenden Wesen des Quetzals in sich aufzunehmen.

Ihre Menses wurden wieder regelmäßig, die Schweißausbrüche verschwanden, der Stuhlgang normalisierte sich und sie konnte ohne Schlaftabletten auskommen. Was mich am meisten freute, war der Wandel von der herben Persönlichkeit zur weiblichen, mehr sanften Ausstrahlung. Für sie war klar, dass die einfache Meditationsübung der gesuchte Schlüssel war, um aus der Krise herauszukommen.

In einem Gespräch mit dem bekannten Homöopathen Hans-Jürgen Achtzehn kamen wir einmal auf das Thema der Ganzheitlichkeit zu sprechen. Er sagte, für ihn gehöre dazu auch ein ganzheitliches Menschen- und Weltbild. Wir waren und sind uns einig, dass nur ein spirituelles Verständnis von Menschsein den Sinn für den Kreislauf von Werden und Vergehen öffnet. Daraus erwachsen ein innerer Halt und eine Lebenszuversicht, die nicht so leicht von äußeren Schwierigkeiten erschüttert werden kann. Wie dieser unerschütterliche Anker religiös eingebunden ist, spielt keine Rolle. Die Spiritualität ist nicht an eine bestimmte Religionsform gebunden, sondern äußert sich darin, wie jemand dem Ruf seiner Seele bzw. des Höheren Selbst folgt. Spirituelle Krisen rütteln einen wach, dass wir noch nicht ganz und heil sind und unser Leben noch nicht von Ganzheitlichkeit geprägt ist, dass materielle und spirituelle Bedürfnisse noch nicht im Einklang sind. So gesehen, betrachte ich die Spirituelle Depression als Gnade und „Sprungbrett" auf eine höhere Bewusstseinsebene.

Die Schriftenreihe „Miasmatische Heilkunst" ist nun beendet. Ich schließe mit dem Dank an den Narayana Verlag für die Bereitschaft, diese Reihe wieder – wie die „Organreihe" – stilvoll zu gestalten und mehrere Bände herauszugeben. Diese Toleranz und Offenheit spricht genauso intensiv durch die Bücher wie ihr Inhalt.

Der Band „Psora" ist reich an Fallbeispielen, die Mut machen, einerseits alte Glaubenssätze, was unheilbar sei, aufzugeben und andererseits auch den unbequemen Weg einer ganzheitlichen Therapie zu gehen. Er ist zweifellos eine Herkulesarbeit für den Patienten, aber auch für den Therapeuten, da auf beiden Seiten Durchhaltevermögen gefordert wird. Aber zu erleben, dass scheinbar aussichtslose Situationen Hoffnung, Zuversicht, Humor und Heilung hervorbringen, baut einen auf und gibt den Mut, weiterhin Kranke zu behandeln. Was sich ebenfalls auszahlt, ist, dass die in der Miasmatik Geschulten sehr viel für sich selbst lernen, denn nur wenn man in seiner Mitte verweilen, ganzheitlich denken und wahrnehmen kann, seine eigene Arbeit würdigt und ehrt, entfalten sich Toleranz und Großzügigkeit im Denken.

Ich hatte vor 15 Jahren die Vision, ein Therapeutennetzwerk zu schaffen, in dem sich Therapeuten aller Richtungen versöhnlich und kollegial die Hände reichen. Diese Vision ist wahr geworden und übertrifft meine Erwartungen bei weitem. Wenn ich erlebe, mit welcher Freude sich Ärzte, Heilpraktiker, Physiotherapeuten, Psychologen in unserem „Feld" begegnen, dann kommen mir die Freudentränen vor Dankbarkeit, dass wir Menschen uns Menschen guttun und dass es sich immer lohnt, auf die Herzensintelligenz zu bauen.

In diesem Sinne sende ich meinen herzlichen Dank an alle, die an der Gestaltung und an dem inhaltlichen Reichtum mitgewirkt haben.

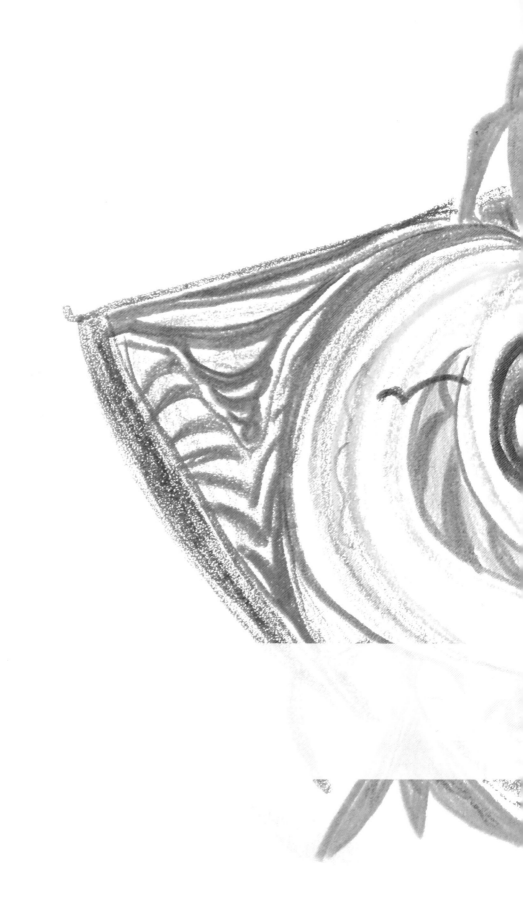

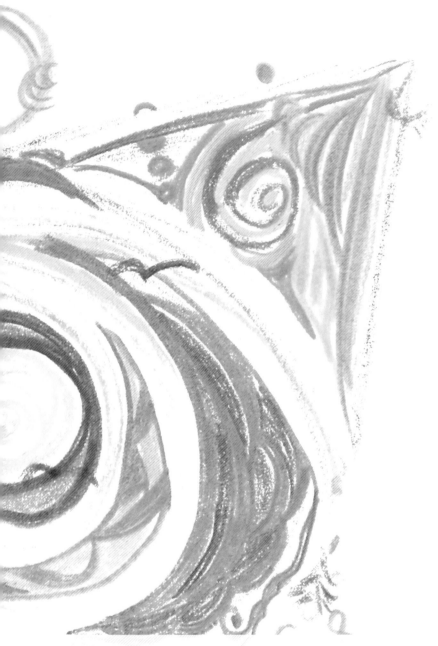

Anhang

- 1965 – 1971 Musikstudium (Gesang, Trompete), Orientalistik

- 1972/73 und 1978/79 Feldforschung in Nordindien

- 1977 Promotion in Musikethnologie, Indologie, Ägyptologie

- 1972 – 1984 regelmäßige Redaktionelle Hörfunkarbeit im WDR, SDR und SWF

- 1974 – 1979 Schulung von Milan Sladek im Pantomimentheater „Kefka" und diverse Auftritte

- 1972 – 1985 Schülerin der Zenmeisterin Kôun-An Dôru Chicô Rôshi (Brigitte D´Ortschy)

- 1980 – 1998 Sängerin des Sephira-Ensembles mit vielen CD-, Funk- und Fernsehaufnahmen.

- 1989 – 1992 Ausbildung in Kinesiologie (TFH Instructor, Three-In-One-Facilitator)

- Ab 1990 Einführung der ganzheitlichen Vogelheilkunde mit zahlreichen Fachpublikationen.

- 1994 Entwicklung und Einrichtung der WINGS' Tierkinesiologie für Tierärzte

- Seit 1996 Guest lecturer in den USA, in Kanada, England, Schweiz und Österreich für Tiermediziner (IVAS, AHVMA, BVMA)

- 1996 – 2006 Ausbildung der Tierärzte in WINGS®Tierkinesiologie unter der Schirmherrschaft der GGTM (Gesellschaft für Ganzheitliche Tiermedizin)

- Seit 1984 Medial- und Heilerschulung bei Margaret Pearson, Mary Duffy, Ray Williamson, Chris Batchelor, Tom Johanson in England und Deutschland

- 1986 – 1994 Privatstudium in Homöopathie mit dem Schwerpunkt der Miasmen

- 1994 – 1999 Ausgewählte Seminare bei Dr. Mohinder Jus in der Schweiz, Andreas Krüger und Hans-Jürgen Achtzehn in Deutschland

- Seit 1990 Erforschung der Miasmen aus kulturhistorischer Sicht

- Seit 1994 zusammen mit Harald Knauss Leitung der Medial - und Heilerschulung

- Seit 1999 Naturheilpraxis für Homöopathie und Humortherapie

- Seit 2004 Leitung eigener Kurse in miasmatischer Homöopathie mit Zertifizierung für Ärzte und Heilpraktiker

- 2006 und 2009 Einladung zur Kaiserlichen Homöopathiegesellschaft nach Tokyo

- 2009 Ernennung zum Ehrenmitglied der Kaiserlichen Homöopathiegesellschaft Japans

- 2010 Ehrung für besondere Verdienste im Umgang mit Japanischen Patienten von der Kaiserlichen Homöopathiegesellschaft

- Autorin vieler Fachbücher zum Thema Heilkunst und ganzheitlicher Behandlung in der Homöopathie und Heilkunde

- Leiterin des Instituts InRoSo mit Fachfortbildungen in Homöopathie, Humortherapie und Bewegungskunst

Infos: www.rosina-sonnenschmidt.de

Harald & Rosinas Pflegemittel

In unserem „Naturhaus" des Narayana Verlags finden Sie viele Produkte zu den Büchern von Rosina Sonnenschmidt und Harald Knauss. Hier eine kleine Auswahl:

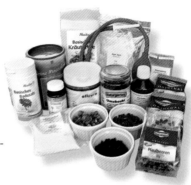

Klyso, Ano, Natron Kur, Augenpflegeset, Auswahl an Trockenfrüchten in Bio Qualität, Keiko Grüntee, Matchatee, Agar-Agar, Auswahl an Kräutern in Bio Qualität, Produkte der Hildegard Medizin, Basische Produkte, Gerstengras, Maca, Chlorella, Superfoods und vieles mehr.

Das Sortiment wird ständig erweitert und angepasst.

Herstellung von Roh- und Dicksäften

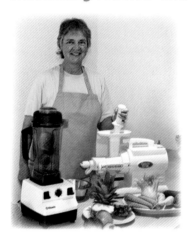

Die Green Star Saftpresse und die Z-Star Hand-Saftpresse sind sehr gut geeignet um speziell Gräser und Kräuter zu entsaften.

Der Versaper Entsafter ist sehr platzsparend, leicht zu handhaben und gibt die besten Ergebnisse bei weichen Früchten.

"Nachdem ich die Saftkur nach Rosina Sonnenschmidt durchgeführt habe kann ich Ihnen aus eigener Erfahrung mit Rat und Tat zur Seite stehen."

Gabriele Keller

Ich berate Sie gerne.
Telefonnummer: 07626 / 974970-129
Email: info@narayana-verlag.de
www.narayana-verlag.de

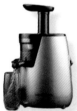

Entsafter - Versapers 4G Silber

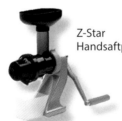

Z-Star Handsaftpresse

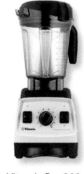

Vitamix Pro 300

Green Star Elite - Walzensaftpresse

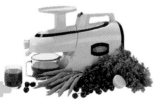

Entsafter-Versapers Titanium 3G

ohne Griff

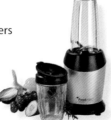

Foodmatic Personal Mixer™ PM 1000

- Miasmen-Test. Verlag Homöopathie & Symbol, Berlin 2008
- Radionischer Energietest. Narayana Verlag, 2008
- Exkarnation – Der große Wandel, Verlag Homöopathie&Symbol, Berlin 2002
- Heilkunst und Humor. Verlag Homöopathie & Symbol, Berlin 2004
- Homöopathisches Krebsrepertorium. Verlag Homöopathie & Symbol, Berlin 2005
- Mediale Mittel in der Homöopathie. Sonntag Verlag, 2. Auflage 2004
- Wege ganzheitlicher Heilkunst; Anamnese, Diagnose, Heilung. Sonntag Verlag 2005
- Miasmatische Krebstherapie. Verlag Homöopathie & Symbol, Berlin 2008
- Miasmen und Kultur - Krankheit und Heilung aus homöopathischer und kulturhistorischer Sicht, Verlag Homöopathie & Symbol, Berlin 2007
- Schriftenreihe „Organ – Konflikt – Heilung", Band 1 – 13. Narayana Verlag, 2009 – 2012
- Schriftenreihe „Miasmatische Heilkunst", Band 1 – 4. Narayana Verlag 2012 - 2014
- Der Mutteratem in der Familienaufstellung. Narayana Verlag 2011
- Die Schüßler-Therapie mit 36 Mineralsalzen. Narayana Verlag, 2. Auflage 2011
- Die große Schüßler-Hausapotheke. Narayana Verlag 2012
- Homöopathie bei Radioaktivität. Narayana Verlag 2011
- Burnout natürlich heilen. Narayana Verlag 2012
- Gesund schlafen, erholt erwachen. Narayana Verlag 2012
- Die Saft-Therapie. Narayana Verlag 2012
- Die Grüntee-Therapie. Narayana Verlag 2014
- Homöopathie fürs Rampenlicht. Narayana Verlag 2013
- Humor-Therapie – Der sanfte Weg zur psychosozialen Kompetenz. Narayana Verlag 2013
- Haustiere und Ziervögel ganzheitlich behandeln. Narayana Verlag 2014
- Raumharmonie mit Homöopathie. Unimedica Verlag 2011
- Rhythmische Hormontherapie für Mensch und Tier mit homöopathischen Komplexmitteln. Edition Elfenohr 2013
- Publikationen als E-Books und Taschenbuch:
- Fit und gesund mit dem E-Bike. Epubli 2013, Amazon 2014
- Ich reiche dir die Hand, geliebtes Tier. Amazon 2014
- Pfauenlieder – Begegnung mit dem verborgenen Indien. Amazon 2014
- Ruhelos in Ruß und Nebel – eine Kindheit im Ruhrpott. Amazon 2014
- Geht's noch schneller – Karriere eines Koloratursoprans. Amazon 2014
- Duffy und ihre Freunde – Vogelkrimis. Amazon 2014

- Herzgeist, Lyrik. Amazon 2014
- Tafelrunde – der spielerische Weg zur Integrierten Persönlichkeit. Amazon 2015
- Bewegungskunst – mit Tanzsack und Isis-Wings. Amazon 2015
- Sonnenschmidt, Rosina und Knauss, Harald: Musik-Kinesiologie. VAK Verlag 1998
- Sonnenschmidt, Rosina; Knauss, Harald: Die Sinne verfeinern - vom verantwortlichen Umgang mit erweiterten Wahrnehmungen, VAK Verlag 1996
- Sonnenschmidt, Rosina und Knauss, Harald: Die zwölf Tore der Heilung. Verlag Homöopathie&Symbol 2005
- Sonnenschmidt, Rosina und Knauss, Harald: Tiermittel in der Homöopathie. Sonntag Verlag 2007
- Sonnenschmidt, Rosina, Knauss, Harald und Krüger, Andreas: Die Kunst zu heilen, Verlag Homöopathie&Symbol, Berlin 2003
- Sonnenschmidt, Rosina, Knauss, Harald: Autopathie - Das Auto aus heiterer und homöopathischer Sicht. Narayana Verlag 2009
- Knauss, Harald und Sonnenschmidt, Rosina: Die Moderne Medial- und Heilerschulung. Edition Elfenohr 2008

SEKUNDÄRLITERATUR

- Boger, C.M.: Synoptic Key. Similimum Verlag 2002
- Corbin, Alain: Pesthauch und Blütenduft. Eine Geschichte des Geruchs. Fischer Verlag 1988
- Hahnemann, Samuel: Organon original. Barthel&Barthel Verlag 1996
- Hahnemann, Samuel: Der Kaffee in seinen Wirkungen. Manuskript 1803, in moderne Schreibweise übertragen von Beat Hanselmann. Aus dem Internet heruntergeladen
- Michelet, Jules: La Régence, Histoire de France, Band 15, 1863
- Lessing, G. E.: Lieder (Ausgabe 1771). DB Sonderband, Die digitale Bibliothek der deutschen Lyrik, 2001 Verlag, 2003
- Schivelbusch, Wolfgang: Das Paradies, der Geschmack und die Vernunft. Ullstein Verlag 1980

Abbildungsverzeichnis

Tabellen

Bezugsquellen

Alle genannten Arzneien sind erhältlich bei der

Rats-Apotheke von Lothar Wissel
Hauptstr. 28
76764 Rheinzabern
Telefon: 07272-9309-15
info@apotheker-wissel.com

Übungs-CD für Rhythmische Atemübungen
erhältlich bei www.edition-elfenohr.de

E-Mail: info@mediale-welten.com

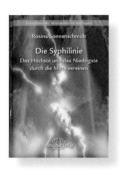

Die Syphilinie – Band 1

Das Höchste und das Niedrigste durch die Mitte vereinen

224 Seiten, geb., € 34.-

Die Syphilinie mag die stärksten Gegensätze zu vereinen, geht es doch um Leben und Tod. In der kranken Syphilinie manifestiert sich das höchste Maß an Intoleranz, Dogmatismus, Fanatismus und Gewalttätigkeit. Rosina Sonnenschmidt zeigt die Wesensmerkmale der Syphilinie auf und wie der Weg aus dem zerstörerischen Prozess gefunden werden kann – über das Wiederfinden der Mitte, die Ausheilung über die Sykose und die Anbindung an die eigene Schöpferkraft.

Sie erläutert, welche homöopathischen Hauptmittel infrage kommen und zeigt den Weg aus der Erstarrung. Rizole und effektive Mikroorganismen können dabei die Reaktionsfreudigkeit erhöhen. Hilfreich sind auch die Tao-Essenzen sowie vielfältige homöopathische Säuren.

Bemerkenswerte Fallverläufe runden das Werk ab. Sie reichen von Polyarthritis und Borreliose über unerfüllten Kinderwunsch, Bulimie und Depression bis zur Leberzirrhose und Makulageneration. Rosina Sonnenschmidt hat wohl noch nie so kompakt ihren miasmatischen Ansatz für die Praxis erläutert – ein bahnbrechendes Werk der Miasmatik.

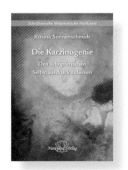

Die Karzinogenie – Band 2

Den schöpferischen Selbstausdruck zulassen

264 Seiten, geb., € 34.-

Rosina Sonnenschmidt erklärt ausführlich die Hintergründe der Karzinogenie. Die Karzinogenie ist eine Verschmelzung sykotischer und syphilitischer Anteile, die zu einer vollkommenen Starre führen – der Kreuzstarre.

Die Heilung erfolgt mit Homöopathie – miasmatisch und konstitutionell, durch Rhythmisierung des Organismus, z.B. Atemtherapie, und durch Aktivierung der Körperfunktionen durch Ernährung, orthomolekulare Therapie und Ausleitungsverfahren. Ausführlich erläutert die erfahrene Therapeutin diesen Ansatz – von Nosoden und Sarkoden wie Scirrhinum, Carcinosinum und Hypophyse über Spenglersan-Kolloide, Schüßler-Salze, Vitamin D und organischem Germanium bis zur homöopathischen Hormontherapie.

Zahlreiche Berichte verschiedener Therapeuten. zeigen, welch erstaunliche Heilungen möglich sind – auch bei fortgeschrittenen Tumoren wie Speiseröhren- oder Leberkrebs, Nierentumor, Mammakarzinom oder anderen schweren Erkrankungen wie Diabetes mellitus und Allergien.

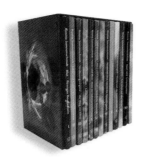

Set der Schriftenreihe Organ – Konflikt – Heilung

Das Set kostet nur € 365 (statt 13 x € 34 EUR = € 442).

Eine Krankheit manifestiert sich gemäß dem Resonanzprinzip am passenden organischen Ort und vermittelt den Konflikt und die Lösung.

Rosina Sonnenschmidt verbindet in der Schriftenreihe Organ-Konflikt-Heilung in einer einmaligen Kombination verschiedene ganzheitliche Heilansätze aus Homöopathie, Miasmatik, chinesischer Medizin, gezielter Ernährung, Konfliktlösung und Übungen zu einem ganzheitlichen Therapiekonzept.

Alle Bände sind einzeln bestellbar oder als gesamtes Set. Ein Einstieg ist immer noch möglich. Wir bieten auch monatliche Ratenzahlung an.

Die Schriftenreihe Organ-Konflikt-Heilung ist auch zusammen mit der Schriftenreihe Miasmatische Heilkunst im Set zum reduzierten Preis erhältlich.

Das Set umfasst folgende 12 Bände plus Register:

Band 1: Blut – flüssiges Bewusstsein

Band 2: Leber und Galle – erworbene Autorität

Band 3: Verdauungsorgane – der Weg zur Mitte

Band 4: Das Atemsystem – Leben und Bewusstsein

Band 5: Nieren und Blase – Basis der Selbstverwirklichung

Band 6: Herz und Kreislauf – natürliche Autorität

Band 7: Endokrine Drüsen – Basiskräfte der Spiritualität

Band 8: Weibliche und männliche Sexualorgane – Selbstverwirklichung

Band 9: Gehirn und Nervensystem – Blüte der Spiritualität

Band 10: Sinnesorgane – Wunderwerk der Kommunikation

Band 11: Gliedmaßensystem – Fort-Schritt auf allen Ebenen

Band 12: Häute und Lymphsystem – Bastionen der Immunkraft

Gesamtregister: Index der Bände I bis XII. Mit Arzneimittel-, Stichwort- und Krankheitsverzeichnis

„Die Schriftenreihe habe ich mit großem Interesse gelesen. Sie ist nicht nur eine Bereicherung der homöopathischen Literatur, sie ist ein großes Werk, in dem ich immer wieder nachschlage."

Katja Siegrist, Homöopathin

„Die miasmatische Homöopathie ist eine von 3 Säulen in meiner Praxis und vielfach für gute Heilungserfolge zuständig. Ohne die Miasmatik wäre in meiner Praxis nicht die Tiefe der Konfliktlösung meiner Patienten möglich. Und die Schriftreihe Organ – Konflikt – Heilung gehört, neben anderen wichtigen Werken, bei mir zum Standardnachschlagewerk."

Leroy G. Melhus

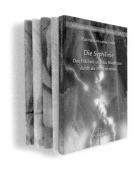

Set der Schriftenreihe
Miasmatische Heilkunst in 5 Bänden

Das gesamte Set ist jetzt erschienen. Das Set kostet (statt 5 x € 34.- = € 170.-) nur 5 x € 31,40 = € 157.-.

In der neuen Schriftenreihe „Miasmatische Heilkunst" steht die praktische Umsetzung miasmatischer Erkenntnisse in den Praxisalltag im Zentrum. Bei jedem der 5 Bände steht jeweils ein Miasma im Vordergrund.

Jedes Miasma wird ganzheitlich betrachtet: Was sind seine kollektiven und individuellen Charakteristika, welche Körperzeichen sind typisch? Welche Krankheiten und Pathologien gehören zu welcher miasmatischen Schicht? Welche Therapien haben sich in einem ganzheitlichen Behandlungskonzept bewährt? Welche homöopathischen Arzneien dringen an die miasmatische Wurzel, stärken ein Organsystem und die Konstitution des Patienten? Wie erkennt man die Logik des Krankwerdens und die Logik des Heilwerdens? Jeder Buchband wird durch künstlerische Zeichnungen und Gedichte aus dem Kollegenkreis illustriert, so dass ein Zugang zu den Miasmen über alle Sinne geschehen kann.

Band 1: Die Syphilinie – Das Höchste und das Niedrigste durch die Mitte vereinen

Band 2: Die Karzinogenie – Den schöpferischen Selbstausdruck zulassen

Band 3: Die Sykose – Die Mitte finden und bewahren

Band 4: Die Tuberkulinie – Echtes von Unechtem unterscheiden

Band 5: Die Psora – Anfang und Ende einer Krankheit

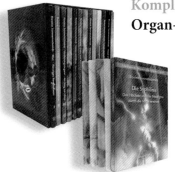

Komplettset der Schriftenreihen
Organ-Konflikt-Heilung UND
Miasmatische Heilkunst in 17 Bänden

Beide Schriftenreihen zusammen für nur insgesamt € 529.- (statt € 578.-).

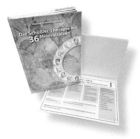

Die Schüßler-Therapie mit 36 Mineralsalzen

Mit 36 Farbtafeln und

weiterführenden Gesichts- und Körperzeichen

180 Seiten, 2 Bände (Lehrbuch mit Farbtafelnbeiheft), € 49.-

Das Werk ist für die tägliche Praxis geschaffen und enthält zahlreiche Abbildungen für die Antlitzdiagnose, Bezüge zu den Miasmen und Tipps zur Beseitigung der Belastungen durch Heilnahrung und Ausleitungen. Die einzelnen Arzneifamilien wie Calcium-, Kalium- und Natriumsalze werden auch als Gruppe erläutert, welches die Ähnlichkeiten besser erkennen lässt.

Besonders hilfreich sind die 36 großen Farbtafeln im Beiheft, welche auf einen Blick für jedes Mineralsalz die Hauptpunkte, wichtige Zusammenhänge und Unterschiede zu anderen Salzen zeigen.

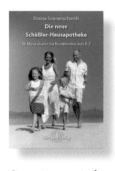

Die neue Schüßler-Hausapotheke

36 Mineralsalze für Krankheiten von A-Z

180 Seiten, geb., € 24.-

Schüßler-Salze erfreuen sich ungebrochener Beliebtheit. Jedoch sind wir heute anders krank als früher und brauchen daher auch andere Arzneien. So hat sich auch das Spektrum der Schüßler-Mineralsalze um Substanzen erweitert, die zum Teil nur in Spuren in unserem Organismus vorkommen, aber enorm wichtig für die Synergien unseres Organismus sind.

Rosina Sonnenschmidt hat diese neuen Salze wie Germanium oder Molybdän mit großem Erfolg in die heutige Behandlung eingeführt.

In dem Handbuch für den Hausgebrauch erläutert sie erstmalig bewährte Rezepturen mit den zwölf alten und den 24 neuen Schüßler-Mineralsalzen. Dabei gibt sie Hilfestellung bei den wichtigsten Beschwerden von A-Z: von Abmagerung, Akne und Asthma über Durchfall, Fettsucht, Haarausfall und Heuschnupfen bis zu Konzentrationsproblemen, Kopf- und Rückenschmerzen, Schwerhörigkeit und Zahnschmerzen. Viele Tipps aus der Naturheilkunde runden die Behandlung ab und regen an, sich und die Familie selber zu heilen.

Erstmalig führt die beliebte Autorin in diesem Werk auch die sieben Konstitutionstypen bei der Behandlung mit Schüßler-Salzen ein. Anhand der eingängigen Beschreibung kann jeder leicht seinen Typ bestimmen und lernen, welche Mineralsalze für ihn besonders wichtig sind und auf was er bei Ernährung und Lebensführung besonders achten sollte.

Ein wertvoller Ratgeber, der für die ganze Familie viele bewährte und neue Behandlungstipps gibt.

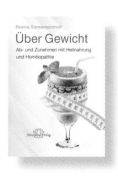

Über Gewicht

Ab- und Zunehmen mit Heilnahrung und Homöopathie

200 Seiten, geb., € 34.-

Bei Übergewicht empfindet man sich unbewusst als zu leicht. Es mangelt an Erdung und man beschwert sich mit materieller Nahrung. Bei Untergewicht nimmt man sich als zu schwer wahr und erleichtert sich durch Verzicht auf Nahrung. Rosina Sonnenschmidt versteht es, eine versöhnliche Haltung des Lesers zu sich selbst anzuregen und stellt die Neigung zu viel oder zu wenig zu essen in einem ganzheitlichen Behandlungskonzept vor. Dabei bilden Basistherapien mit Darmsanierung, Entsäuerung, rhythmischen Atemübungen und Hautpflege das Fundament. Darauf baut die Haupttherapie mit Ernährung und Homöopathie auf.

Eindrückliche Fallbeispiele dokumentieren, wie erfolgreich dieses Konzept ist. Ein bahnbrechendes Werk, das sich erfrischend von bisheriger Literatur abhebt. Es geht weit über Diätempfehlungen hinaus und macht dem Leser Mut, sich selbst zu verstehen und mit Begeisterung die Heilung selbst in die Hand zu nehmen.

Ein bahnbrechendes Werk, das sich sowohl an Therapeuten als auch an Betroffene richtet. Es hebt sich erfrischend von bisheriger Literatur ab, geht weit über Diätempfehlungen hinaus und macht dem Leser Mut, sich selbst zu verstehen und mit Begeisterung die Heilung selbst in die Hand zu nehmen.

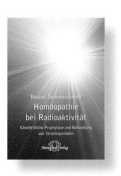

Homöopathie bei Radioaktivität

Ganzheitliche Prophylaxe und Behandlung von Strahlenschäden

100 Seiten, geb., € 19.80

Wie gehen wir mit etwas um, das nicht riecht, nicht zu sehen, nicht zu hören ist, das auf „leisen Sohlen" durch die Winde um den Erdball driftet und eine gefährliche Spur hinterlässt? Wir Menschen haben die Atomkraft erschaffen und müssen uns nun mit deren Folgen auseinandersetzen.

Die bekannte Autorin Rosina Sonnenschmidt beschreibt in ihrem neuesten Werk die Prophylaxe und Therapie von Strahlenschäden mit Homöopathie, Schüßler-Salzen und Naturheilkunde. Sie schöpft aus ihrer großen Erfahrung von der Behandlung von Strahlenschäden nach Strahlentherapie sowie der Behandlung von japanischen Patienten.

Rosina Sonnenschmidt erläutert, welche homöopathischen Mittel bei Befürchtungen und Ängsten vor radioaktiver Belastung angezeigt sind. Sie beschreibt, wie Radioaktivität auf den Körper wirkt und welche Organe besonders strahlenempfindlich sind. Aus ihrer Erfahrung stellt sie bewährte Therapieabläufe mit der Plus-Methode dar. Abgerundet wird das Werk durch leicht umsetzbare Atemübungen.

Narayana Verlag

Blumenplatz 2, D-79400 Kandern
Tel: +49 7626-974970-0, Fax: +49 7626-974970-9

info@narayana-verlag.de

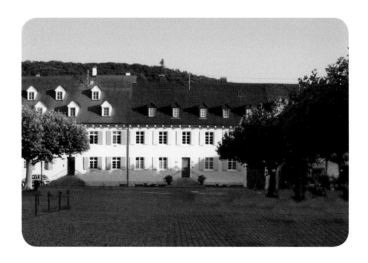

In unserer Online Buchhandlung

www.narayana-verlag.de

führen wir alle deutschen, englischen und französischen
Bücher zur Naturheilkunde und Homöopathie.
Es gibt zu jedem Titel aussagekräftige Leseproben.

Ein Gesamtverzeichnis ist kostenlos erhältlich.

Auf der Webseite gibt es ständig Neuigkeiten zu aktuellen Themen,
Studien und Seminaren mit weltweit führenden Homöopathen sowie
einen Erfahrungsaustausch bei Krankheiten und Epidemien.